实用休克诊疗手册

主编 ◎ 罗永艾

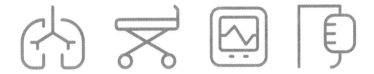

科学出版社

北京

内 容 简 介

本书分为总论和各论两部分。总论概述了休克研究史，休克的病因、病理、诊断方法、治疗原则及措施，讨论了休克诊疗中的常见误区及经验教训。各论全面介绍了临床常见各类休克的病因、发病机制、诊断、治疗及预防等。本书贴近临床，注重实用性，简明扼要，深入浅出，可操作性强，便于快捷查阅。可供各级医院临床医生、实习生、研究生、进修生学习参考。

图书在版编目（CIP）数据

实用休克诊疗手册 / 罗永艾主编. —北京：科学出版社，2022.11
ISBN 978-7-03-073606-2

Ⅰ. ①实… Ⅱ. ①罗… Ⅲ. ①休克–诊疗–手册 Ⅳ. ①R441.9-62

中国版本图书馆CIP数据核字（2022）第200240号

责任编辑：王灵芳 / 责任校对：张 娟
责任印制：赵 博 / 封面设计：蓝正广告

科 学 出 版 社 出版
北京东黄城根北街 16 号
邮政编码：100717
http://www.sciencep.com

北京画中画印刷有限公司 印刷
科学出版社发行 各地新华书店经销

*

2022 年 11 月第 一 版 开本：890×1240 1/32
2023 年 4 月第二次印刷 印张：11
字数：320 000

定价：**78.00 元**
（如有印装质量问题，我社负责调换）

编者名单

主　编　罗永艾
编　者（以姓氏汉语拼音为序）

敖　敏　重庆医科大学附属第一医院

常　颖　重庆市人民医院

陈　虹　重庆医科大学附属第一医院

陈　涛　重庆医科大学附属第一医院

陈　伟　宁夏医科大学总医院

丁　敏　重庆医科大学附属第一医院

冯　平　广州中医药大学附属重庆市北碚区中医院

冯燕梅　重庆医科大学附属第一医院

高玉春　四川省医学科学院·四川省人民医院

谷　雷　重庆医科大学附属第一医院

郭　睿　重庆医科大学附属第一医院

郭述良　重庆医科大学附属第一医院

何　泉　重庆医科大学附属第一医院

蒋迎九　重庆医科大学附属第一医院

黎友伦　重庆医科大学附属第一医院

李　萍　广州中医药大学附属重庆市北碚区中医院

李　扬　四川省安岳县人民医院

李润土　重庆医科大学附属第一医院一分院

李一诗　重庆医科大学附属第一医院

刘　明　上海交通大学医学院附属仁济医院浦南分院

刘　平　重庆医科大学附属长寿区人民医院

刘雨村　重庆医科大学附属第一医院

刘煜亮　重庆医科大学附属第一医院

龙怀聪　四川省医学科学院·四川省人民医院

卢震辉　深圳市前海蛇口自贸区医院

罗　晶　重庆医科大学附属第一医院

罗永艾　重庆医科大学附属第一医院

马晓薇　宁夏医科大学总医院

梅同华　重庆医科大学附属第一医院

彭　丽　重庆医科大学附属第一医院

任　哲　西安市胸科医院

唐德祝　重庆市急救医疗中心

王　璞　重庆医科大学附属第一医院

王保娟　重庆三博江陵医院

王纯睿　重庆医科大学附属第二医院

王晓慧　重庆医科大学附属第一医院

文　黎　南充市高坪区人民医院

邬亭亭　成都市第三人民医院

吴后平　重庆嘉瑞医院

吴嘉荔　宁夏医科大学总医院

吴金星　重庆医科大学附属第一医院

吴学玲　上海交通大学医学院附属仁济医院

吴永昌　重庆市荣昌区人民医院

肖启伟　四川省开江县人民医院

熊　焰　北京大学第一医院

徐　玲　重庆医科大学附属第一医院

阳　昊　重庆大学附属肿瘤医院

杨　丽　重庆医科大学附属第一医院

杨毕君　重庆医科大学附属第一医院

杨彩虹　宁夏医科大学总医院

杨欢欢　重庆市人民医院

杨相梅　重庆医科大学附属第一医院

姚　明　宁夏医科大学总医院

袁　伟　重庆三博江陵医院

袁　喆　重庆医科大学附属第一医院

张　劼　重庆市人民医院

张　涛　重庆医科大学附属第一医院

张桂娟　广州中医药大学附属重庆市北碚区中医院

赵云峰　上海交通大学医学院附属仁济医院浦南分院

周兴强　四川省安岳县人民医院

朱佑明　重庆医药高等专科学校附属第一医院

前　言

休克是临床常见的危急重症，早期诊断，精准治疗，是提高治愈率、降低死亡率的关键。

休克通常不是一个独立疾病，而是多种疾病的一个并发症或一组综合征，临床各科疾病都有可能发生休克，急诊科医生和临床各科医生均应扎实掌握休克诊断治疗的基础理论和急救技能。

医乃仁术，医者仁心。治病救人是医生的天职，要成功救治休克患者于危难，医生须有高度的责任心和高超的急救技能，两者不可或缺。我从医50余年，救治过许许多多的休克患者，深感性命相托，责重如山，分秒必争，不能有丝毫懈怠和犹豫；诊断准确，治疗得当，救治成功，是医生莫大的欣慰和荣耀。平时多读有关休克的书籍和杂志资料，不断积累知识，总结经验教训，努力提高诊疗水平，才能临阵不乱，应付自如。

许多医生向我倾诉，抢救休克，时间紧迫，异常繁忙，无暇阅读休克的"砖头书"（大部头休克专著），希望有简明扼要，可供快捷查阅的休克诊疗工具书。在平时收集休克书籍的过程中，我发现20世纪八九十年代仅有几部休克诊疗手册出版，已不适应当今医学的迅猛发展，近20余年未见有新编的休克手册类图书出版。因此，组织编写一部《实用休克诊疗手册》口袋工具书，供临床医生学习使用，是我多年的愿望。

我邀请了数十位急诊科和临床其他各科医生共同参加本书的编写，他们具有副高级以上的技术职称或硕士研究生以上学历，长期从事医疗、教学、科研工作，对休克的诊断、治疗有丰富的临床经验及拥有熟练的急救技能。在编写过程中，作者参阅了大量参考文献，在总结前人宝贵知识、经验的基础上，跟踪休克领域的新进展，汲取该领域的新理论、新概念、新知识、新技术，并结合自己长期积累的临床经验，阐述正确的临床思路、诊疗技术及急救方法。

本书分为总论和各论两部分。总论部分概述了休克的研究史，休克的病因、病理、诊断方法、治疗原则及措施，讨论了休克诊疗中的常见误区及经验教训。各论部分介绍了临床各类休克的病因、发病机制、诊断、治疗及预防等。

医学发展突飞猛进，不少高科技诊疗技术已用于休克的诊断治疗，但是基层医院缺乏高科技设备条件。为适应广大基层医院医生的需要，本书着重讨论了如何根据病史、症状体征，结合常规化验及检查，对休克进行正确诊疗。

本书的特点是贴近临床，注重实用性，重点突出，简明扼要，深入浅出，可操作性强，便于快捷查阅，可供各级医院临床医生、实习生、研究生、进修生学习参考。

由于作者水平有限，书中可能有疏漏和不当之处，敬请读者不吝赐教和批评指正。

罗永艾

重庆医科大学附属第一医院

呼吸与危重症医学科教授，博士研究生导师

2022 年 5 月

目　录

第一篇　总　论

第二篇　各　　论

第一篇

总　论

1

休克的概念、研究史及发生机制

第一节 休克的概念

休克（shock）是机体受到强烈致病因素侵袭后引起的急性循环衰竭。其病理生理特征：有效循环血容量急剧减少，全身组织器官血液灌注不足，引起微循环障碍、代谢障碍和细胞损害，器官衰竭。典型临床表现：意识（神志）改变（烦躁、淡漠、模糊，甚至昏迷），面色苍白，四肢湿冷，肢端发绀，脉搏细速，血压下降，脉压减小，尿量减少或无尿等。休克是复杂、危急的临床疾病。

有效循环血容量是指单位时间内通过心血管系统进行循环的血量，但不包括储存于肝、脾和淋巴血窦中，以及停滞于毛细血管中的血量。

一个正常成年人体内有效微循环血容量是多少？可以计算如下：体内总血量占体重的 7%～8%，一个 60kg 体重的成年人总血量是 4200～4800ml，以约 4500ml 计算，有效循环血容量占全身总血量的 80%，即 3600ml 为有效循环血容量。另外 20% 血量储备在肝、脾等“人体血库”中，当失血、脱水等原因引起有效循环血容量不足时，血液释放出来，进行补充。

休克涉及临床各科，本书重点讨论休克的现代认识、诊断、治疗原则及治疗措施，总结经验教训。

第二节 休克研究史

人类对休克的认识经历了漫长和不断深入发展的过程。中医对休克的认识比西方医学早 2000 多年。中医称休克为厥证或脱证，从春秋战国起，历代中医著作中均对其有系统的描述，并逐渐形成一整套理、法、方、药。

西方医学对休克的认识已有 280 多年历史，经历了以下四个阶段。

一、 全身症状描述阶段

西方医学对休克的认识始于 1737 年。1737 年法国医生 Henri François Le Dran 用法语 shoc 描述一例创伤患者的危急症状，英国医生 Crile 将此词翻译成 shock。1743 年 Le Dran 在《枪弹伤经验所得的印象》一书中，首次使用 shock 一词（音译休克，原意为打击或震荡），描述战伤引起的一系列危急症状，如面色苍白、四肢冰冷、脉搏细速、血压下降，甚至死亡。休克一词沿用至今。19 世纪末期 Warren 和 Crile 描述休克患者的症状：面色苍白或发绀，四肢湿冷，脉搏细速，血压下降，脉压缩小，尿量减少，神志淡漠。

此阶段仅是对休克整体宏观的认识，不明白休克的本质，因此缺乏有效的治疗方法，病死率极高。

二、 系统定向阶段

19 世纪初起至 20 世纪 60 年代，由于实验医学的建立和发展，对休克的认识更进一步，认为休克是血液循环的动力学障碍，血管运动中枢麻痹，引起小动脉扩张，血压下降，治疗方法是使用血管收缩药物，升高血压。这种方法对血容量的补充重视不够，补液很少，升压药剂量很大，虽然可以使血压暂时升高，但患者最终难免死亡。有学者给正常动物注射大剂量升压药物后，发现可致动物休克、死亡。那么这个学说正确吗？许多医学家纷纷质疑，另辟蹊径，进行深入研究，创立了微循环学说。

三、 微循环学说阶段

20 世纪 70 年代以后，医学家通过动物实验、毛细血管网微循环的研究，认为休克的本质是微循环障碍，导致有效循环血容量急剧减少，组织器官特别是重要生命器官（脑、心、肺、肝、肾、胃肠等）的血流灌注量锐减，缺血，缺氧，致使细胞代谢障碍，腺苷三磷酸（ATP）减少，能量衰竭，细胞变性坏死，器官衰竭，最终死亡。

微循环学说认为，休克时机体交感神经是兴奋的，而不是抑制的，交感神经兴奋使血管收缩，组织血液灌注实际上是减少的，因此休克的关键在于血流减少，而不在于血压降低。大剂量使用缩血管药（升压药），虽可使血压升高，但组织血液灌注量更加减少，病死率升高。给正常动物注射大剂量升压药引起休克、死亡，足以说明升压药使用不当的危害性。

血压降低是休克的重要表现，但不是唯一表现，低血压并不一定是休克。休克早期血压并不降低，血压降低提示休克已进入中晚期。诊断治疗的着眼点应放在微循环上，主张除病因治疗外，应尽快补足血容量，纠正酸中毒，适时、适量使用扩血管药改善微循环（一般不用缩血管药）。单纯以血压的升降作为休克的诊治依据显然不妥。

微循环学说揭示了休克的本质，将休克的诊断和治疗提高到一个崭新的水平，具有划时代的意义，使休克的治疗大为改善，治愈率大幅度提高。当然对休克的认识并未终结，还需要继续深入研究下去。

四、细胞分子水平研究阶段

20 世纪 80 年代以来，休克的研究热点从低血容量性休克，转向感染性休克，认为休克的发生、发展与细胞损伤、血管通透性增加、促炎/抗炎因子大量释放有关。由于微循环障碍，缺血缺氧，细胞代谢障碍，ATP 生成减少，能量衰竭，细胞膜功能失常，钾钠离子发生逆向弥散，引起细胞水肿。另外，细胞在缺氧状态下，糖的有氧代谢受阻，无氧代谢增强，大量乳酸生成，引起酸中毒，自由基过度产生，细胞损伤，溶酶体膜破裂，溶酶体酶大量释放，细胞自溶、死亡，器官功能减退甚至衰竭，多器官衰竭，患者最终死亡。

（罗永艾）

第三节　休克与微循环

一、正常微循环

微循环是气体交换和物质交换的场所，送来氧气和营养物质，运走二氧化碳和代谢废物。

一个成年人，全身毛细血管总计约 400 亿根，总长约 10 万 km，占全身血管总长的 90%，总内表面积为 6300m^2，总横断面积约为主动脉的 700 余倍，而血流速度仅为主动脉的 1/700。毛细血管组成一个一个的网状结构。微循环的这些特点有利于气体交换和物质交换。

正常时，在每一瞬间，全身毛细血管网中只有 20% 的毛细血管轮流开放，容纳全身总血容量的 5%～10%。休克时，毛细血管网大部分或全部开放，大量血液淤滞于内，使回心血容量减少，有效循环血容量急剧减少，导致组织器官的血液灌注量锐减，患者缺血、缺氧。

二、影响微循环的因素

微循环取决于心搏出量和外周血管阻力两个因素。

1. 若外周血管阻力不变，心搏出量增加时，血压升高，毛细血管灌流量增加。反之，若外周血管阻力不变，心搏出量减少，血压下降，毛细血管灌流量减少。

2. 若心搏出量不变，外周血管阻力增大，血压虽升高，但毛细血管灌流量却减少。反之，若心搏出量不变，外周血管阻力减小，血压虽有下降，但毛细血管灌流量却增加。

综上所述，应当认识到，休克时如不及时尽快补足血容量，改善微循环，单纯使用缩血管药物，血压虽然升高，但毛细血管灌流量反而减少，血管阻力增高，又使心脏负荷加重，氧耗增多，对休克不利。

目前临床普遍存在的认识误区：升压药剂量大、种类多（两种甚至三种联用），补液（补充血容量）少而慢，血压暂时升高，便以为安全了。实际上这是假象！由于血容量未及时补足，组织器官血流灌注量减少，休克潜在恶化，预后凶险！

小动脉、微动脉和小静脉、微静脉的舒缩，受交感神经支配和自身血管活性物质的调节。休克早期，毛细血管网动脉端阻力增大、收缩，使灌入毛细血管网内的血液减少，血流减慢，导致毛细血管网缺血、缺氧。随着休克的进一步发展，毛细血管网动脉端扩张，流入网内血液增多，但静脉端不扩张，流出减少，导致血液大量淤积于毛细血管网内，加之动-静脉短路开放，缺氧更加严重。

三、休克与血压

血压与血流、阻力的关系：组织器官的血流量与血压成正比，血压升高，血流增加；与阻力成反比，阻力增大，血流减少。外周血管阻力与管腔半径成反比，即管腔越大，阻力越小，血流越多。由此提示：缩血管药虽能升高血压，但因血管阻力增大，血流反而减少，休克加重。扩血管药虽不能升高血压，甚至使血压有所下降，但可改善微循环，增加血流，休克得以好转。

动物实验证明：血压下降50%，而血管扩大20%，血流量保持不变。当动脉血压为100mmHg时，一条血管的血流量为3.6ml/min，当血压降至80mmHg时，血管处于扩张状态，血流量仍为3.6ml/min，这种情况叫良性低血压。若血管处于收缩状态，血压仍保持80mmHg，血流量降至0.3ml/min。

上述两项动物实验表明：休克的关键在血流，不在血压。正确的治疗方法是尽快补足血容量，增加血流，改善微循环。不重视血容量的补充，用缩血管药增加阻力来升高血压，反而减少血流，加重休克，这种现象在临床中相当普遍。

强调血流重要，并非讲血压不重要。要维持组织器官的正常血流灌注，既需要足够的血流，又需要适当的血压，血压降低的严重性不容忽视。血压低于70mmHg时脑血流灌注衰竭，低于60mmHg时肾血流灌注衰竭,低于 50mmHg 时冠状动脉血流灌注衰竭。实际上血压低于 60mmHg 时，即使扩张血管也不能维持血流。因此，血容量未补足，血压过低时，禁用扩血管药。血容量补足后，可适量用扩张血管药改善微循环。

休克患者至少需要建立两条静脉通道：一条通道尽快输液，补充血容量；另一条通道给予各种药物，用适量升压药维持一定的灌注压。

四、休克时微循环变化与临床表现

1. 休克早期（微循环收缩期，又称缺血期）　有效循环血容量减少，刺激交感神经-肾上腺系统，释放大量儿茶酚胺，导致微动脉和毛细血管前括约肌收缩，血液经动-静脉短路回流，这样一方面代偿性地增加了生命器官的血液供应，另一方面使毛细血管网内的血流减少，全身大多数组织缺血缺氧。此时，动员肝脾"血库"中的血液进入血液循环（自我输血），增加心搏出量，又由于儿茶酚胺水平增高，阻力血管收缩，使血压暂时维持正常，甚至稍有升高，此期休克容易漏诊。脉搏细速，脉压缩小，音调变弱（只有在水银柱血压表上才能听到），提示休克早期。

此期机体的代偿调节非常有限，只能维持几个小时。如不及时去除病因，尽快补充血容量，改善微循环，休克将进一步发展，血压下降。

此期病情尚轻，是休克救治的黄金窗口期，及时、积极、正确的治疗，完全可以阻止休克发展，使患者获得治愈。

2. 休克中期（微循环扩张期，又称淤血期）　如果在休克早期未得到及时正确的治疗，由于组织细胞缺氧加重，乳酸生成增多，微动脉和毛细血管前括约肌麻痹性扩张，静脉端不扩张，使毛细血管网内淤血，进一步导致静脉压增高，毛细血管通透性增加，血浆外渗，血液浓缩，血流缓慢。加之毛细血管网大量开放，导致有效循环血容量急剧减少，出现周围循环衰竭的表现：血压进行性下降是本期特点，收缩压可降低至 90mmHg 以下，原有高血压者可降至 60mmHg，脉压更小（20mmHg）。患者皮肤苍白、发绀更明显，可出现花斑，皮肤冷汗多，四肢冰冷。脉搏更细、更弱，血管塌陷。心率可增加至 120 次/分左右，心音低钝、微弱，但是第一、第二心音仍可分得清，有时为奔马律。呼吸显著增快，深而大，称为酸中毒大呼吸（库斯莫尔呼吸）。尿量明显减少甚至无尿。

此期病情相当严重，如果及时、积极、合理治疗，休克尚可逆转，有望脱离险境。

3. **休克晚期（微循环衰竭期，又称 DIC 期）**　淤血期之后，休克继续发展，毛细血管网内血流更加缓慢，血液淤滞，血液浓缩，红细胞和血小板凝集，广泛微血栓形成，形成弥散性血管内凝血（DIC），动-静脉短路开放，导致微循环障碍更加严重，血压进行性下降，甚至不能测出，心率、呼吸显著增快，皮肤暗紫，有花纹或花斑，有出血倾向（穿刺部位大片出血瘀斑），实验室检查有 DIC 的证据。溶酶体膜破裂，溶酶体酶大量释放，细胞损伤、自溶、死亡。一个器官或多个器官功能不全，甚至衰竭。患者最终死亡。

此期病情极为严重，称为不可逆性休克或难治性休克，休克几乎不可逆转，预后极其凶险。

（罗永艾）

第四节　休克的病理学改变

休克发生时，机体会经历一系列病理生理变化，必然导致细胞和组织在结构上的相应变化。因患者不同、累及器官不同、时间点不同，休克会呈现出多种多样的组织形态学图像。病理医生在对样本进行解读时，要在充分理解休克发生时细胞损伤的共性和不同阶段、不同器官在形态学改变上的个性的基础上，全面了解患者的临床过程，融会贯通，以细致的形态学观察为基础，提炼出病变的主要过程，并对其深层次的联系和机制进行符合逻辑的解释。

一、休克导致各器官病理学改变的共性特点

休克发生的病理生理学机制在本章开始已做了详尽的阐述，概括而

言就是有效循环血容量急剧减少导致全身组织器官血液灌注不足，从而引起微循环障碍、代谢障碍和细胞损害，最终导致器官衰竭。休克导致的病理学改变主要表现在以下两个方面：一是以细胞的变性、坏死，器官组织结构破坏为代表的损伤性改变；二是机体反应机制启动所引发的一系列修复性改变。损伤的病理学改变：在细胞层面，早期是细胞水肿，表现为细胞质呈丝网状，进而发生脂肪变，胞质内出现小脂滴空泡，缺氧持续不缓解则导致细胞坏死，表现为细胞核固缩、核碎裂，胞质固缩成嗜酸性小体；在组织层面，早期表现为间质水肿，浆液性、纤维素性渗出物增加，细胞间隙增宽，器官体积增大，后期则表现为实质成分的梗死，仅能见组织结构的轮廓，无法辨识单个的组成细胞。修复的病理学改变：早期，可见病灶区淋巴细胞、中性粒细胞浸润；晚期，则可见纤维组织增生，填补实质细胞梗死后留下的空间，与此同时，储备细胞增生、分化成各器官的实质细胞，修复受损的结构和恢复器官功能。

二、 休克导致各器官病理学改变的个性特点

1. 肺　肉眼观：体积增大，重量变重；切面有大量泡沫样液体流出，可见实变、充血、水肿和出血。光镜下：早期，肺泡间隔毛细血管扩张、出血，肺泡腔内渗出物淤积；进展期，呼吸性细支气管、肺泡管和肺泡腔表面透明膜形成；修复期，肺泡腔内机化结节形成，间质成纤维细胞增生，Ⅱ型肺泡上皮细胞增生。

2. 脑　由于脑的不同部位和不同的细胞对缺氧的敏感性不同，损伤程度与局部的血管分布和血管的状态密切相关，休克发生时脑的病理学改变较为多样。肉眼观：脑回变宽、脑沟变浅，切面灰-白质分界不清。光镜下：早期，神经元和胶质细胞变性、坏死；进展期，脑组织液化性坏死，中性粒细胞和巨噬细胞浸润，出现大量泡沫细胞；修复期，血管和胶质细胞增生，蜂窝状胶质瘢痕形成。梗死灶的分布表现出以下特点：层状坏死，指大脑皮质第3、5、6层表现出神经元层的中断；海马硬化，表现为海马锥体细胞损伤、脱失、胶原化；边缘带梗死，即梗死区自表

层向深部扩大，自大脑顶部向颅底发展。

3. 心　肉眼观：常无明显改变。光镜下：可见两种不同形式的改变，一是心内膜下出血，淋巴细胞、巨噬细胞浸润；另一种是心肌的区域性病变，可见带状分布心肌细胞的变性和坏死，除了各类细胞变性的共同表现外，在心肌细胞中会出现一种特殊的结构——收缩带，即细胞质内出现宽窄不等的横带。

4. 肾　肉眼观：器官增大，切面皮质增宽，皮-髓质交界处及肾锥体高度充血。光镜下：细胞的变性和坏死首先累及远曲小管，继而扩展至肾小管各段；坏死灶周边可见增生的上皮细胞形成"肾小管多核细胞"；肾小管内常见各种管型。

5. 肝　肉眼观：器官增大，边缘变钝。光镜下：肝窦扩张、淤血；肝细胞呈现不同程度的变性和坏死，严重时在肝小叶中央区形成小叶中央淤血性梗死。

6. 肾上腺　肉眼观：早期皮质呈黄色，随后逐渐变苍白。光镜下：皮质细胞质由正常的透明状变为浅红色，细胞固缩；细胞索之间互相连接的部位，细胞坏死、消失，失去正常排列，形成一种"假腺样"改变。

7. 胃肠道　肉眼观：黏膜早期充血、水肿，进而出现出血斑、糜烂及溃疡。光镜下：黏膜水肿、糜烂、坏死，纤维组织增生，呈溃疡改变；但肌层、浆膜层均无出血性改变；早期，病变呈节段性分布，晚期可累及整个胃肠道，以小肠最甚。

休克患者存活下来，一般情况下，各器官的组织形态学改变是可逆的，影像和病理学检查均显示为正常的结构；只有严重的休克，才会遗留神经细胞、心肌细胞不可逆的损伤及肺间质的纤维化。

（熊　焰）

第二章

休克的诊断与分类分期

第一节　典型休克的诊断

　　表现典型的休克容易诊断，难在休克的早期诊断，因为休克早期血压正常，休克容易被忽略，不被承认，不予以重视。

　　符合以下表现，可以做出休克的临床诊断，不必依赖实验室和特殊仪器检查。尽快诊断，尽早治疗，切不可因为等待各种实验室和仪器检查而耽误宝贵的急救时间。实验室和仪器检查安排在休克开始治疗后进行。本书各种数据未加说明均为成年人数据。

　　1. 有诱发休克的病因。

　　2. 意识（神志）异常。

　　3. 脉搏细速，超过 100 次/分，甚至不能扪及。

　　4. 收缩压<90mmHg，脉压<20mmHg（休克早期血压可能不低）。

　　5. 高血压患者收缩压降低超过原来的 30%（除外降压药的作用）。

　　6. 四肢湿冷，胸部皮肤指压试验阳性（指压后再充盈时间超过 2 秒），皮肤花纹，唇舌黏膜苍白或发绀。

　　7. 保留导尿下观察，尿量<30ml 或无尿。可以不必等待此项检查的结果。

　　有医生总结出四个字方法：看、问、摸、听。一看，观察患者的肤色（是否面色苍白，有无发绀），表情是否异常（痛苦、淡漠、焦躁、昏迷）。二问，询问病史，了解休克的病因，判断患者神志是否清楚。三摸，四肢皮肤是否湿冷，脉搏的强弱，脉搏节律是否规则。四听，听心搏的快慢、节律是否规则，心音的强弱，听血压（水银柱血压表可听，电子血压表显示数据）。

特别注意：血压测量方法必须正确！血压表必须置于与心脏同一水平位置，低于心脏则血压值升高，高于心脏则血压值降低。压脉带扎紧，压脉带包扎在皮肤上或最多隔一层单衣，不能隔着多层衣服。腕式血压计压脉带应隔开腕关节横纹二指，避开桡骨头和尺骨头，才能有效压迫阻断动脉血流，测出准确数据。血压测量方法不规范，血压值数据不准确，影响休克的诊断。有条件的医院可采用有创血压测定法（桡动脉插管）。

休克诊断的血压标准有三种观点：①传统观点是收缩压＜90mmHg。②1982 年曾修订为收缩压＜80mmHg。③近年引进国外观点，平均动脉压＜70mmHg。

本书主编赞同传统观点，本书一律采用传统观点血压标准。休克早期血压无降低。当收缩压＜80mmHg，已进入休克中期，处于相当危险的水平。因此，以收缩压＜80mmHg 为休克诊断标准不妥，不利于休克早期诊断。现在临床使用的多数电子血压表只显示收缩压和舒张压，不显示平均动脉压，很多基层医院还在使用水银柱台式血压表，也不显示平均动脉压。抢救休克患者应争分夺秒，医护人员频繁计算平均动脉压，这样会耽误宝贵的抢救时间，此法不宜再采用。

休克指数：有学者认为血压和心率影响因素较多，休克指数（心率/收缩压的值）更有利于判断是否存在休克状态。休克指数 0.5 左右，血容量正常，无休克；休克指数 1～1.5，有休克；休克指数＞2，提示休克严重。休克指数=1，提示血容量丢失 20%～30%（1000～1500ml）。休克指数＞1，提示血容量丢失 30%～50%（1500～2500ml）。笔者认为，休克指数是用心率/收缩压计算得出的，若心率和血压都测量不准确，那休克指数还可靠吗？因此，休克的诊断应该根据病史、血压和其他症状体征，综合判断。

第二节　休克的早期诊断

休克早期又称为休克前期，由于机体通过神经体液机制进行代偿，血压短暂升高，血压水平正常，临床表现不典型，临床医生常不能及时做出休克的诊断，错失治疗的黄金时机。休克的早期诊断重点在于提高对休克的认识水平，提高警惕性。凡是遇到严重失水、失血、感染、创伤、严重心脏病等患者，都应想到有发生休克的可能性，密切观察休克早期的临床表现，及时积极地治疗基础疾病，尽快补足液量，控制感染、止血、处理创伤等，常可防止休克发生。有报道称，对严重感染、高热患者补足液量（临床上常见补液相当少），几乎无休克发生。

休克早期，代偿性血压升高使重要生命器官暂时得到一定量的血液供应，但是仍不足，不能满足代谢、功能的需要，因而患者出现组织器官轻度缺血、缺氧的系列症状。

1. 神志尚清，但烦躁不安，激动或焦虑，精神异常，不能自控，或反应迟钝等脑缺血、缺氧的症状。

2. 面色苍白，皮肤冰冷，冷汗多，口唇舌黏膜及指（趾）末端发绀。

3. 虽然收缩压正常，但是脉压缩小，也有表现为血压骤降者，多见于过敏性休克，大量失血、严重创伤者。

4. 由于肾缺血、缺氧，肾血管痉挛，泌尿减少，患者排尿明显减少，或有明显排尿需求，但是排出的尿量极少，或一时排不出来。这是休克早期重要的特征性症状之一。绝对禁止使用利尿剂。

凡是有诱发休克的病因（失水、失血、严重感染、严重创伤等）存在，虽然血压水平不低，但有上述休克早期的临床表现，就应该警惕休克已经发生，应严密观察，及时采取治疗措施。

休克早期，微循环障碍不太严重，机体尚有一定的代偿能力，是治疗的黄金时期，如能早期诊断，早期合理治疗，休克容易纠正。反之，诊断延误，失去最佳治疗时机，休克继续发展，甚至不可逆转，治疗十分困难。

在休克的治疗中，早期治疗是关键，早期治疗的最佳时间窗是发病后 8~12 小时，在这个有限的最佳时间窗内，积极、合理的治疗，完全能够逆转休克的进展，达到治愈的目的。

休克中期和休克晚期的诊断，详见第一章第三节"休克与微循环"。

第三节 休克患者的实验室检查和特殊检查

休克患者入院后,根据医院的设备条件,应行以下实验室检查或特殊检查。但是必须注意,休克尤其是重度休克患者,禁止搬动、运送,所有检查都应在床旁进行。

1. 监测心电图、血压、脉搏、呼吸频率、血氧饱和度等。
2. 血常规、尿常规。保留导尿。
3. 血电解质水平。
4. 动脉血气分析。
5. 肝肾功能。
6. 出凝血监测。
7. 细菌培养+药物敏感(药敏)试验(有感染者)。
8. 中心静脉压、肺毛细血管楔压、心排血量、脉搏指示连续心排血量(pulse indicator continuous cardiac output,PiCCO)等血流动力学监测,属创伤性检查,技术条件要求高,基层医院无法开展,即使大型医院也极少开展。休克的诊断治疗,主要依靠病史,症状、体征及常规检查,医生应进行综合分析,得出正确的结论,勿依赖高科技仪器的检查。

医生可设计一个休克治疗观察表,观察项目包括体温、脉搏、呼吸频率、血压、血氧饱和度、尿量、尿比重、输液情况、用药情况等。

第四节 休克的鉴别诊断

1. **低血压状态** 一过性迷走神经张力增高所致的血压降低,如直立性低血压,疼痛或恐惧引起的低血压,引起脑缺血、缺氧,患者突发性晕倒,短暂意识丧失,俗称晕厥,经安慰、休息、对症治疗等方法,很快可以恢复,不能视为休克。

2. **终末期低血压** 其他各种危重症患者,临终时血压下降甚至测不出,称为终末期低血压,不能称为休克。因为导致这种结局的疾病不是休克,而是其他疾病。临床医生常写患者死亡原因为呼吸、循环衰竭。不论何种疾病,患者最后都是因呼吸、循环衰竭而死亡,这样写没有错,但是这种临终前的循环衰竭不能称为休克。

3. 无脉症　20 世纪 60 年代某日，一中年男性农民徒步挑一百斤稻谷到县城交公粮后，顺便到县医院就诊，检查胃病。接诊医生扪他双手均无脉搏，测血压为 0，又请其他医生、护士来扪脉搏、测血压，同样结果。医生告诉患者，你休克了，很危险，必须马上住院抢救。这把患者吓着了。工人师傅用推床送到内科住院部，住院部医生、护士检查，同样扪不到脉搏，测不出血压，诊断重度休克，立即抗休克治疗，补液，大剂量升压药，青霉素抗感染等。抢救一个星期，毫无效果，仍然扪不到脉搏，测不出血压。由于升压药剂量较大，患者头痛较重，除此之外，神志清醒，饮食正常，呼吸及心跳正常，全身皮肤温暖，大小便正常。患者强烈要求出院，回家忙农活。医生们束手无策，不敢同意患者出院。一位护士想到小儿测下肢血压，建议给此患者测下肢血压，下肢血压正常，同意出院。

这种怪病医生们从未见过，也未听说过。是休克吗？除了无脉搏、无血压，并无休克的其他症状、体征！一个休克患者能挑百斤粮食，步行数十里，可能吗？不可思议！一位大学刚毕业的医生说，他在大学图书馆看见过无脉症的资料，但是他只看了标题，未看具体内容，此患者之病是否为无脉症，说不清楚。一句话点破迷津，医生们终于查到无脉症的资料，此患者的临床表现与无脉症完符合，现在诊断明确了。

无脉症是闭塞性脉管炎，此患者上肢动脉完全闭塞，因此，无脉搏，无血压，由于此病进展缓慢，侧支循环逐渐形成，并末出现肢体坏死，肢体功能末受影响。

无脉症罕见，极易误诊。给我们的深刻教训是：休克是一种危急的全身性疾病，不仅血压下降，甚至无脉搏、无血压，还有多个症状、体征，医生应当有综合思维，不能只抓住一点（脉搏、血压），不及某余（忽视其他症状、体征）。

第五节　休克的分类分期

一、分类

1. 按病因分类　过敏性休克、失液性休克、失血性休克、溶血性休克、创伤性休克、感染性休克、心源性休克、低血糖性休克、电休克、脊髓休克、放射性休克等。

2. **按发病机制分类**　低血容量性休克（失血、失液）、心源性休克、血管源性休克、神经源性休克。

3. **按体液丧失去向分类**　低血容量性休克、周围淤血性休克或神经性休克。

4. **按心排血量及外周血管阻力分类**　低排高阻型休克（冷休克）、高排低阻型休克（温休克）。

5. **按病情进展和后果分类**　可逆性休克、不可逆性休克、顽固性休克或难治性休克。

6. **按严重程度分类**　轻度休克、中度休克、重度休克。

7. **按病情缓急分类**　急性休克、亚急性休克、慢性休克。

8. **按代偿情况分类**　代偿性休克、失代偿性休克。

二、 分期

休克分为休克早期、休克中期、休克晚期。

上述不同角度的休克分类，烦琐复杂，临床很多情况下难以对每一例休克患者都做到准确分类，不必受此约束。须知，无论哪种原因、类型的休克，本质上都是循环血容量急剧减少引起的急性循环衰竭，微循环障碍，进而导致细胞代谢障碍、细胞损伤，器官衰竭。各类休克的临床表现、血流动力学指标基本相似，治疗原则和措施大同小异。尽快补足血容量，改善循环，去除病因，就是抓住了休克的本质和主要矛盾，解决了主要矛盾，其他问题就可迎刃而解。

三、 可逆性休克与不可逆性休克

1. **可逆性休克**　相当于休克的缺血期和淤血期，患者对血管活性物质反应好。有医生建议，在血容量补足之后，用山莨菪碱，5～15 分钟注射一次，共 7 次，如休克好转，提示为可逆性休克。可逆性休克及时合理治疗，常可治愈。

2. **不可逆性休克** 以下情况提示预后险恶，甚至不可逆转。

（1）较长时间无脉搏、血压，只有心搏。

（2）30分钟内对升压药无反应。

（3）各种反射迟钝，深昏迷。

（4）呼吸衰竭，表现为点头式呼吸、叹气样呼吸、潮式呼吸，呼吸暂停。

（5）呕血，DIC。

（6）尿少或无尿，用利尿剂后尿量不增加。

（7）出现黄疸。

（8）并发症多。

（9）严重酸中毒：二氧化碳结合力（有血气分析仪后此项检查已弃用），血气分析提示 pH 及碳酸氢盐（HCO_3^-）极度降低，反复补碱不能纠正。

（10）年老体弱，原有高血压、糖尿病、肝肾功能不良等慢性疾病。

以上休克可逆与不可逆的划分，不是绝对的，是可转化的。可逆性休克，如果治疗延误，治疗不正确，也可能转变为不可逆性休克。不可逆性休克，经过积极、精准的治疗，也有可能转化为可逆性休克。

（罗永艾）

第三章

休克的治疗

第一节　休克的治疗原则和措施

1. 休克的治疗原则

（1）尽早去除病因。

（2）尽快补足血容量。

（3）改善微循环。

（4）防治器官衰竭。

2. 休克的治疗措施

（1）一般性治疗。

（2）尽快补足血容量。

（3）纠正酸中毒。

（4）合理使用血管活性药物。

（5）改善微循环。

（6）供能，给氧。

（7）防治器官衰竭。

（8）精心护理，心理支持。

特别强调就近治疗：休克患者病情危急，呼叫 120 急救车，护送患者至最近的医院紧急抢救，尽早开始输液、吸氧（救护车上即应进行）等措施，切忌因转院、转科、等待实验室检查等耽误抢救时间。诊治疑难问题可通过科间会诊、上级医院会诊解决，尽可能不搬动患者，避免患者在搬运途中出现意外。

第二节　一般性治疗

1. **保持适当体位**　护送途中和入院后，患者均应平卧，头部及躯干垫高 20°～30°，以利于呼吸。双下肢垫高 15°～20°，以利于下肢静脉血回流。出现呕吐者，头偏向一侧。禁止端坐于车上或自己走动上车、下车，以免加重休克。

2. **保持安静**　让患者安心休息，给予心理安慰、鼓励，消除紧张恐惧情绪，禁止当面讲述病情的危险性和不良预后。

3. **尽快建立静脉通道，开始输液**　至少建立两条静脉通道，一条通道用于快速输液，补充血容量；另一条通道应用血管活性药物和其他药物。如果暂时只建立一条通道，应接三叉管装置。

4. **应用心电监护仪**　监测心电图、血压、脉搏（心率）、呼吸频率、血氧饱和度（脉氧仪），并在护理表上记录。

5. **全疗程供氧供能**　自主呼吸较强者，鼻导管吸氧或面罩吸氧。自主呼吸微弱者，呼吸机给氧。无论何种方法给氧，均要求血氧饱和度达到 95% 以上。血压未恢复，胃肠功能差者，给予胃肠外营养，静脉输注营养液如卡文营养液。血压恢复正常，胃肠功能改善后，给予胃肠内营养，营养液口服或胃管注入。

6. **维持正常体温**　低体温者注意保暖。高热者（体温 39℃ 以上）物理降温（应用冰帽，腋窝、腹股沟放置冰袋），禁用药物降温，以免出汗过多，加重失水。

7. **止血、镇痛**　外伤出血者院前包扎止血，创伤剧痛不能忍受者，可用小剂量镇静药，地西泮 50mg，肌内注射。不用吗啡类镇痛药（药源受限，具有成瘾性，可抑制呼吸）。

8. **安置保留导尿管**　以利于记录尿量，留取送检标本。防止尿管阻塞导致假性无尿，误用利尿剂。患者在输液治疗过程中，出现无尿，应当在下腹部打诊叩诊，如下腹部饱满，叩诊呈浊音、实音，提示尿潴留，或尿管阻塞，应及时处理。

（罗永艾）

第三节 病 因 治 疗

病因治疗是根本性治疗，非常重要，详见第二篇各类休克的诊断、治疗。

1. **病因明确的休克** 如过敏性休克、失液（失水）性休克、失血性休克、创伤性休克等。这类休克病因明确，能够及早开始针对病因的治疗，如过敏性休克者去除和脱离过敏原，失血性休克者止血输血，感染性休克者抗感染，心源性休克者治疗心肌梗死，纠正心律失常，解除心脏压塞，气胸所致休克者行胸膜腔穿刺抽气和胸膜腔闭式引流。在病因治疗的同时，快速补充血容量，常能收到立竿见影的效果。

2. **病因不容易明确的休克** 某些感染中毒性休克，发病很急，感染的临床表现不典型，寻找病因相当困难。对于这类休克患者，首先进行抗休克治疗，尽早尽快输液，补充血容量，一边治疗，一边寻找病因，可以试用抗生素。

如休克型肺炎，患者突然休克、昏迷，通常病前无发热、咳嗽、咳痰、咯血等呼吸道症状，甚至 24 小时内胸部 X 线片（−），抗休克治疗后，休克好转，1～2 天后再拍胸部 X 线片，如有条件床旁拍胸部 X 线片，如无床旁拍片条件，在维持输液、吸氧情况下，用推床将患者护送至放射科拍卧位胸部 X 线片，可能发现肺炎影像。呼吸道症状可能在休克 2～3 天后出现。

肺炎抗生素治疗无效，应想到病毒性肺炎的可能性，在流感流行季节，要考虑是否为流感病毒肺炎。在新型冠状病毒肺炎流行的时期和地区，要特别警惕此病，肺炎患者常规进行新型冠状病毒核酸和抗原的检测。

暴发型流行性脑脊髓膜炎（流脑），起病后患者很快进入休克昏迷状态，甚至缺乏发热、头痛、呕吐及脑膜刺激征等特征，起病 24 小时内脑脊液检查（−），诊断相当困难，在积极抗休克治疗的同时，要根据流行病学调查，每天观察患者症状、体征的变化，复查脑脊液改变。

再如中毒性菌痢（又称暴发性菌痢）在起病 24 小时内无脓血大便症状，在快速补充血容量的情况下，密切观察症状的变化，找到诊断的线索。有医生提议，对高热、休克原因不明者，进行直肠指检，取得大便标本做常规检查和细菌培养，可能会找到菌痢的诊断依据。

（罗永艾）

第四节　尽快补足血容量

补液原则：早期、快速、足量、缺什么补什么。

补液方法：先快后慢，先盐后糖，先晶后胶，先右后血。

在第一章休克的发生机制中，已经论述，休克的本质是有效循环血容量急剧减少，组织器官血流灌注不足，微循环衰竭。因此，治疗的关键是尽快补足血容量（又称液体复苏，扩容），恢复组织器官的良好血流灌注，改善微循环。休克的治疗重在血流，而不是重在血压。

血容量的补充（静脉输液）强调一个快字，不能慢！因为休克病情发展非常快，如果输液少而慢，用缩血管药升高血压，以为血压升起来就安全了，而实际上，血容量迟迟得不到补充，组织器官持续缺血缺氧，休克在不知不觉中恶化，最后不可逆转。这个现象在临床上相当普遍，不少临床医生对休克发生机制的认识不足，受第二阶段学说的影响太大，认为休克时血压降低的原因是血管紧张度降低，用缩血管药把血压升起来，休克就会治好，忽视血容量的补充，这种治疗方法成功率低，病死率高。

一、补液的速度

先快后慢。在血容量未补足、休克未纠正之前，补液要快。血容量补足、休克纠正之后，补液应慢。

至少建立 2 条静脉通道，必要时建立 3～4 条静脉通道。并用较粗针头，保证快速输液。开始输液要快，先流（不数滴数）后滴，力争在 1～4 小时使血压回升（不是靠升压药），6～12 小时使血压平稳，24 小时内纠正休克。1～2 小时补液是流入，而不是滴入。假如将 2000ml 液体在 24 小时内平均缓慢滴入，对抢救休克是无效的。而改为 1～2 小时快速流入，效果良好。1831 年一例霍乱休克患者，12 小时内快速补入生理盐水 10 000ml，休克纠正，患者得救。近年报道一例感染性休克患者血压未测出，四肢同时补液，24 小时内补液总量达 6400ml，最终休克得以纠正。

抢救休克时，平均缓慢静脉滴注补液显然不妥，只有在血容量补足、休克纠正后，才应当减少输液通道，减少补液量，减慢输液速度。

常见认识误区：休克患者心率增快，呼吸增快，少尿或无尿，肾功能异常，这些都是休克的表现，一些临床医生误判为呼吸衰竭、心力衰竭、肾衰竭，担心快速大量输液会引起肺水肿，加重心力衰竭、肾衰竭，因而输液总是少而慢。这些担心并非毫无道理，但基本上是不必要的。无论何类休克患者的血容量都是相对或绝对不足，快速补液不会引起心力衰竭、肺水肿（当然有心肌收缩力减弱，用正性肌力药是必要的）。但在血容量补足，血压回升（不用升压药的情况下）后，不减量减速输液，还要快速大量补液，是非常容易引起肺水肿的，这是需要警惕的。血容量补足后，呼吸、心率、尿量，常可自行恢复正常（表 3-1）。

心源性休克是例外，因为患者有心力衰竭存在，补液过多过快，可能加重心力衰竭，诱发急性肺水肿。补液要谨慎，要控制补液的量和速度。液体不足部分鼓励患者口服补充，口服困难者，利用胃管注入。

下面是一个重度休克病例的治疗经过（表 3-1）。

表 3-1　重度休克病例的治疗经过

时间	呼吸(次/分)	心率(次/分)	血压(mmHg)	尿量(ml)	尿比重	补液(ml)	用药
9:10 am	28	136	0	未导尿 ↓		共补液 1500 (缓慢滴注) ↓	肾上腺素、去氧肾上腺素、山莨菪碱各 2 支，间羟胺 4 支，去甲肾上腺素、尼可刹米各 7 支，毛花苷丙 0.4mg，氢化可的松 600mg、地塞米松 10mg
3:00 pm	28	150					
4:00 pm	28	138	0				
4:08 pm	28	138	0	(导尿)0		低分子右旋糖酐 250 葡萄糖注射液 750 (双通道)	5%NaHCO$_3$ 100ml 静脉注射 地塞米松 40mg 静脉注射

续表

时间	呼吸（次/分）	心率（次/分）	血压（mmHg）	尿量（ml）	尿比重	补液（ml）	用药
5:00 pm	26	120	90/80	开始滴尿			
5:30 pm	25	120	108/88	250	1.020	低分子右旋糖酐 500 葡萄糖注射液 500	5%NaHCO₃100ml 静脉注射，地塞米松 80mg 静脉注射
6:30 pm	25	120	110/84			葡萄糖注射液 500	
7:00 pm	24	110	120/80	200	1.024	林格液 500	人血白蛋白 20ml
8:00 pm			90/68	100	1.032		
9:00 pm		98	102/84	60	1.034	葡萄糖注射液 500	
10:00 pm	24	96	100/80	50	1.044		
11:00 pm				20	1.046	林格液 1000 葡萄糖注射液 500	>1 小时输完
12:00 pm				120	1.026	葡萄糖注射液 500	0.5 小时输完（休克纠正）
12:30 pm	28	84	110/76	160	1.008		

此例经验教训：前 7 小时（9:10am～4:00pm）虽用多种缩、扩血管药物，但由于补液太少太慢，1500ml 缓慢静脉滴注，休克未能纠正。后 8.5 小时（4:08pm～12:30pm）改变治疗策略，停用缩、扩血管药，保留导尿，记录单位时间尿量和尿比重，以此指导补液，开始快速补液 1000ml，5%NaHCO₃ 及地塞米松 40mg 均从静脉注射，约 50 分钟后滴尿，血压开始回升，心率和呼吸有所恢复，以后根据单位时间尿量、尿比重，调整补液数量及速度，共补液 5760ml，尿量共 1215ml，尿比重<1.020，休克最终纠正。本例抢救经过说明，集中快速补液，尽快补足血容量，改善微循环，是休克抢救成功的关键。若不尽快补足血容量，只依靠升压药不能纠正休克，休克实际上在继续恶化，患

者最终导致死亡。

二、补液的量

休克开始治疗的 24 小时内，应当补充多少液体？

开始 24 小时补液总量=累积丢失量+继续丢失量+生理需要量。

1. 累积丢失量可根据休克指数估算

休克指数=1，血容量丢失总血量的 20%～30%（为 1000～1500ml）。

休克指数＞1，血容量丢失总血量的 30%～50%（为 1500～2500ml）。

2. 再估算 24 小时继续丢失量　包括汗液、呼气丢失的水分、呕吐液、腹泻液、尿液、出血等的量。如何正确记录出入液量：护士记录入液量详细且准确，但是记录出液量以尿量为主，对无形失水忽略不计。皮肤蒸发和呼气蒸发的水分，称为无形失水。在正常成人，每日皮肤蒸发水分（不显性出汗）500ml，（肺）平静呼气蒸发水分 350ml，合计约为 850ml，不可忽略。如果出汗甚至大汗，呼吸增快，这种无形失水量就更大。若把无形失水量忽略不计，会造成出入液量平衡估算的严重偏差。医生在估算出入液量是否平衡时，应该把无形失水量视为出液量的一部分。

3. 生理需要量　一个正常成年人 24 小时对水分的生理需要量是 2000～2500ml。

由此可见，休克患者开始治疗的 24 小时补充的液量是相当大的。首先快速输液（失血性休克者包括血液）补足累积丢失量，恢复有效循环血容量，再补充每日继续丢失量和每日生理需要量。患者口服补液（进食，饮水，胃管鼻饲流汁或营养液）均应当计为入液量。静脉输液血容量补足，血压正常后（不用升压药的情况下），鼓励口服补液，可以酌情减少静脉补液量，减慢输液速度。

每日记录并计算出入液量，应当达到正平衡。

三、补液的种类及顺序

1. 晶体液　生理盐水，平衡盐溶液（复方氯化钠注射液，又称林格液、乳酸钠林格液），葡萄糖注射液，高渗氯化钠注射液，10%氯化钾溶液。

晶体液的选择：既往首选糖盐水，但因休克时血糖升高，肝脏糖代谢功能减退，过多输入葡萄糖，起渗透性利尿作用，加重脱水，对休克纠正不利。现主张首选复方氯化钠注射液，此液包含钠离子、氯离子，还有微量钙离子、钾离子，所含电解质成分与细胞外液相似，属于等渗液，主要适用于低血容量性休克，如失液性休克、失血性休克、创伤性休克等。首先补充平衡盐溶液 1000～2000ml 后，再补充胶体液。林格液药厂少有生产，在药源缺乏的情况下，也可选用生理盐水，但是生理盐水输入过多，可引起高氯血症和高氯性酸中毒。每日监测血电解质水平和进行血气分析，对于指导治疗很重要。

2. 胶体液　全血，血浆，白蛋白，右旋糖酐（有高分子、中分子、低分子 3 种，临床常用低分子右旋糖酐），其他血浆代用品。

胶体液的选择：血液制品来源紧张、供应有限、价格昂贵。全血仅用于失血性休克，其他类型休克不用全血。其他类型休克，根据需要酌情使用血浆、白蛋白，在药源缺乏、经济条件受限的情况下，可选用右旋糖酐或其他血浆代用品。低分子右旋糖酐在各级医院尤其在基层医院使用相当广泛，此药可提高血浆胶体渗透压，吸引组织间液水分进入血液循环，增加血容量，改善微循环，防止毛细血管内凝血、血栓形成，还有利尿作用，对于改善休克所致急性肾衰竭有利。

3. 补液顺序　先盐后糖，先晶后胶，先右后血。

失血性休克，先补平衡盐溶液，后补低分子右旋糖酐，再补新鲜血。失血性休克，如单纯输血，不补液，生存率仅为40%；如以输平衡盐溶液为主，兼输血，生存率可提高至85%。

非失血性休克，先补平衡盐溶液，后补低分子右旋糖酐，再补糖水（三平一右适量糖）。低分子右旋糖酐每24小时应用不超过1000ml。

四、　判断血容量是否补足

休克患者经过病因治疗，快速输液补充血容量后，依据表 3-2 和表

3-3 所列症状、体征和一些简单检查，可以判断血容量是否补足，组织血流灌注是否良好。血容量补足，组织血流灌注良好，血压回升至正常，停用升压药后血压稳定，不再下降，应当减慢输液速度，累积丢失量已经补足，只需补充继续丢失量和生理需要量，鼓励口服补液，适当减少静脉补液负担，有利于防止肺水肿发生。

表 3-2 血容量的判定

	血容量不足	血容量补足
口渴	有	无
外周静脉充盈	差	良
脉搏	细、弱、速	有力、不快
血压	低	正常
脉压	<20mmHg	>30mmHg
肢体温度	冷凉	温暖
休克指数	≥1	0.5 左右
倾斜试验	血压↓，脉搏↑>25 次/分，（+）	血压不↓，脉搏无明显↑，（-）
尿量	<30ml/h，渐↓	>40ml/h，渐↑
尿比重	>1.020	<1.020

表 3-3 组织血流灌注的判断

	灌流好	灌流差
意识	良好	障碍
压唇试验	苍白区消失快	苍白区消失慢
压胸前皮肤	苍白区消失快	苍白区消失慢
甲床	微红	灰白
收缩压	>90mmHg	<90mmHg
脉压	>30mmHg	<20mmHg
尿量	>40ml/h	<30ml/h
	（或>0.76ml/min）	（或<0.5ml/min）

　　中心静脉压检测，PiCCO 监测仪等，是创伤性检查，基层医院无条件开展，大型医院也较少使用。因此，有条件的医院可以采用仪器辅助

检测。无条件的情况下,补液治疗无须依赖这些仪器的检测。详细客观的病史、症状的询问,全面的体格检查(体征),是任何疾病诊断治疗的基础和主要依据,实验室检查和仪器检查是辅助检查,只有进行综合分析,才能得出正确的结论。

几年前,某患者,女性,80 岁,因糖尿病高血糖危象入住某三甲医院内分泌科,由于输液过快,发生急性左心衰竭、肺水肿,注射强心剂、利尿剂(呋塞米)40mg 抢救,好转后转入急诊科监护室,某值班年轻医生让患者丈夫(本院内科退休医生)签署知情同意书,家属写上患者严重脱水,不能再使用利尿剂的意见,若要使用,须经家属同意。当晚深夜此医生未经家属同意,擅自下医嘱给患者注射呋塞米 20mg,次日中午又注射呋塞米 20mg,使用呋塞米的理由是患者无尿,肾功能衰竭(肾功能轻度异常不能诊断肾衰竭),由于错误使用利尿剂,导致患者严重脱水,休克恶化,脉搏消失,血压测不出(大剂量升压药无反应),昏迷,四肢冰冷,又行 PiCCO 检查,各项血流动力学指标正常,值班医生说血容量已经补足,要停止补液,家属拒绝。患者已濒死状态,PiCCO 检测指标正常,与患者病情完全不符合,不能依据仪器检测指导治疗。在家属强烈要求下,转呼吸科监护室,停用利尿剂,加快输液速度,胃管滴入营养液等。由于治疗方案正确,患者血压逐渐回升,恢复排尿,尿量逐渐增多。3 天后脱险出院。

此病例诊疗过程说明什么?医生不重视病史、症状、体征等临床观察,只靠实验室检查、靠仪器诊断治疗,迷信仪器,是非常错误的。医生必须加强“三基”(基本理论、基本知识、基本技能),“三严(严格要求、严密组织、严谨作风)”的训练,彻底改变重仪器、轻临床的错误倾向。

观察颈静脉和外周静脉的充盈度,有助于判断血容量是否充足。若静脉塌陷,提示血容量不足,应加强补液,补充血容量。若静脉充盈过度或怒张,提示补液过量,或有心功能不全,应限制补液,或酌情使用利尿剂、强心剂、扩血管药。

五、 少尿、无尿的鉴别与处理

在保留导尿情况下,除外尿管阻塞,24 小时尿量少于 50ml 称为无尿，少于 500ml 称为少尿。

休克时有效循环血容量减少，肾脏血流灌注减少，肾动脉痉挛，肾小球泌尿减少，对水分的重吸收增加，少尿或无尿。试图减少血容量的丢失，是机体的代偿保护性机制，不能视为肾衰竭，因此，禁用利尿剂！即使肾功指标异常，也不能盲目地判断为肾衰竭。

若休克前患者有肾脏疾病和肾衰竭，或在休克晚期并发急性肾衰竭，在血容量未补足、休克纠正前，也禁用利尿剂。在血容量补足，休克纠正（停升压药后血压正常）后，仍然无尿或少尿，在确定存在肾衰竭的前提下，可以适量使用利尿剂。

肾衰竭与脱水的鉴别见表 3-4。

表 3-4　急性肾衰竭与脱水的鉴别

	肾衰竭	脱水
病史	有休克、创伤、中毒、配型错误输血史	有呕吐、腹泻、出汗、发热、饮水不足史
症状	厌食，恶心，呕吐	口渴
皮肤弹性	良好	差
舌	湿，胀	干，小
血压	多高（休克时低）	多低
尿量、尿比重	量少，尿比重低而固定（多<1.014）	量少，尿比重高（多>1.020）
尿常规	蛋白、红细胞管型	无管型
试探性补液	尿量不增	尿量增加
应用呋塞米、甘露醇	尿量不增	尿量增加
红细胞、血红蛋白水平	下降	升高
血钾水平	多高	不高
肌酐水平	显著升高	不高

休克时少尿或无尿，常误认为肾衰竭，不敢大量快速补液，致使休克不能纠正，最终亦将导致肾衰竭。休克并发肾衰竭，也应先补足血容量纠正休克，再按肾衰竭处理。临床上鉴别少尿或无尿是由休克引起的，还是由肾衰竭引起的至关重要。

1. 试探性补液（输液负荷试验） 估计少尿、无尿原因是脱水（休克）可能性大，在 40 分钟内补液 1000ml；如估计肾衰竭可能性大，只补 500ml。试探性补液只用 10%葡萄糖注射液，不用盐水。补液后尿量增加，可继续补液；尿量不随补液而增加，使用扩血管药物或甘露醇排除肾血管痉挛。经以上处理，尿量仍不增加，则按肾衰竭处理。

2. 利尿试验 在大量补液后仍无尿或少尿，应检查下腹部排除尿潴留，怀疑肾衰竭可能，试用呋塞米 20mg 静脉缓推，尿量增加（出现利尿）提示血容量不足，应继续补液以补足血容量；若不出现利尿（尿量不增加），应进行输液负荷试验。

在未补液或补液量不多的情况下，禁止进行利尿试验，以免加重脱水。

3. 甘露醇试验 在大量补液后仍无尿或少尿，应检查下腹部，排除尿潴留。怀疑肾衰竭可能，用 20%甘露醇 50～100ml 在 5～10 分钟静脉快速推注，若尿量>40ml/h，提示血容量不足；如尿量<40ml/h，再用 20%甘露醇 100ml 静脉快滴，若尿量不增加，提示肾衰竭形成。不宜再用甘露醇，因为甘露醇吸收细胞内液，增加细胞外液，又不能从尿中排出，有增加心脏负荷发生肺水肿的风险。

上述利尿试验或甘露醇试验，两者选一，均应慎用，在血容量未补足，休克未纠正的情况下应用，有加重脱水和休克的风险，临床已少用。可根据表 3-4 中所列症状、体征、实验室指标，鉴别肾衰竭与脱水，不必使用利尿试验或甘露醇试验。

临床常见误区：见休克患者少尿或无尿，肾功能异常，轻率判断为肾衰竭，盲目使用利尿剂，甚至不敢快速输液，补充血容量，耽误休克的治疗。如何从尿量、尿比重、尿素氮、肌酐等几个简单指标，鉴别血容量不足与肾衰竭：①尿量<17ml/h，且尿比重增加，提示血容量不足，肾血管收缩。血压正常而尿量仍少，提示有急性肾衰竭的可能。尿量稳定在 30ml/h 以上，提示休克已纠正。②成人尿比重正常值为 1.015～1.025。尿比重>1.020，提示血容量不足、脱水。肾衰竭者尿比重固定，且<1.014。③尿/血肌酐值>40 多为血容量不足（肾前性）少尿，比值<20 则提示肾衰竭。血肌酐在急性肾衰竭时明显升高，>450μmol/L 提示预后不良。

休克患者少尿，无尿，严禁使用利尿剂！血容量补足，休克纠正，排尿常可恢复正常。

六、警惕肺水肿

1. 发生原因　休克时因细菌毒素、酸中毒、冠状动脉缺血缺氧等，心肌有不同程度的损害，心功能减退，为预防心力衰竭和肺水肿，在补液过程中，使用正性肌力血管活性药物，如强心剂（毛花苷丙），增强心肌收缩力。医生既要警惕肺水肿的发生，又不能耽误休克的抢救。

一般来讲，休克患者在血容量未补足前，快速大量补液不容易发生肺水肿；但在血容量补足后，继续快速大量补液容易发生肺水肿；用缩血管药时快速大量补液容易发生肺水肿；用扩血管药时快速大量补液不容易发生肺水肿。

2. 临床表现　以下情况应考虑肺水肿已经发生。呼吸频率、心率较补液前明显增快；突发频繁咳嗽（咳大量白色或粉红色泡沫痰已是肺水肿晚期的表现）；快速大量补液后尿量不增加，且尿比重高，可能有心力衰竭，如补液过多，容易发生肺水肿；两肺底出现湿啰音（除外肺部原有感染），短时间内有增多趋势，是肺水肿的明显信号；疑有肺水肿时，呋塞米 20mg 静脉注射，尿量大增，咳嗽减轻，心率、呼吸改善，肺部湿啰音减少或消失，表明确有肺水肿存在。

3. 治疗　肺水肿的处理是保留一条静脉通道（切不可拔掉所有静脉通道）以便抢救用药，并将滴速减至最慢，先用呋塞米 20mg 静脉注射，减少血容量，减轻心脏负荷，只要无肾衰竭，疗效迅速肯定。肺水肿症状缓解后，不宜再用呋塞米，以免又造成脱水。还可用酚妥拉明增强心肌收缩力，提高心搏出量，扩张外周血管，减轻肺水肿，有肾衰竭对利尿剂无效者，此药可减轻肺水肿。

（罗永艾）

第五节　合理使用血管活性药物

一、用药原则及方案

1. 特殊类型休克如过敏性休克，麻醉药意外性休克，由创伤剧烈疼痛引起的休克，神经、精神受强烈刺激引起的休克，必须立即使用升压药如肾上腺素，提高血压，不必等待血容量补足后才使用。

2. 休克早期血压不低或仅有轻度降低，可以暂不使用血管活性药物，尽快补足血容量，血压常可恢复正常。

3. 休克中晚期，血压显著降低甚至很低，应当建立两条静脉通道：一条静脉通道快速输液，补充血容量；另一条静脉通道使用缩血管药，提升血压。血压的恢复主要靠补充足够的血容量，而不是靠缩血管药增加血管的紧张度来提升血压，因此血管活性药剂量不宜过大。血容量补足后，缩血管药应当逐渐减量直至停用，以免突然撤药引起血压骤降。

4 扩血管药在血容量补足后用，血容量未补足前不用，但可与缩血管药联用。

5. 用缩血管药提升血压，维持重要生命器官一定的灌注压，同时用扩血管药解除血管痉挛，改善微循环，两种药联用效果更好。

联合用药方案：

（1）多巴胺+多巴酚丁胺。

（2）多巴酚丁胺+硝普钠。

（3）去甲肾上腺素+硝普钠。

（4）多巴胺+间羟胺。

（5）多巴酚丁胺+酚妥拉明。

根据休克病情酌情选用适合的联用方案。

血管活性药物，用多大剂量合适？用多长时间停药？须知休克的本质是有效循环血容量急剧减少引起的急性循环衰竭，快速补足血量是根本性治疗，升压药仅起辅助治疗作用。升压药剂量要适当，剂量越大，种类越多，时间越长，血管过度收缩，组织器官血流灌注反而减少，加重休克。从一种药小剂量开始，能升高血压，就不用大剂量，不用 2 种甚至 3 种升压药。根据症状、体征判断血容量已补足、组织器官血流灌注良好、血压回升且稳定，升压药就应及时减量直至停用。

二、常用药物简介

（一）缩血管药

1. 肾上腺素　具有强大的强心、升压作用，还能舒张支气管平滑肌，改善通气，并能抑制肥大细胞释放组胺和其他过敏反应物质。主要用于过敏性休克的抢救及心搏骤停的复苏（剂量用法详见"过敏性休克""心搏骤停和呼吸骤停的急救"部分）。

2. 多巴胺　增强心肌收缩力，增加心搏出量，但增快心率作用较轻微。对周围血管有轻度收缩作用，升高血压，对内脏血管（冠状动脉、肾和肠系膜血管）有舒张作用，增加血流灌注，增加尿量，是各类休克（除过敏性休克外）的首选缩血管药。只有当多巴胺无效时，才考虑用去甲肾上腺素。多巴胺适用于失液性休克、失血性休克、中毒性休克、心源性休克等，特别适用于肾功能不全、低排高阻型休克、在补足了血容量而血压仍不回者。对心源性休克利尿剂无效者，多巴胺与硝普钠或酚妥拉明联用，可增加心搏出量和尿量，保护肾。对感染性休克用去甲肾上腺素无效者，改用多巴胺有效，可使血压回升，脉压变大，尿量增加。多巴胺还可用于心肺复苏后的低血压、休克。

用量及用法：多巴胺 20mg 加入 5% 葡萄糖注射液 250ml 中静脉滴注，开始 20 滴/分（相当于 75～100μg/min），以后根据血压变化调整。

3. 间羟胺（阿拉明）　缩血管药，升压作用较去甲肾上腺素弱但持久，可增强心肌收缩力，增加心搏出量，但对心率影响不明显。可增加脑及冠状动脉血流灌注，对肾血管收缩力较弱，不会引起急性肾衰竭，很少引起少尿、无尿。较少引起心律失常。间羟胺是去甲肾上腺素的良好代用品。适用于各类休克、手术时低血压。

用量及用法：肌内注射 10～20mg/次。也可 10～40mg 加入 5%葡萄糖注射液 250ml 中静脉滴注，20～30 滴/分，滴速以血压上升至理想水平为度。有耐药性者不宜长期使用。

4. 多巴酚丁胺　收缩血管，升高血压。增强心肌收缩力，增加心排血量，此作用比多巴胺强，改善左心功能的作用比多巴胺强。适用于心肌梗死所致休克、手术后心排血量低引起的休克。与酚妥拉明或硝普钠联用，既能增强心肌收缩力，又能减轻心脏前后负荷，对心源性休克尤其适合。

用量及用法：多巴酚丁胺 250mg 加入 5%葡萄糖注射液 250ml 或 500ml 中静脉滴注，5～20μg/（kg·min）。

注意：剂量＞20μg/（kg·min）可使心率增加 10%，＞40μg/（kg·min）可引起中毒。此药连用 3 天后可因受体下调而失效。肥厚型梗阻性心肌病患者禁用。

5. 去甲肾上腺素　过去大剂量使用，全身小动脉、小静脉强烈收缩，使血压升高，加大心前负荷和心肌耗氧量，内脏血管也收缩，引起多器官尤其是肾脏缺血，对休克不利。因此，临床曾经长期少用。近年改为小剂量、低浓度、慢滴速使用，收到较好效果。静脉滴注小剂量（10μg/min）可收缩外周血管，兴奋心脏，使收缩压和舒张压均升高，以收缩压升高为主，对组织器官血流灌注量影响较小。大剂量时，外周血管强烈收缩，血压升高明显，但脉压变小，组织器官血流灌注量明显减少，加重微循环障碍，心脏负荷加重，耗氧量增加。剂量过大或滴注时间过长，引起肾血管强烈收缩、少尿、无尿、肾脏损害，因此用此药过程中应监测血压和尿量（应＞25ml/h）。

用量及用法：去甲肾上腺素 0.5～1mg 加入 100ml 中缓慢滴注，10～15 滴/分。达到目标：升高血压，并能保证组织血流灌注，尿量 20～30ml/h，肢体转暖。如果血压虽升高，但尿量不增加，肢体冷和发绀加重，说明剂量过大，或不适合用此药，应尽快换药，或加用扩血管药。

当药液浓度已达 5mg/100ml 仍无效时，不可再加大剂量，以免引起严重心律失常，内脏血管强烈收缩导致功能障碍。应当加快血容量补充，改换其他升压药。

此药渗漏致皮肤缺血坏死，一旦发生尽快用酚妥拉明 10mg 加生理盐水 10~20ml 局部浸润注射。

禁忌证：妊娠，肾脏疾病，肾功能不全。

6. 血管升压素　又名抗利尿激素，抑制排尿，用于尿崩症的治疗。直接刺激血管平滑肌 V_1 受体，引起周围皮肤、骨骼肌、小肠和脂肪血管的强烈收缩，而对冠状动脉和肾血管的收缩作用相对较弱，对脑血管有扩张作用，不加重心肌耗氧量。此药导致的内脏血流减少，可用小剂量多巴胺使血流恢复。血管升压素主要用于并发短阵心室颤动的顽固性休克，以血管扩张为主的中毒性休克。还可用于胃肠出血、妇产科出血、肺出血的止血。休克患者升血压的使用剂量和方法：20~40U/次，稀释后缓慢静脉注射。必要时重复用。注意：此药可引起小肠痉挛、支气管痉挛、子宫收缩，哮喘患者、孕妇禁用。

（二）扩血管药

1. 酚妥拉明　与去甲肾上腺素联用，可解除去甲肾上腺素所引起的微血管痉挛和微循环血液淤滞，又能增强左心室收缩力，增加心排血量。此药作用快，但持续时间短。在血容量补足后用。主要用于感染性休克、心源性休克、神经源性休克、肺水肿。

用量及用法：10~20mg 加入 5%葡萄糖注射液 250~500ml 中，以 0.3mg/min 速度静脉滴注。

注意：此药扩张血管作用明显，可引起体位性虚脱，避免剧烈翻身和搬动。

2. 山莨菪碱　能解除血管痉挛，尤其是解除微血管痉挛。适用于各种起病急骤的感染性低排高阻型休克，如暴发型流脑、中毒性菌痢等引起的休克，有良好疗效。在血容量补足的基础上使用，血容量未补足时禁用。

用量及用法：视病情而定。成人静脉注射 10mg/次，稀释后缓慢静脉注射。半衰期为 40 分钟，需要时每隔 10~30 分钟重复给药，病情不见好转可适当加量，病情好转可延长间隔时间，直至停用。

注意用此药剂量不可过大，剂量过大会发生阿托品中毒样症状。

禁忌证：青光眼、肠梗阻、幽门梗阻、颅内出血、颅内增高。

3. 硝普钠　扩张血管作用强，能扩张阻力血管（小动脉）和容量血管（小静脉），减轻心脏前、后负荷，特别适用于心源性休克。要补足血容量。常与多巴酚丁胺联用。

用量及用法：5～10mg 加入 5%葡萄糖注射液或生理盐水 100ml 中，以 20～100μg/min 速度静脉滴注，从小剂量开始，有效剂量为 0.1～5μg/（kg·min）。停药 10 分钟左右扩血管作用消失，因此要持续静脉滴注，维持血压稳定，防止血压下降过快。滴药瓶要避光。硝普钠可迅速代谢为氰化物和硫氰酸盐，氰化物也可在肝内代谢为硫氰化物，硫氰化物可经肾脏代谢排出，如有肝肾功能不全，或需要量超过 3μg/（kg·min）连用 3 天以上，需注意氰化物中毒，因此，要每天检查血中硫氰化物（此药代谢产物）浓度，如硫氰化物血清浓度超过 120mg/L 时，可诊断为氰化物中毒，应立即停用。此药要慎用，如无相关检验条件，不用为好，可换用其他较安全药物。

（三）正性肌力药

前述多巴胺、多巴酚丁胺、间羟胺、酚妥拉明、肾上腺素等，均有正性肌力作用，能增强心肌收缩力，增加心排血量。另外，强心苷类药如毛花苷丙也可使用。

三、治疗误区

临床上常见休克患者只有一条静脉通道，升压药通过此静脉通道输注，由于升压药要限制滴速，输液速度很慢，要升高血压，医生便加大升压药剂量，增加升压药种类，一种药不够，用 2 种甚至 3 种升压药，之后血压勉强升起来，且能维持一段时间，但是组织器官血流灌注持续减少，患者病情潜在恶化，致使休克不可逆转，最终患者生命终止。

（罗永艾）

第六节 强心、纠酸

一、强心

1. **心力衰竭的原因** 休克时缺血、缺氧，细菌毒素，酸中毒，电解质紊乱等因素，导致心肌损害，甚至发生心力衰竭。

2. **心力衰竭的判断** 在血容量补足后，仍少尿、无尿，下肢水肿，排除肾衰竭之后，考虑心力衰竭可能。

3. **心力衰竭的防治** 使用有正性肌力作用的血管活性药物，如多巴胺等，也可临时使用强心剂如毛花苷丙，增强心肌收缩力，可用扩血管药，血容量补足后可用利尿剂（剂量适当）降低心脏负荷，并节能供能，高热患者物理降温或冬眠疗法降温，降低氧耗，补充葡萄糖，输入能量合剂，供给能量。

二、纠酸

1. **酸中毒的病因** 休克患者几乎都有代谢性酸中毒，原因是缺血缺氧，糖代谢障碍，乳酸生成增多，尿少，酸性代谢产物肾脏排出减少。

2. **酸中毒的危害** 减低对血管活性物质的效应，降低心肌收缩力，影响心、肾功能，升高血钾。促发 DIC 形成并妨碍 DIC 的治疗。

3. **酸中毒的诊断** 依据动脉血气分析，pH 降低，低于 7.35，碳酸氢盐水平降低，低于 22mmol/L。未开展血气分析的基层医院，测定静脉血二氧化碳结合力，此指标降低。若患者烦躁，换气过度，还可能合并呼吸性碱中毒（依据血气分析诊断）。

4. **纠酸措施** 补足血容量，改善微循环，减少酸性代谢产物的来源，稀释冲走酸性代谢产物，是治本；补碱可以提高 pH，保护心肌，增强血管活性药物的效应，但不能中止产生酸性代谢产物的过程，是治标。

肝功能不良者用乳酸钠。肝功能正常者用 5%碳酸氢钠，按下列公式补碱。

单纯性代谢性酸中毒的补碱公式：

HCO_3^- 缺乏（mmol）=（正常 HCO_3^- –测得 HCO_3^-）×体重（kg）×0.2

举例：体重 60kg，血 HCO_3^- 为 10mmol/L，代入公式。

HCO_3^- 缺乏=（24–10）×60×0.2=168mmol

已知 5% NaHCO₃ 1.66mmol=1ml 5%NaHCO₃

168÷1.66=101ml 5% NaHCO₃

5%碳酸氢钠 100ml 于 12 小时内静脉滴注。静脉滴注较静脉注射安全。大剂量 5%碳酸氢钠静脉注射偶可引起抽搐、心律失常。然后根据血气分析复查结果，决定是否再用碳酸氢钠。如果不复查血气，盲目补碱，补碱过多，可导致代谢性碱中毒。

上述补碱公式只适用于单纯性代谢性酸中毒，或急性呼吸性酸中毒合并代谢性酸中带。不适用于慢性呼吸性酸中毒，或慢性呼吸性酸中毒合并代谢性碱中毒。

有学者主张碱性药物在开始输液时用，但是更多学者主张在血容量补足后用更恰当。一般主张首次用 5%碳酸氢钠 100～200ml 快速静脉滴注，禁止静脉注射，因大剂量静脉注射可引起致死性高钠血症（高渗血症），心肾功能不良者尤其危险，也有学者主张首次 75ml 静脉滴注，分次静脉滴注给药更为安全。复查血气分析，以决定是否继续补碱。

（罗永艾）

第七节　供能、给氧

休克的本质是有效循环血容量减少，微循环障碍引起组织器官缺血缺氧，细胞代谢障碍，ATP 生成减少，能量衰竭，最终导致器官衰竭，患者死亡。

从代谢角度讲，休克的本质就是缺氧、能量衰竭，因此，供能给氧对休克的治疗至关重要。休克患者应该早期给氧，全疗程给氧，持续给氧，不中断，不间歇，鼻导管吸氧效果不好时，呼吸机给氧。给氧时注意保持呼吸道通畅。休克完全纠正后方可停止氧疗。

在血容量补足后，胃肠功能差者应考虑静脉高营养，胃肠功能尚好者给予肠内营养，也可鼓励口服流质饮食。还可静脉输入葡萄糖、能量合剂、辅酶 Q10 等改善细胞代谢的药物。

一、营养支持（供能）

休克患者营养缺乏，能量衰竭，影响新陈代谢和器官功能。补充营养，是休克治疗的重要组成部分。

能量合剂粉针剂每支含 ATP 20mmg、辅酶 A50U、胰岛素 4U，能量合剂 1～2 支+5%葡萄糖 500ml 静脉滴注，每日 1 次，滴速过快，可引起心悸、恶心、呕吐。能量合剂促进糖、蛋白质及脂肪的代谢，提供能量。

营养补充途径有肠外营养和肠内营养两种。

1. 对血流动力学尚未稳定和胃肠功能较差的患者，先给予肠外营养，静脉营养液主要成分有葡萄糖、乳脂、氨基酸、微量元素、电解质等，静脉输注。

2. 对血流动力学稳定和胃肠功能较好的患者，尽早（48 小时内）开始肠内营养，营养液口服，或经胃管鼻饲，用量要适当，不可过量。肠内营养能促进肠黏膜细胞的增殖，维持肠黏膜屏障的完整性，刺激胆汁酸的分泌，有助于肠肝循环的恢复，增加肝脏的血流量，促进菌群共生，防止肠道细菌和毒素移位，有利于病菌清除，减轻肺部炎症和低氧血症等。

二、呼吸支持（给氧）

休克患者有效血容量锐减，组织器官血流灌注不足，缺血性缺氧，全病程均应给予呼吸支持治疗，呼吸支持方法包括常规氧气疗法、辅助正压通气、体外膜肺氧合技术。

（一）常规氧气疗法

氧疗的目的是维持组织正常的氧供，以减少心肺的工作负荷，具体分为纠正怀疑或已证实的急性缺氧，减轻慢性缺氧所引起的症状，降低急慢性缺氧所增加的心肺系统的工作负荷。休克患者多属于急性缺氧状态，在氧疗前须检查气道是否畅通，先紧急开始经验性氧疗，短时间内给予 60%～100%高浓度吸氧，同时尽快完善动脉血气分析以评价缺氧程度及酸碱平衡状态。传统吸氧装置有鼻导管、普通面罩、储氧面罩、文丘里面罩等，但传统的吸氧方式有一定的局限性，近年来经鼻高流量吸氧备受关注。经鼻高流量吸氧通过空氧混合器提供精准的吸氧浓度（21%～100%），最高达 70L/min 的流量，并且提供充分温化和湿化的吸入气体，以达到更佳的氧疗效果。不同患者的氧疗目标不同，2017 年英国胸外科协会发表的一篇氧疗指征文章推荐：对于无高碳酸血症风险的急性患者，氧疗目标建议维持脉搏血氧饱和度（SpO_2）94%～98%，存在高碳酸血症风险的急性患者，氧疗目标建议 SpO_2 88%～92%。

（二）正压通气

常规氧疗未能纠正的难治性低氧血症和（或）高碳酸血症，需进行正压通气治疗。如果没有无创正压通气应用的禁忌证，首选无创正压通气，如果无创通气失败，应立即给予有创正压通气治疗。

1. 无创正压通气　应用的参考指征主要从以下几个方面考虑。

（1）尽快明确患者休克的原因，病因治疗，避免插管。

（2）禁忌证：气道保护能力明显下降如昏迷、呕吐、气道分泌物排出困难等；面部创伤、烧伤或畸形等；无法应用面罩者；无法配合无创通气者；严重肺外器官功能不全如消化道出血、血流动力学不稳定、肠梗阻和消化道手术等。

（3）呼吸窘迫和通气/换气异常，表现为呼吸急促（呼吸频率＞25次/分），辅助呼吸肌参与呼吸或胸腹矛盾运动；血气异常（pH＜7.35，$PaCO_2$＞45mmHg，或氧合指数＜200mmHg），应行无创正压通气。

（4）经无创正压通气治疗 1～2 小时后，评估患者改善情况，考虑是否继续无创通气治疗。

无创正压通气模式以辅助通气为主，最常用的为持续气道正压通气（CPAP）和双相气道正压通气（BIPAP）（S/T）模式。关于通气参数的设定，需要按照患者实际情况决定，吸气压力从低压开始，在 20～30 分钟逐渐增加压力，观察患者呼吸困难症状、生命体征情况，并在稳定后 2 小时复查血气，确定参数是合适。无创正压通气常用通气参数：潮气量 7～15ml/kg，备用呼吸频率 10～20 次/分，吸气时间 0.8～1.2 秒，呼气压力从 2～4cmH$_2$O 开始，吸气压力 4～8cmH$_2$O 开始，患者耐受后逐渐上调，直至满意水平，一般不超过 30cmH$_2$O，呼气末正压（PEEP）4～8cmH$_2$O，CPAP 6～15cmH$_2$O，吸氧浓度应保持在确保血氧饱和度大于 90%时的最低水平。

2. 有创正压通气　对于休克患者，虽然有创正压通气后胸腔内压增高，回心血流量减少，导致心排血量下降，对血流动力学有一定影响，但并非使用有创通气的禁忌证。

（1）指征：在符合以下指征时应进行有创机械通气。

1）经常规氧疗及无创通气治疗失败，病情恶化，动脉血氧分压（PaO$_2$）<50mmHg 和（或）动脉血二氧化碳分压（PaCO$_2$）进行性升高，pH 动态下降。

2）患者出现意识障碍或呼吸、心搏停止。

3）呼吸形式严重异常，如呼吸频率>35～40 次/分或<6～8 次/分，呼吸节律异常，自主呼吸微弱或消失。

（2）方法：休克患者常用有创正压通气模式为 PC、VC、A/C、IMV、PSV 等，选择不同的通气模式并不影响病死率。呼吸机常用呼吸参数包括潮气量、呼吸频率、吸气时间（或吸呼比）、吸氧浓度、呼气末正压等，参数应根据病因调节。潮气量是设定机械通气时首先要考虑的问题，成人潮气量一般为 6～8ml/kg，潮气量大小的设置需考虑肺顺应性、气道阻力、氧合状态等多种因素，为防止气压伤，一般要求平台压不超过 35～40cmH$_2$O。呼吸频率的设定需要考虑通气模式、血气分析情况、患者自主呼吸能力等因素，一般成人呼吸频率为 12～20 次/分。吸气时间（吸呼比）也需结合患者实际情况设置，通常吸气时间为 0.8～1.2 秒，吸呼比为 1 :（1.5～2.5）。吸氧浓度需根据患者氧合情况、PEEP 及血流动力学等多方面综合考虑，通常设置为能维持血氧饱和度大于 90%的最低吸氧浓度。由于 PEEP 具有较为复杂的生理效应，在临床中左心功能不全的休克，常以 5cmH$_2$O 的 PEEP 起始，密切监测 PaCO$_2$ 进行 PEEP 调节；

低血容量性休克或右心功能不全诱发的休克，首先选择液体复苏，若病情未好转，再以低水平 PEEP（3~5cmH$_2$O）起始，并根据氧合调节，同时密切监测血压；感染性休克多合并急性呼吸窘迫综合征导致的严重低氧血症，建议高水平 PEEP 来维持气道正压、减少液体渗出及开放气道，最佳 PEEP 选择有一定困难，在临床实践中，个体化设定 PEEP 的方法很多，如 PEEP-FiO$_2$ 表格法、PEEP 递减法、P-V 曲线法、影像学法、食管压法等，但目前尚未有研究证实何种 PEEP 设置方法最佳。成人脓毒症导致 PaO$_2$/FiO$_2$＜150mmHg 的急性呼吸窘迫综合征患者可使用俯卧位通气，不推荐使用高频振荡通气（HFOV）。

（三）体外膜肺氧合技术

体外膜肺氧合（ECMO）是体外生命支持技术之一，能够部分或完全替代患者心肺功能，实现心脏、肺休息，为疾病的恢复赢得时间。ECMO主要有静脉-静脉 ECMO（VV-ECMO）、静脉-动脉 ECMO（VA-ECMO），近年也有二氧化碳清除（ECCO$_2$R）ECMO 的应用。主要的适应证是急性呼吸窘迫综合征和心源性休克。此项技术复杂，要求高，费用高昂。

（罗永艾　朱佑明）

第八节　激素的应用

激素具有抗炎、抗毒、抗过敏、抗休克、抑制免疫的作用，常用于过敏性休克，感染性休克，药物、毒物中毒性休克的治疗。

一、肾上腺素

肾上腺素直接兴奋 α 和 β 肾上腺素能受体，具有强大的强心、升压作用，常用于低血压、休克、心搏骤停的抢救。肾上腺素兴奋心脏的 β$_1$ 受体使心肌收缩力加强、心率加快、传导加速、心排血量增加；兴奋 β$_2$ 受体能使支气管平滑肌松弛，并能抑制肥大细胞释放过敏性物质；兴奋

血管 α_1 受体使血管收缩、外周阻力增高、血压升高，亦使支气管黏膜血管收缩，降低毛细血管的通透性，有利于消除支气管黏膜水肿和减少支气管分泌。肾上腺素主要用于以下情况的急救。

1. 过敏性休克　肾上腺素是抢救过敏性休克的首选药物。常用剂量为肾上腺素 0.5mg（半支）/次，上臂三角肌处肌内注射，病情极严重者也可 0.5mg 加入 50%葡萄糖注射液 20ml 缓慢静脉注射。密切观察心跳和脉搏的变化，只要心音由弱变强，脉搏从无变有、由弱变强，就说明肾上腺素已起作用，不要急于第二次注射。观察 5～10 分钟，若无效，可重复使用。肾上腺素剂量不可过大。每次 0.5mg（半支）为宜，如一次用 1mg（1 支），可使患者血压过度升高，心动过速。一次用 2mg（2 支），可引起脑出血，更大剂量可引起死亡。使用过程中需密切监测患者呼吸、心率、血压等情况。

2. 心搏骤停　肾上腺素可用于麻醉和术中意外、药物中毒或心脏传导阻滞等原因引起的心搏骤停。根据最新美国心脏协会（AHA）《高级心脏生命支持（ACLS）指南》推荐，剂量为每隔 3～5 分钟用 1mg，用法最佳为静脉注射，也可心内注射，同时进行电除颤、心外按压、机械辅助通气、纠正酸中毒等（详见本章"心搏骤停和呼吸骤停的急救"一节）。

3. 严重创伤、剧烈疼痛或麻醉药意外引起的休克　剂量、用法与过敏性休克相同。

二、糖皮质激素

糖皮质激素具有抗炎、抗毒、抗过敏、抗休克、抑制免疫等作用，临床应用广泛。糖皮质激素同时抑制病理性免疫和保护性免疫，是把"双刃剑"。其副作用多，使用得当，能治病；使用不当，也可致病。因此，要掌握好使用指征，避免长期、过大剂量使用。

常用的糖皮质激素按作用时间分类：短效制剂包括可的松、氢化可的松，作用时间持续 8～12 小时；中效制剂包括泼尼松、泼尼松龙、甲泼尼龙，作用时间持续 12～36 小时；长效制剂包括地塞米松、倍他米松，作用时间持续 36～54 小时。按疗程可分为冲击治疗、短程治疗、中程治疗、长程治疗和替代治疗。其中抗休克治疗一般用短程治疗或冲击治疗。

1. **过敏性休克**　糖皮质激素具有非特异性抗过敏、抗炎、抗休克作用，但起效较缓慢，不作为首选的抢救药物，但可与肾上腺素联用，作为过敏性休克的辅助治疗用药。常选择氢化可的松 500～1000mg/d，或地塞米松 20～40mg/d，或甲泼尼龙 80～120mg/d，稀释后分 2～3 次静脉滴注。激素应用疗程 2～3 天。

2. **感染性休克**　是由严重全身性感染导致的全身炎症反应综合征，可导致明显急性微循环灌注不足。在早期液体复苏、强效广谱抗感染及器官功能支持等综合性治疗措施的基础上，糖皮质激素可用于感染性休克的辅助治疗。多数学者认为，小剂量糖皮质激素无抗休克作用，主张大剂量、短疗程的冲击疗法。首选静脉用氢化可的松，200～300mg/次，24 小时总量可达 1000mg；或地塞米松每日 4～6mg/kg，分 2 次用；或甲泼尼龙每日 30mg/kg，分 2 次用。休克纠正后立即停用，疗程不超过 3 天。上述 3 种糖皮质激素视病情选用，临床多倾向于用甲泼尼龙，有脑水肿者，宜用地塞米松。给药途径：加入 100ml 生理盐水中静脉滴注，大剂量静脉注射有时引起严重不良反应。大剂量短疗程冲击疗法目前存在争议。

3. **药物、毒物中毒性休克**　立即脱离导致中毒的危险环境，停用相关药物，以及进行药物、毒物的针对性治疗（催吐、洗胃、导泻、透析、血浆置换、使用拮抗剂等），糖皮质激素的应用是综合性治疗措施之一，剂量用法与感染性休克的相同。

三、 促皮质激素

促皮质激素可用于活动性风湿病、类风湿关节炎、红斑狼疮、严重的支气管哮喘、严重皮炎、急性白血病等，在上述疾病合并休克时，也可联用糖皮质激素共同参与抗休克治疗。促皮质激素的突然撤除可引起垂体功能减退，停药时也应逐渐减量，高血压、糖尿病、严重感染、消化性溃疡及心力衰竭患者需慎用。

激素作为临床常用的药物之一，在各类休克治疗中的应用也较为广泛。近期有研究表明，在新型冠状病毒肺炎重症患者乃至合并感染性休克的患者中使用糖皮质激素或可获益。同时需要注意的是，激素的应用只是抗休克治疗中的一环，病因治疗及多方位的综合治疗可使患者获得更好的预后。在使用激素抗休克治疗的过程中，还需关注激素相关副作用（如升高血压、血糖，对胃溃疡的影响等），进行必要的监测及处理。

（徐 玲）

第九节 缺血再灌注损伤及其处理

一、概念

机体组织细胞遭受一定时间缺血，再灌注恢复血流后，组织损伤反而加剧，这种情况称为缺血再灌注损伤。由此引起的临床疾病称为再灌注综合征。在休克等缺血性疾病抢救和治疗过程中，仅仅是缺血，还不足以导致组织损伤，而是在缺血一段时间后又突然恢复供血（即再灌注）时才出现损伤。或者说，对组织造成损伤的主要因素并非缺血本身。恢复血液供应后，不仅不能使组织器官功能恢复，反而部分患者组织、器官功能障碍加重，细胞发生代谢障碍和结构损伤。

二、病因及发病机制

1. 病因 只要有组织器官的缺血，而后进行了血液再灌注，都可能发生缺血再灌注损伤。作为临床医生，只要发现有组织器官缺血，而后进行了再灌注，就要想到有可能产生缺血再灌注损伤。

2. 发病机制 缺血再灌注损伤的发病机制尚未彻底阐明。目前主要认为氧自由基生成、钙超载和白细胞激活，是缺血再灌注损伤的重要发病环节。其发病还与血管内皮细胞和中性粒细胞间的相互作用有关。

三、损伤机制

1. **氧自由基生成**　在外层电子轨道上，具有单个不配对电子的原子、原子团和分子，称为自由基，又称游离基，如氯自由基（Cl •）、羟自由基（OH •）、甲基自由基（CH_3 •）等。自由基的种类很多，主要包括非脂性自由基和脂性自由基，前者主要指氧性自由基。由氧诱发的自由基称为氧自由基。

自由基可与各种细胞成分，如膜磷脂、蛋白质、核酸等发生反应，造成细胞结构损伤和功能代谢障碍。自由基与机体的神经系统疾病（痴呆、帕金森病）、血液系统疾病（高血压、冠心病、动脉粥样硬化、血栓病等）、呼吸系统疾病（肺气肿）、消化系统疾病（化学性与药物中毒性肝病）、休克、衰老等的发生发展密切相关。人类生存环境的恶化与环境污染也能诱发或产生大量的自由基，如吸烟者吐一口烟雾，其中就含有一百万到一亿个自由基。另外，放射线、电磁辐射、二氧化硫、高于 150℃的高温，均能诱发产生自由基。因此有必要对自由基损伤作用进行了解。

（1）脂质过氧化：氧自由基反应和脂质过氧化反应，两者处于协调和动态平衡状态。一旦动态平衡发生紊乱，会引起新陈代谢失常和免疫功能降低，形成氧自由基连锁反应，损害生物膜及其功能，形成细胞透明性病变、纤维化，造成组织器官损伤。这种反应称为脂质过氧化。

（2）抑制蛋白质功能：自由基使蛋白质和酶的巯基氧化，形成二硫键。氧自由基攻击蛋白质巯基，从而使蛋白质功能丧失。

（3）破坏核酸和染色体：自由基可作用于 DNA，与碱基发生加成反应，造成对碱基的修饰，从而引起基因突变。自由基还可引起染色体的畸变和断裂。

2. **钙超载**　各种原因引起细胞内钙离子浓度异常增多，导致细胞结构损伤和功能代谢障碍的现象。钙超载引起再灌注损伤的机制：引起线粒体功能障碍，线粒体过多摄入钙离子，增加 ATP 消耗。细胞内钙离子增加，增强了黄嘌呤氧化酶活性，促进氧自由基生成增多，损害组织细胞。

3. 白细胞激活

（1）在缺血再灌注早期，白细胞即黏附于内皮细胞上，随后有大量血小板沉积和红细胞聚集，造成毛细血管堵塞。白细胞黏附是微血管堵塞的主要原因。

（2）白细胞能产生多种自由基，如活性氧、卤氧化合物等，激发细胞膜的脂质过氧化，损伤细胞内重要成分。

（3）白细胞释放酶性颗粒成分，导致细胞组织进一步损伤。

（4）激活磷脂酶 A2，游离出花生四烯酸，导致瀑布效应，产生许多血管活性物质，如白三烯、血小板激活因子等，使血管收缩，通透性增加，促进白细胞对血管壁的黏附等。

4. 儿茶酚胺作用　缺血、缺氧可使交感肾上腺髓质系统兴奋，产生大量儿茶酚胺，在单胺氧化酶作用下，通过自氧化产生大量自由基。

四、最常发生的器官或疾病

缺血再灌注损伤最常见于心、脑、肾、肺等重要器官。凡是在组织器官缺血基础上的血液再灌注，都可能成为缺血再灌注损伤的原因或疾病。例如，休克微循环血管痉挛解除后的疏通，特别是不可逆性休克、心肌梗死、肢体受压解除后重新灌注、断肢再植和器官移植、冠状动脉痉挛后的缓解、心脏外科的动脉旁路移植术、溶栓疗法、经皮冠状动脉腔内成形术、心脏外科的体外循环下的心脏手术、心搏骤停后的心肺脑复苏、急性器官衰竭。

五、损伤的条件和程度

并非所有缺血器官在血流恢复后都会发生缺血再灌注损伤。以下因素决定能否发生缺血再灌注损伤或损伤的严重程度。

1. 缺血时间　所有器官都能耐受一段时间的缺血。缺血时间短，恢复血供后可无再灌注损伤。反之，缺血时间长，则易发生再灌注损伤。

缺血时间过长，则易发生不可逆损伤。骨科医生做手术，对肢体应用止血带，一般可应用 2 小时，因骨骼肌可耐受缺血 3~4 小时。超过 4 小时则可能发生缺血再灌注损伤。

2. 侧支循环　缺血后侧支循环能较快形成，因为缩短了缺血时间，不易发生再灌注损伤。

3. 需氧程度　因氧易接受电子，形成氧自由基增多，故对氧需求高的器官，如心、脑易发生再灌注损伤。

4. 再灌注压力　再灌注压力越高，造成的再灌注损伤越严重。低压、低温、低 pH，或用低钠、低钙液体灌注，再灌注损伤减轻。

六、 病理改变及临床表现

1. 心肌缺血再灌注损伤　再灌注后，可出现再灌注后心律失常，由窦性心律转变为心室颤动，或出现室性心动过速转变为心室颤动。若阻断冠状动脉 1 小时后再灌注，血流动力学常进一步恶化，甚至出现心肌顿抑。再灌注可使超微结构细胞水肿，细胞膜损伤加重。再灌注也使毛细血管内皮细胞肿胀，引起管腔狭窄。上述变化可使心肌恢复灌流后，心肌得不到血液供应，出现无复流现象。

2. 脑缺血再灌注损伤　ATP、CP（磷酸肌酸）产生严重减少，影响钠钾泵功能，细胞外钾离子浓度升高，细胞内水钠潴留。氧自由基产生加重了膜损伤，使细胞肿胀，从而加重脑损伤。脑缺血时，脑细胞生物电发生改变，出现病理性慢波，造成脑功能损害。缺血再灌注损伤时间越长，兴奋性递质含量越低，脑组织超微结构改变越明显，线粒体肿胀，内质网肿胀，星形细胞肿胀，胶质细胞、血管内皮细胞肿胀。最明显的组织学变化是脑水肿及脑细胞坏死。血管内微血栓、髓鞘分层变性，呈现不可逆性损伤。

3. 肾缺血再灌注损伤　血清中肌酐含量明显增加，肾功能严重受损。超微结构受损，线粒体高度肿胀，甚至崩解，空泡形成，急性肾小管坏死，急性肾衰竭。

4. 骨骼肌缺血再灌注损伤　可致肌肉微血管和细胞损伤，自由基增多，脂质过氧化增强。全身表现为代谢性酸中毒、高钾血症、心肺功能不全、急性肾衰竭。

七、 治疗

缺血再灌注损伤的治疗，包括药物治疗、基因治疗、手术治疗和移植治疗等。

1. 药物治疗 地塞米松、甲泼尼龙等在损伤早期用于减轻炎症。神经再生因子和神经营养因子，常用于损伤后期。还有钙离子抑制剂、自由基清除剂、兴奋性氨基酸受体抑制剂等药物。上述药物适用于各组织器官缺血再灌注损伤的治疗。

2. 肾缺血再灌注损伤的治疗 分为急性损伤和慢性损伤。急性肾缺血再灌注损伤，一般是由大出血休克、外伤、肾移植术等原因引起的肾脏血流量急速减少而引发的。患者肌酐急速升高、少尿或无尿、肾衰竭，治疗上，若是急性失血，可输血，补充血流量。因病变器官出现水肿，所以需要消肿治疗，利尿排毒，促进尿液排出，保护肾功能。对于肌酐急速升高、无尿者，可给予血液滤过（血滤），或血液透析治疗。慢性肾缺血再灌注损伤，常见于高血压肾病，治疗上首先应以控制血压为主，配合应用改善肾功能、保护肾脏的药物，如尿毒清颗粒、前列腺素 E_1 等药物。

3. 心肌缺血再灌注损伤的治疗 冠状动脉的狭窄或者痉挛，造成心肌缺血缺氧，从而产生一系列症状。通过心肌酶谱的检测及冠状动脉造影，可明确冠状动脉的狭窄程度。如果冠状动脉狭窄大于 70%，要给予冠状动脉支架置入手术或者旁路移植手术。血流通畅后，本身缺血的心肌再灌注，易造成心肌损伤。在治疗上，目前缺乏对心肌缺血再灌注损伤的高效治疗药物。可用以下药物：①自由基清除剂，服用维生素E。②减轻钙超载的药物，运用钠氢交换阻断剂和钠钙交换阻断剂进行药物预适应。

4. 脑缺血再灌注损伤的治疗 对脑动脉硬化等脑缺血的治疗，动静脉的溶栓治疗，一旦出现再灌注损伤，可考虑降颅内压、脱水、利尿，改善微循环，建立侧支循环，改善脑代谢。例如，用丹参、红花、三七银杏叶滴丸、血塞通、丁苯酞注射液、尤瑞克林注射液等药物。还可用舒血宁、曲克芦丁。改善脑代谢的药物，常用的有脑苷肌肽、长春西汀、胞磷胆碱、吡拉西坦。

5. 肢体缺血再灌注损伤的治疗　肢体被压超过 6 小时，肌肉将发生坏死，大量坏死组织及毒素吸收入血，可导致肌红蛋白尿、氮质血症、高钾血症、代谢性酸中毒、肾小管受损，引起急性肾衰竭、心律失常，以及休克等并发症。尽早恢复肢体血流，可因缺血再灌注损伤，进一步加重上述的病理生理变化。由于氧自由基的释放等，毛细血管通透性增加，组织水肿，严重者会阻碍已再通的动脉供血。治疗上，应控制再灌注的血流量，应用脱水剂、肝素、清除氧自由基的药物，如肌苷、维生素 E、维生素 A、维生素 C、半胱氨酸，谷胱甘肽，以及丹参、三七总皂苷等抗凝药物，纠正酸中毒和高钾血症。行骨筋膜室切开术减压。对缺血严重已经出现不可逆性肌肉坏死征象，如小腿肌肉僵硬、肿胀和皮肤坏死的患者宜紧急截肢，以免毒素吸收危及生命。出现肌红蛋白尿和肾功能异常，甚至出现肾衰竭者，应输入大量液体进行水化，同时给予利尿治疗，将人体毒素和血液中游离的肌红蛋白、炎症因子通过尿液排出体外，并视情况考虑血液透析。

（肖启伟）

第十节　防治多器官衰竭

一、概念

遭受严重创伤、感染或休克等致病因素的打击 24 小时后，机体同时或序贯出现的，与原发病损无直接关系的 2 个或 2 个以上系统或器官功能不全或衰竭，称为多器官功能障碍综合征（MODS），临床习惯称为多器官衰竭（MOF）。MODS 的早期识别较难，有时与休克和原发病损害不易鉴别。休克 24 小时内发生的器官损害功能障碍不属于休克导致的

MODS。

二、 发病机制

MODS 发病机制非常复杂，尚未完全明了。目前认为，在严重创伤、感染、休克、细菌毒素等因素作用下，机体释放多种炎症介质和细胞因子，引起全身炎症反应和器官损伤，导致多个器官或系统出现功能障碍或衰竭。

三、 临床表现

1. 呼吸衰竭（休克肺） 常规氧疗难以纠正的顽固性低氧血症表现：呼吸困难、呼吸窘迫、发绀，血氧饱和度（脉氧仪、血气分析）低于90%。胸部 X 线片示双肺弥漫性团片状影甚至实变影（白肺），典型表现为急性呼吸窘迫综合征（ARDS）。

2. 心力衰竭 心功能损害，心动过速或心律失常，心肌收缩力减弱，心排血量减少，脉搏细速，血压下降。休克早期为高排低阻型，休克晚期转变为低排高阻型。

3. 急性肾衰竭（休克肾） 急性肾衰竭表现：少尿，无尿，尿比重常<1.015，在 1.010 左右，且较固定，水肿。严重肾功能损害：血肌酐、尿素氮水平逐渐升高，肾小球滤过率下降。常并发电解质紊乱及酸碱失衡。晚期发展为尿毒症。肾衰竭指数（renal failure index，RFI）是指尿钠与尿肌酐/血肌酐的值之比，计算公式如下。

RFI=尿钠/（尿肌酐/血肌酐）。肾衰竭指数<1 为肾前性肾衰竭，肾衰竭指数>2，则为肾实质性肾衰竭或肾后性肾衰竭。

4. 肝损害 腹胀、腹水、黄疸、肝昏迷（肝性脑病）、广泛出血，肝功能指标（丙氨酸氨基转移酶、胆红素等）逐步升高，晚期呈胆-酶分离。

5. 脑衰竭 神志异常，昏迷。

6. 胃肠功能损害 消化功能减退、腹胀、肠麻痹、应激性溃疡、消化道出血等。

7. 出凝血 功能障碍，DIC。

四、治疗

休克的早诊断、早治疗、精准治疗，是防治多器官衰竭发生和发展的关键。多器官衰竭治疗极其困难，可针对损害器官的状况采用相应的治疗措施。如循环衰竭者，补充血容量，给予正性肌力药物、血管活性药物等。呼吸衰竭者吸氧，给予呼吸机辅助通气，NO（一氧化氮）吸入。肾衰竭者适量使用利尿剂、替代治疗等。脑功能障碍者，降低颅内压，减轻脑水肿，改善脑组织血流灌注，使用改善脑细胞代谢药物，应用中枢兴奋剂，低温疗法等。肝衰竭者应用保肝药物，如白蛋白、支链氨基酸、多种维生素、肝细胞再生因子等，营养支持。

五、预后

多器官功能衰竭是休克晚期的并发症，病死率极高。尽管对多器官衰竭的研究已取得不少进展，但现状依然不容乐观，其病死率仍居高不下。病死率与累及器官的个数有关，累及器官个数为 1、2、3、4、5，相对应的病死率分别为 30%、50%～60%、72%～100%、85%～100%、100%。

（罗永艾）

第十一节　休克的中医药治疗

一、休克的中医概念

中医在急诊急救方面历史悠久，休克是外感、内伤等多种疾病的危重证候，但中医学中并无休克一说，编者查阅文献认为休克与中医的脱、厥、闭相关，但不是所有的脱、厥、闭都是休克。在张景岳的《景岳全书》中提到的厥脱一证近似休克："今其气血并走于上，则阴虚于下，而神气无根，是阴阳相离之候，故致厥脱而暴死"。因此把休克的中医学概念定义为：外感六淫之邪，疫疠瘟毒之气或内伤七情，饮食劳倦，如大吐、大泻、大失血、高热、创伤、剧痛等原因导致人体脏腑功能紊乱、气血津液失调、阴阳之气骤然不相顺接，是正气大虚或邪毒大盛，正气欲脱或已脱，邪毒将闭或已闭，出现严重气机逆乱的危急重症。

二、 病因病机

中医学认为"阴平阳秘，精神乃治"，休克的产生就在于"阴微阳衰"，病因病机颇为复杂。各种因素导致的气机逆乱、血行障碍、阴阳不相顺接甚至阴阳离决均可导致休克，如邪毒、剧痛、失血、失液、中毒及久病耗伤气阴，内脏功能受损尤其是心、脑、肝、肾。其病因病机分类如下。

1. **邪毒内陷** 六淫之邪、疫疠瘟毒等内陷入里，致阴阳之气不相顺接，气机逆乱，正气耗竭，阴竭阳脱。

2. **脏气内伤** 脏气急虚，或久病宿疾，或创伤剧痛，导致正气耗伤，气血逆乱，致脏气内伤。气机逆乱，营卫不行，脉道不通，升降欲息则气立孤危，气血不通则出入废止，导致神机化灭，阴阳离决。

3. **失血亡津** 大量失血则气随血脱，暴吐暴泻，或汗吐下太过，津脱液伤，导致阳随阴亡，阴阳离决。

三、 诊断要点

现代医学的休克与中医的急症厥脱相似，包括感染、心源性、失血、过敏、神经源性、创伤等各类病因。表现为烦躁或神情淡漠，甚至不省人事，面色苍白，四肢厥冷，爪甲青紫，脉微欲绝或沉脉、芤脉。血压下降，收缩压低于 90mmHg，脉压小于 20mmHg，或高血压患者收缩压降低 30mmHg 以上，或较平时血压降低 1/3 以上（除外降压药的作用）。

指压再充盈时间大于 2 秒以上。尿量减少，每小时小于 30ml 或尿闭。

四、 辨证论治

对于休克宜采用多手段多方法的综合治疗方案。以寻找病因、分寒热虚实、辨主证与兼证为要，达到回阳固脱、苏厥救逆的目的。治疗原则为祛除诱因，虚则补之，实则泻之。

1. **热厥**　高热烦渴，多汗，面红，烦躁不安，体温骤降。四肢末端逐渐厥冷，血压先升后降，自觉胸腹灼热，喜揭衣被，腹胀，大便干结，尿黄少，或有谵语，舌质红苔黄燥或焦黄有芒刺，脉沉实或沉伏。此型多为感染性休克所致。

辨证要点：热躁、便干、舌红苔黄。

治法：泻火解毒，清热养阴。

方剂：人参白虎汤。

用药：生石膏 30～120g（先煎 20 分钟），知母 15～120g，麦冬 10～15g，生地黄 15～30g，连翘 15～30g，牡丹皮 10～15g，栀子 10～15g，人参 10～15g（另煎兑服），甘草 6g。

2. **寒厥**　四肢厥冷，神情淡漠，冷汗出，面色晦暗，声低息微，少尿或遗尿，便溏或下利，舌淡胖苔白水滑，脉沉迟而细。可见于心源性、过敏性、创伤性或失血性休克的微循环衰竭期，感染性休克的冷休克期。

辨证要点：淡漠，面色晦暗，便溏，舌淡胖苔白水滑。

治法：回阳救逆，温补脾肾。

方剂：四逆汤、当归四逆汤、通脉四逆汤加减。

用药：制附子 10～30g（先煎），干姜 10～15g，红参 15g（另煎兑服），肉桂 6g，当归 15g，白芍 10g，黄芪 30g，炙甘草 9g。

3. **阴脱**　面色苍白，发热烦躁，心悸汗出，口渴喜饮，尿黄便秘，四肢不温，舌质干燥或红绛，脉细数或沉微欲绝。多见于大吐、大泻、大失血的患者。

辨证要点：面白，渴，四肢不温，舌干燥或红绛。

治法：养阴救阴，益气固脱。

方剂：生脉散、大补阴丸、固阴煎。

用药：人参 15～30g（另煎兑服），麦冬 10～15g，五味子 10～15g，山茱萸 15～20g，生地黄 15～20g，白术 10～15g，黄芪 15～30g，制附子 5～10g（先煎），甘草 6g。

4. 阳脱　四肢厥冷，气息微弱，大汗淋漓，舌白润，脉浮数而空或脉微欲绝。为阴脱的进一步发展。

辨证要点：肢厥，气微，大汗，舌白润。

治法：活血温经，回阳救逆。

方剂：参附汤，四逆汤，急救回阳汤。

用药：红参 20～30g（另煎兑服），炮附子 10～30g（先煎），白术 10～15g，肉桂 10～15g，干姜 15g，桃仁 10g，红花 10～15g，甘草 6g。

5. 血厥　意识模糊以至于昏不识人，面色苍白，手足厥冷，精神恍惚，血压下降，血红蛋白在 60g/L 以下，心悸怔忡，头晕眼花，唇淡，爪甲不荣，舌淡白，脉细涩或芤。一般见于大失血之后。

辨证要点：苍白，手足厥冷，爪甲不荣，舌淡白。

治法：益气固脱，养血止血。

方剂：人参养荣汤。

用药：人参 10～30g（另煎少量频服），白术 8～15g，当归 10～15g，白芍 10～15g，川芎 8～15g，黄芪 15～60g，肉桂 3～10g，三七粉 3g（冲服）。

6. 心厥　胸部剧烈疼痛，表现为刺痛、闷痛、压榨样疼痛，可向左臂内侧或咽部放射，胸闷气短，面色苍白，大汗淋漓，四肢厥冷，烦躁不安，精神萎靡，甚则意识不清，舌淡暗，苔白，脉微细欲绝，或见七怪脉。多见于急性心肌梗死。

辨证要点：胸闷剧痛，大汗淋漓，肢冷。

治法：回阳救逆，益气活血。

方剂：急救回阳汤加减。

用药：制附片 15～30g（先煎），人参 15～30g（另煎兑服），桂枝 6～12g，丹参 15～30g，川芎 10～15g，当归 10～15g，红花 10～15g，桃仁 10～15g，枳壳 10～15g，细辛 3～5g，甘草 6～10g。

7. 秽恶厥　因犯秽浊不正之气，突发晕厥，恶心呕吐，猝倒面青，手足厥冷，口噤，抽搐，目上视，或神识昏蒙，时清时寐，或谵语妄言，郑声独语，或言语错乱，如见鬼神，脉来乍大乍小，乍数乍迟，三五不调，或微细欲绝。可见于某些过敏性休克的患者。

辨证要点：突发晕厥，手足厥冷。

治法：芳香辟秽，醒脑开窍。

方剂：木香调气散。

用药：木香 6～10g，丁香 3～6g，檀香 6～12g，白蔻 8～10g，藿香 6～15g，砂仁 3～ 6g，冰片 0.5～1g（研粉冲服），郁金 10～15g，上药不可久煎，久煎则香气尽散，药效降低。

五、其他治法

1. 中成药

（1）急救三宝：安宫牛黄丸、紫雪丹、至宝丹可用于各种休克出现神志不清、高热烦躁、神昏抽搐者。安宫牛黄丸适用于高热不退、昏迷的患者；紫雪丹适用于伴有惊厥、烦躁、手足抽搐、吼叫的患者；至宝丹适用于昏迷发热、神志不清、表情淡漠的患者。依据不同的表现选用，每次 1 丸，每日 2～3 次，吞服或鼻饲。

（2）苏合香丸：可用于神志不清，牙关紧闭，喉间痰鸣，脉弦急或洪数者。每次 1 丸，每日 2～3 次，吞服或鼻饲。

（3）速效救心丸：可用于心厥，每次 5～10 粒，每日 3 次，含化或吞服。

（4）通关散：可用于厥实证，每次取少量入鼻内取嚏，禁用于虚证及有颅内压增高的患者。

2. 针刺治疗

（1）体针疗法

取穴：人中、内关、涌泉、足三里。

随证取穴：热厥配劳宫、十宣；寒厥配百会、神阙；阴脱配阴郄、关元；阳脱配百会、气海、关元、膻中；阴阳俱脱配百会、气海、关元、三阴交；血厥配大敦、气海、关元；心厥配膻中。

随症配穴：呼吸困难配孔最、列缺；剧痛配阿是穴；腹痛配中脘；烦躁不安配神门；尿少尿闭配照海、大钟、肾俞；肢冷配内庭、阳陵泉。

方法：进针后大幅度捻转提插，每5分钟行针一次，留针30分钟，一日一次或两次。

（2）耳针疗法

取穴：肾上腺、心、皮质下、枕、升压点。

方法：每次取上穴1～2个，效果不显著时再加穴位。常规消毒后，用毫针进至软骨，针感为针刺样痛或胀痛，以中度捻力迅速捻转2分钟，频率50次/分。两耳交叉取穴，间隙留针30分钟。

（3）艾灸疗法

取穴：关元、神阙。

配穴：膻中、百会、足三里、内关、气海。

元阳虚衰加肾俞、中极；血厥配血海、足三里；心厥配内关、膻中、神门；秽恶厥配太冲、内关、中脘；失液性休克配足三里、天枢。

方法：可先针刺后行艾灸，多取隔物灸为妥，可将鲜生姜切成约2mm厚的薄片，中间用针刺数个小孔，放于穴位上，上置艾炷灸，感觉灼痛时易炷再灸，以皮肤红润为度，可灸8～10壮。

六、 休克中医治疗的现代研究

1. 清热解毒法　适应于感染性休克所致的热厥，具有清热、解毒、泻火、凉血等功能。现代研究表明清热解毒方药具有以下作用。

（1）抗病原微生物的作用：可有明显的抑菌、抗病毒活性作用，如白虎汤等。

（2）抗毒素作用：可以明显对抗病原微生物，减轻内外毒素对机体的损害，加速毒素的排出，如黄连解毒汤、五味消毒饮等。

（3）调节免疫功能：可以提高机体的免疫功能，对感染性疾病的发生发展、恢复和预后都有比较重要的作用，如黄连解毒汤、龙胆泻肝汤、清肺解毒汤等。

（4）调节肾上腺皮质功能：通过神经体液调节使肾上腺皮质功能活跃，也可拮抗外源性激素对垂体-肾上腺皮质功能的抑制，延缓肝脏对皮质激素的分解。如穿心莲、生地黄、知母等药。

清热解毒法具有抗病原微生物、解毒、增强或抑制免疫、退热消炎、增强肾上腺皮质功能、抗休克等综合作用，从多方面影响感染性疾病的病理进程，消灭入侵的病原微生物、中和毒性物质、加速毒性物质的清除，拮抗毒性损害，能增强机体感染后的代偿、适应和修复功能，能调动全身防御系统对病原微生物进行清除及对病理损害进行修复。

2. 通里泻下法　适用于感染性休克出现"腑实证"。在感染性休克时，人体的胃肠道蠕动功能减退，肠道内腐败之物积聚，加重水、电解质平衡紊乱。通里泻下法可以起到改善微循环，抗病毒，减少毛细血管通透性，防止肠源性内毒素休克和肺部损伤，祛除毒物对肝、肾、脑的损害作用。可以选用凉膈散、大黄、大承气汤、增液承气汤等胃管内注入；或用大黄、槐花煎水保留灌肠。

3. 活血化瘀法　休克后，多种因素可导致瘀血内阻，而瘀血作为病理产物又继而成为休克加重的病因，这与西医的微循环学说相类似。在治疗休克时配合应用活血化瘀的药物后可以改善微循环，减少 DIC 的发生，还可以通过行气活血调动整体的内在抗病能力，如血府逐瘀汤合清瘟败毒散、桃核承气汤合抵挡汤等，在休克的各期均可用少许的活血化瘀类药物。

4. 扶正固脱法　适用于心源性休克、部分感染性休克所致的阴脱、阳脱证。

（1）益气养阴固脱：生脉注射液及参麦注射液是治疗气阴两脱的主要药物。对于心源性休克、感染性休克的治疗有较好的效果，能增加冠状动脉的血流量，降低心肌耗氧量，调整心肌能量代谢。

（2）回阳固脱：对心源性休克、心力衰竭阳脱患者有较好的治疗效果，有抗休克、升血压、调整心律、改善微循环、调整全身状态等作用。

中医治疗休克，一定要注重辨证论治，辨证越准确，治疗措施的针对性就越强，疗效也越好。同时中医治疗休克的重点应放在休克的早、中期，阻断休克向晚期发展，防止其多种危重并发症的发生，积极治疗导致休克的原发病症是休克治疗的关键所在。

（李 萍 冯 平）

第十二节　心搏骤停和呼吸骤停的急救

心搏骤停（sudden cardiac arrest, SCA）是指心脏机械活动突然停止，患者对刺激无反应，无脉搏，无自主呼吸或濒死叹息样呼吸，如不能得到及时有效救治常致患者即刻死亡。由心脏原因引起的未能预料的突然死亡为心脏性猝死（sudden cardiac death, SCD）。心搏骤停起病急、病情进展快及病死率高，及早发现，在院前急救期间，正确识别，采取科学、高效的心肺复苏措施，以刺激患者心脏恢复正常的血液供应，是降低病死率、改善疾病预后的关键。

一、病因

各系统的严重病变均可导致心搏骤停，分为心源性因素及非心源性因素两类。

（一）心源性因素

引起心搏骤停的心源性因素涉及心脏及其大血管的结构异常、心脏传导异常、冠状动脉供血不足、心肌病变、心肌代谢异常等，主要病变如下。

1. *冠状动脉病变*　各种病因导致的冠状动脉血流减少，如冠状动脉痉挛、栓塞，或者全身循环血容量减少的休克状态。主要为急性冠状动脉综合征（ACS），如急性非 ST 段抬高型心肌梗死、急性 ST 段抬高型心肌梗死、不稳定型心绞痛等，也包括冠状动脉的血管炎、动力性阻塞等。

2. *严重心肌病变*　导致心肌收缩力减弱，如特发性肥厚型心肌病、继发性心肌肥厚、暴发性心肌炎等。

3. 瓣膜性心脏病　如心瓣膜狭窄或梗阻、二尖瓣脱垂等。

4. 心脏电生理紊乱　如长 QT 间期综合征、预激综合征、传导系统疾病、Brugada 综合征等，未知心脏器质性病变的心室颤动等。

5. 先天性心脏病　即出生时就存在的心血管结构和功能异常。

6. 心脏损伤　心脏创伤、心脏压塞等，以及其他不明原因的心脏损伤。

7. 心脏泵功能障碍　急性或慢性心力衰竭导致的心脏泵功能障碍。

8. 大血管病变　主动脉瘤破裂、主动脉夹层破裂等。

（二）非心源性因素

1. 呼吸系统疾病　呼吸系统疾病所致的严重缺氧，导致呼吸骤停，进一步导致心搏骤停，包括以下两种因素。①气道阻塞：如气管异物（痰液）、喉痉挛、窒息、阻塞性睡眠呼吸暂停低通气综合征（OSAHS）等。②严重肺部疾病：如急性肺动脉高压、大面积肺栓塞、严重 ARDS、重度肺部感染等。

2. 神经系统疾病　①急性脑血管意外：如大面积脑梗死、脑出血、蛛网膜下腔出血等。②颅脑疾病：如脑炎、脑膜炎、癫痫持续状态等引起的脑疝及脑水肿、脑干病变对呼吸心搏中枢的直接影响均可引起心搏骤停。

3. 严重创伤　严重的颅内、胸内、腹内及下肢创伤均可导致心搏骤停。

4. 急性中毒　化学物质中毒如一氧化碳、催眠药、灭鼠药、亚硝酸盐、氰化物等；毒蛇咬伤、毒蕈中毒等；以及可卡因、三环类抗抑郁药等药物中毒等。

5. 严重代谢紊乱　严重的酸中毒、高钾血症、低钾血症、低镁血症、血钙异常、严重低血糖、甲亢危象等。

6. 意外事件　如电击、雷击、溺水、高温、低温等。

除外心脏自身的病变外，其他病因导致的心搏骤停可以归纳为"6H5T"。

（1）6 "H"：低血容量（hypovolemia）、低氧血症（hypoxia）、酸中毒（acidosis/high-hydrogenion）、高钾/低钾血症（hyperkalemia/hypokalemia）、

低血糖（hypoglycemia）、低体温（hypothermia）。

（2）5 "T"：中毒（toxins）、心脏压塞（cardiac tamponade）、张力性气胸（tension pneumothorax）、冠状动脉或肺动脉栓塞（thrombosis of the coronary/pulmonary artery）、创伤（trauma）。

二、临床表现及心电图表现

临床上主要根据临床表现、心电图表现进行诊断及鉴别诊断。

1. 临床表现　意识突然丧失，或伴有短阵抽搐。面色青紫或苍白。不能正常呼吸，或呈叹气样呼吸。瞳孔散大，多在停搏后 30~60 秒出现，瞳孔固定。无脉搏，大动脉（颈动脉、股动脉）搏动消失，心音消失。

2. 心电图表现　包括心室颤动、心室静止和无脉搏电活动等。

三、抢救措施

心肺复苏（CPR）是抢救心搏骤停这一直接威胁人类生命急症的主要手段。心肺复苏又分为三个阶段：基础生命支持（basic life support，BLS）、高级生命支持（advanced life support，ALS）和复苏后处理（post-cardiac arrest care）。

（一）基础生命支持

基础生命支持是指在心搏骤停发生后就地进行的抢救，其目的是尽可能在最短的时间里进行有效的人工循环和人工呼吸，为心脑提供最低限度的血流灌注和氧供。其组成部分：A（airway）开放气道；B（breathing）人工呼吸；C（circulation）人工循环，即胸外按压；D（defibrillation）除颤。早期的复苏程序按照 A-B-C 的顺序进行，2010 年新的 AHA 心肺复苏指南对此调整为 C-A-B 程序（新生儿除外，因其心搏骤停原因几乎都是窒息），强调及时高效的复苏。

1. 快速识别　关键是快速识别心搏、呼吸骤停，基本流程可概括如下。

（1）判断患者意识情况：大脑因循环停止 10 秒而缺氧进而发生昏迷，所以意识丧失是心搏骤停的首要表现。可通过大声呼唤、轻拍或者摇动患者进行意识消失的判断。

（2）判断有无呼吸：用眼睛观察胸廓有无隆起的同时，施救者将自己的耳面部靠近患者口鼻，感觉和倾听有无气息。判断时间不超过 10 秒。若不能肯定，应视为呼吸不正常，立即采取复苏措施。

（3）判断有无心搏：徒手判断心搏停止的方法是触摸颈总动脉搏动，首先用示指和中指触摸到甲状软骨，然后向外侧滑到甲状旁沟即可触摸颈总动脉搏动。在 10 秒内完成。

2. 胸外按压　胸外按压是快速人工循环的首选措施，通过提高胸腔内压力和直接压迫心脏产生血流。

要点如下。①按压部位：胸骨下半部分的中间，直接将手掌置于胸部中央相当于双乳头连线水平。②按压手法：施救者用一只手的掌根置于按压点，另一手掌重叠于其上，手指交叉并翘起；双肘关节与胸骨垂直，利用上身的重量快速下压胸壁。③按压频率：成人患者按压频率100～120 次/分，胸外按压次数对于能否恢复自主循环至关重要。同时尽可能减少胸部按压中断的次数和持续时间；按压深度至少为 5cm，但应尽量避免超过 6cm，儿童和婴儿按压幅度应该达到胸部的 1/3。④按压时间：按压和放松时间大致相当，放松时手掌不离开胸壁，但必须让胸廓充分回弹，施救者在按压间隙应尽量避免倚靠在患者胸壁。⑤按压/通气比：对所有年龄段患者实施单人 CPR，以及对成人实施双人 CPR 均按照30∶2 给予按压和通气。

因小儿心搏骤停多是窒息所致，专业急救人员对婴儿及青春期前儿童进行双人 CPR 时，可采用 15∶2 的按压/通气比。而新生儿 CPR 时，对氧合和通气的要求远远高于胸外按压，故保留 3∶1 按压/通气比。

高质量的胸外按压是挽救患者生命的关键。应该尽早以足够的速率和幅度进行按压，同时保证每次按压后胸廓充分回弹；尽可能减少按压中断的次数和时间；按压时应将患者置于硬板床或者坚实的地面上；抢救者每 2 分钟应轮换 1 次，避免因疲劳影响按压质量。

3. 开放气道 保持气道通畅是复苏成功的关键。首先清理口腔内可见的异物，如有义齿，固定良好者可不予取出，否则应尽可能取出。其次开放气道，基本手法有两种。①仰头抬颏法：施救者一手置于患者额头，轻轻使头部后仰，另一手示指与中指并拢置于其颏下，轻轻抬起使颈部前伸。②托颌法：施救者的示指及其他手指置于下颌角后方，向上和向前用力托起，并利用拇指轻轻向前推动颏部使口张开。

4. 人工呼吸 人工呼吸包括口对口人工呼吸、口对鼻人工呼吸或气囊-面罩人工呼吸。总体要求：每次通气时间要在 1 秒以上，有足够的潮气量使胸廓抬起，胸部按压与通气的比例为 30：2。

（1）口对口或者口对鼻人工呼吸：口对口人工呼吸，一手捏住患者鼻子，另一手推起患者下颌部保持气道开放，眼睛观察胸部运动。平静吸气（不必刻意深吸气）后，用口包住患者口腔进行吹气。吹气时间超过 1 秒，观察到胸部隆起即可。两次吹气间歇应注意放开患者的鼻子。对口腔严重创伤而不能张开者、口对口通气无法密闭或溺水者在水中施救等，可采用口对鼻通气。

（2）气囊-面罩人工呼吸：院内心肺复苏时可采用气囊-面罩进行通气。单人进行气囊-面罩通气时，施救者一只手用拇指和示指扣压面罩，中指及其他手指抬起下颌（"E-C"手法），另一只手捏气囊。双人操作则一人负责开放气道，固定面罩，另一人负责通气。通气量以使胸廓隆起即可，频率保持在 8～10 次/分，避免快速和过分用力加压通气。

5. 早期除颤 是患者存活的关键。心搏骤停最常见的初始心律是心室颤动（简称室颤），如能在意识丧失的 3～5 分钟立即施行胸外按压及除颤，能最大限度提高患者心搏骤停后的存活率。在院外发现心搏骤停患者，首先进行胸外按压，尽早除颤，而在院内监测或者目击下的停搏，可首先除颤。

除颤流程：①快速使用自动体外除颤仪，并按除颤仪所示的程序操作。②除颤电击能量选择：双相波除颤优于单相波。低能量的双相波电除颤是有效的，双相波首次电击能量不应低于 120J（120～200J），单相波首次及后续的电击均采用 360J。③在放电后立即继续胸外按压，尽可能缩短中断按压的时间。④根据病情需求选择重复除颤和调整除颤能量剂量。

（二）高级生命支持

高级生命支持是指由专业急救、医护人员应用急救器材和药品所实施的一系列复苏措施。在高级生命支持阶段，管理呼吸道和保障通气仍然是后期复苏的重中之重。气道管理和通气的目的是维持大脑及心肌充足的氧供应，同时充分排出体内的二氧化碳。

1. 呼吸管理

（1）开放气道：常用的气道开放设备分为两种。①基本气道开放设备：口咽通气道和鼻咽通气道，分别经口或鼻孔放置尖端到咽部，将后坠的舌根等软组织推开，从而解除梗阻。如果怀疑存在颅底骨折时，应避免使用鼻咽通气道。②高级气道开放设备：气管内导管、喉罩、食管气管联合导管等。

应用气管内导管能保证有效的通气，同时有利于气道分泌物清理，防止误吸，是心搏骤停时管理气道的最佳方法，后两种可以作为有效的替代措施。紧急气管插管时需中断心脏按压，技术要求高，存在失败的风险，选择插管时应尽可能缩短按压中断时间；气管插管建议由有经验的专业人员进行，通过二氧化碳波形图来确认气管插管的正确位置。喉罩放置操作相对简单，但是喉罩并不能完全防止误吸。对于那些需要建立人工气道，又存在插管风险或插管成功率较低的紧急患者，可以选择紧急环甲膜穿刺或切开置管。施救者应根据病情权衡利弊进行气道开放设备的选择。

放置高级气道开放设备可连接呼吸机或呼吸气囊进行辅助或控制通气。此时也不能中断胸外按压，同时也不必考虑通气/按压比，通气频率保持在 10 次/分。

（2）呼吸通气支持：在自主循环恢复后，应继续给予呼吸通气的支持。①短暂心搏骤停和脑功能立即恢复或正常呼吸的清醒患者，如果血氧饱和度仍低（$SpO_2 < 94\%$），可给予面罩或经鼻高流量等方式氧疗，以维持有效的氧合。②自主循环恢复后仍处于昏迷的患者，则必须开放气道（建议气管插管）并给予机械通气支持。初期使用 100%的吸入氧浓

度，以使动脉氧饱和度达到 94%～98%或 PaO_2 达到 75～100mmHg，此后根据准确测量的动脉血氧饱和度或血气参数调整吸入氧浓度；监测呼气末二氧化碳，调整通气量，使 $PaCO_2$ 维持在 35～45mmHg。③采用目标为 6～8ml/kg 理想体重的潮气量的保护性肺通气策略。

2. **复苏用药**　基本复苏后多数患者仍处于低血压和休克状态，应根据患者的血压、心率、心律、心脏功能等情况，静脉输液，补足血容量，选择去甲肾上腺素或多巴胺，或者多巴酚丁胺等药物，进一步纠正低血压和改善微循环。

（1）复苏用药的途径：复苏的给药途径包括静脉途径、骨髓腔途径、气管途径。一般选用静脉途径，静脉通道难以建立时可以考虑后两者。静脉途径又分为外周静脉和中心静脉 2 种。首选外周静脉置管，便捷、使用率高，但存在易打折、脱出、损坏和堵塞等缺点。经中心静脉用药血浆药物峰浓度高，循环时间短，输液速度快。但中心静脉置管操作需要一定时间，存在操作风险。骨髓腔途径也同样有效。部分药物同时可以经过气管给予，如肾上腺素，单次剂量为 3mg，用至少 10ml 的注射用水稀释后应用。医生可根据情况选择具体用药途径。

（2）常用的复苏药物

1）肾上腺素：目前首选使用的心搏骤停的标准缩血管药。其主要激动 α 肾上腺素能受体，使体循环血管收缩，心脏及脑的阻力血管不受明显影响，进而增加冠状动脉及脑灌注压，利于心脑灌注。用法：1mg 静脉或骨髓腔注射一次，3～5 分钟重复一次。若静脉通道未能及时建立，可通过气管导管使用肾上腺素，剂量为 2～2.5mg。一般不推荐大剂量应用肾上腺素。β 受体阻滞药或钙通道阻滞药中毒等特殊情况下考虑使用更高剂量。

2）去甲肾上腺素：是一种血管收缩药和正性肌力药。可根据血管阻力大小、左心功能状况和各种反射的强弱等情况提高心排血量，或者降低心排血量。适用于严重的低血压（收缩压<70mmHg）和周围血管阻力低者。用法：起始剂量为 0.5～1.0μg/min，根据血压情况逐渐调节至有效剂量。

3）血管升压素：大剂量时刺激血管平滑肌上的 V_1 受体，产生强效缩血管作用,而对心脑血管影响较小。可经静脉或骨髓腔应用一次血管升压素 40U 替代第 1 或第 2 次剂量的肾上腺素。

4）多巴胺:是去甲肾上腺素的化学前体,属于儿茶酚胺类药物,同时有 α 受体和 β 受体激动作用,是强有力的肾上腺素能样受体激动剂,也是强有力的周围多巴胺受体激动剂。而这些效应均与剂量相关。多巴胺用药剂量为 2～4μg/（kg•min）时,主要发挥多巴胺样激动剂作用,有轻度的正性肌力作用和肾血管扩张作用。用药剂量为 5～10μg/（kg•min）时,主要激活心脏的 $β_1$ 受体,引起正性肌力作用。在 10～20μg/（kg•min）时,α 受体激动效应占主要地位,可造成体循环和内脏血管收缩。

5）碳酸氢钠:心搏骤停后可出现混合性酸中毒,恢复内环境平衡最好的办法是通过高质量的胸外按压支持组织血流灌注和心脏排血,争取迅速恢复自主循环,同时适当进行有氧通气。仅在严重代谢性酸中毒时使用碳酸氢钠。用法:碳酸氢钠 1mmol/kg 作为初始量进行静脉滴注。可根据血气分析结果来评估是否需要重复使用。

6）胺碘酮:是作用于心肌细胞膜的抗心律失常药,用法:首剂为 300mg,用 5% 葡萄糖溶液 20ml 稀释后快速静脉注射,或 5mg/kg 经骨髓腔内注射。可间隔 10～15 分钟重复给药 150mg,如需要可以重复 6～8 次。

7）利多卡因:是一种相对安全的抗心律失常药,没有胺碘酮时可用利多卡因作为替代。初始剂量为 1.0～1.5mg/kg 静脉注射或骨髓腔内注射。可每隔 5～10 分钟重复 0.50～0.75mg/kg 静脉注射或骨髓腔内注射。

8）阿托品:可阻断迷走神经对窦房结和房室结的作用,增加窦房结的自律性,促进房室结传导。可应用于心搏骤停和无脉性电活动,推荐剂量为 1mg 静脉注射或者髓内注射,可重复使用,总量不超过 3mg。

9）钙剂:钙离子在心肌细胞收缩机制中起到重要作用,但注射钙剂后的高钙血症对缺血的心肌和受损的脑细胞有害。可在高钾血症、低钙血症、钙通道阻滞剂中毒等情况下进行补钙。

10）镁离子:可有效终止长 QT 间期引起的尖端扭转型室性心动过速,但对 QT 间期正常的室性心动过速无效。如果心律为尖端扭转型室性心动过速可给予硫酸镁 1～2g 稀释后 5～20 分钟静脉或骨髓内注射。

（三）复苏后处理

心搏骤停后综合治疗是复苏后处理的关键部分，包括体温控制、维持血流动力学稳定、呼吸支持等多个方面。这些均应该在 ICU 中进行。

1. 体温控制　亚低温治疗在自主循环恢复后，对昏迷患者均可考虑使用。开始时间越早越好，至少持续 12～24 小时，可采用冰毯或降温帽等设备进行体表降温或静脉输注冷液体降温。

2. 维持血流动力学稳定　急救开始尽快建立至少 2 条静脉通道，一条通道快速补液，补充血容量，另一条通道使用各种药物，主要目的是纠正休克，维持心脑和其他重要器官的血流灌注。需要动态监测机体的血容量状态、心脏功能等，维持合理的灌注压。但要注意避免过多的液体蓄积，加重脑水肿。

3. 呼吸支持　自主循环恢复后的呼吸支持，在 ICU 一般持续监测氧合情况，维持 SpO_2 在 95%～99%，确保输送足够的氧，逐步调整吸氧浓度到较低水平，避免组织内氧过多，防止氧中毒。此外，心搏骤停后过度通气常引起低碳酸血症（呼吸性碱中毒），可导致脑血管收缩，降低脑血流量，加重脑缺血。过度通气还升高气道压，增加内源性 PEEP，导致脑静脉压和颅内压升高，进而降低脑血流。所以，应监测 $PaCO_2$ 使其维持在正常水平，避免过度通气。

4. 病因治疗　纠正可逆的病因，避免持续损害，仍是复苏后治疗的重中之重，明确患者的病因，进行对症治疗，包括低血容量、低氧血症、任何病因的酸中毒、高钾/低钾血症、严重的低体温、中毒、心脏压塞、张力性气胸等的正确处理。

5. 其他治疗　包括控制血糖、控制抽搐。

（马晓薇　任　哲）

第十三节　休克患者护理常规

休克（shock）是机体受到强烈的致病因素（如大出血、创伤、烧伤、感染、过敏、心力衰竭等）侵袭后，因有效循环血容量骤减、组织血流灌注不足引起的以微循环障碍、细胞代谢紊乱和功能受损为特征的综合征，发病急骤，发展迅速，并发症凶险，若未及时诊断及治疗，可发展至不可逆阶段引起死亡。临床护理工作中应掌握休克的相关知识，参与抢救，运用护理程序对患者进行整体护理，以达到治疗疾病、促进康复、减轻病痛的目的。

一、护理评估及病情观察要点

1. 健康史　①一般情况：患者基本信息收集，包括年龄、性别、职业等。②既往史：患者有无外伤、挤压伤等导致的大量失血病史；有无感染性疾病或严重过敏反应病史；既往健康状态等。

2. 症状及体征

（1）意识状态：患者神志清楚，对外界的刺激反应正常，提示休克改善，若意识状态变为意识模糊、嗜睡、昏迷等提示休克加重。

（2）生命体征：①血压，是最常见的监测指标。收缩压＜90mmHg，舒张压＜60mmHg，脉压＜20mmHg，提示有休克存在。②脉搏，休克早期脉搏增快，随着休克加重，脉搏细弱甚至触摸不到。③呼吸，呼吸节律及深度改变，提示病情变化。④体温，休克患者多为体温偏低，感染性休克的患者可有高热表现。

（3）皮肤情况：皮肤温暖干燥提示休克好转；皮肤苍白、湿冷提示休克加重；随着病情进展，皮肤可出现发绀、花斑等改变。

（4）尿量：当尿量维持在 30ml/h 以上时，提示休克好转。

（5）其他状况：了解患者局部皮肤及软组织、骨骼是否损伤；有无器官出血及相应处理情况。

3. 辅助检查　①血液生化检查：注意观察电解质、血常规、动脉血气、凝血功能及肝肾功能等检查结果的变化，以了解患者其他重要器官功能。②中心静脉压（CVP）监测：通常需要连续性监测，动态观察中心静脉压变化。当 CVP＜5cmH$_2$O 时，提示血容量不足；CVP＞15cmH$_2$O 提示心功能不全或血容量相对过多；CVP＞20cmH$_2$O 提示充血性心力衰竭。

4. 治疗状况　密切观察用药治疗后的效果及药物的不良反应。

5. 心理-社会状况　评估患者及家属的情绪反应、对疾病的认知状态及家庭社会支持系统、经济状态等。

二、常见护理诊断

1. 体液不足　与大量失血、失液有关。

2. 组织血流灌注量改变　与有效循环血量减少、微循环障碍有关。

3. 气体交换障碍　与微循环障碍、肺泡与微血管间气体交换减少有关。

4. 有体温失调的危险　与感染或组织灌注不良有关。

5. 有感染的危险　与免疫力下降、创伤、侵入性治疗有关。

6. 有受伤的危险　与烦躁不安、意识模糊有关。

三、护理目标

①患者体液平衡，表现为生命体征平稳、肢体温暖、尿量正常。②患者有效循环血容量恢复、远端肢体皮肤颜色恢复红润。③患者呼吸平稳，血气分析指标维持在正常范围。④患者体温维持在正常范围。⑤患者无并发感染或及时发现感染并处理。⑥患者未发生意外伤害。

四、护理措施

1. 对症急救护理　优先处理危及生命的问题，保持呼吸道通畅，积极处理引起休克的原发病因，如创伤制动、止血包扎、脱离致病因素等；如需急诊手术，积极进行术前准备。

2. 迅速补充血容量，维持有效循环血容量　①建立静脉通道：迅速建立 2 条以上静脉输液通道，大量快速补液，最好建立中心静脉通道，同时监测 CVP。②遵医嘱合理补充血容量：一般情况下先补充晶体溶液，首选平衡盐溶液；后补充胶体溶液，如低分子右旋糖酐。根据患者的临床表现、动脉血压、中心静脉压等综合考虑补液速度和量。失血性休克患者遵医嘱进行交叉配血，做好输血准备。

3. **改善组织血流灌注护理** 休克患者取休克体位，头和躯干抬高20°～30°、下肢抬高 15°～20°，使膈肌下移，有利于呼吸；同时增加肢体回心血量，改善重要器官血液供应。

4. **皮肤护理**   ①保暖：休克患者体温过低时注意保暖，禁用热水袋或电热毯提高体表温度，防止烫伤或因局部皮肤血管扩张、组织耗氧量增加导致的重要器官灌注不足。可采用棉被覆盖、调整室温等方式进行保暖。②预防压力性损伤：可使用压疮垫或局部使用减压贴预防局部皮肤长期受压发生损伤。休克患者体位，注意床头不宜过高，避免产生剪切力，保持床单衣物平整。如休克好转，协助患者每 2 小时翻身 1 次，观察受压局部皮肤是否发生压力性损伤，翻身时避免拖拉。对于烦躁不安、意识模糊的患者应拉起床档，避免坠床，必要时可采用保护性约束，注意松紧适宜，防止约束部位皮肤受损。

5. **准确记录出入液量**   ①留置导尿：尿量是反映肾血流灌注的重要指标，少尿通常是休克早期和休克未完全纠正的表现。留置导尿可准确观察患者每小时尿量及 24 小时尿量。②记录出入液量：准确记录 24 小时出入液量可以为临床补液治疗、了解重要器官功能提供重要依据。护理人员根据患者进食情况、出汗情况、无形失水及补液量等进行出入液量记录。对于未留置尿管的患者指导其使用有刻度的尿壶或量杯测量尿量。

6. **保持气道通畅，维持有效气体交换**   ①保持气道通畅：清理口鼻腔分泌物，昏迷患者头偏向一侧，避免呕吐物、气道分泌物导致误吸发生，可安置口咽通气管防止舌根后坠、保持气道通畅，必要时用吸痰器清理气道、口鼻腔分泌物。②吸氧：患者常规吸氧，吸氧流量 6～8L/min。观察患者缺氧症状是否纠正。③呼吸机辅助通气：密切观察呼吸频率、节律及深度，动态监测动脉血气，了解缺氧程度及呼吸功能。若出现进行性呼吸困难、发绀、氧分压＜60mmHg 且常规吸氧后无改善，提示出现呼吸衰竭或 ARDS，应立即报告医生并协助气管插管行机械通气。

7. **药物使用护理**   ①血管活性药物使用注意事项：临床常将血管收缩药和扩张药联合应用，以维持重要器官的血液灌注水平。血管活性药物使用应从低浓度、低剂量、匀速开始，常用微量注射泵来控制输药速度。药物使用期间密切监测血压，根据血压及时调整药物的浓度和速度，以防血压骤升或骤降。②密切观察输液局部皮肤情况：避免药物外渗导致的局部组织坏死。临床上常采用避免长期在同一静脉通道输入血管活性药物，避免手背浅表静脉输入，在穿刺点前端局部使用硫酸镁湿敷等方式尽量避免药物外渗。外周静脉导管宜选择上肢前臂作为穿刺部位。护理人员应定期巡视并询问患者感受，一旦发现药物外渗导致局部皮肤红肿、疼痛，立即更换输液部位，使用 0.25%普鲁卡因局部封闭。

8. 防治感染　①体温监测：常规每 4 小时监测体温，密切观察体温变化规律。②严格按照无菌原则进行各项护理操作：保持各种管道通畅防止逆行感染；保持各种敷料清洁干燥。③正确采集标本并及时送检：感染性休克患者在使用抗菌药物前进行细菌学标本采集；高热患者遵医嘱进行血培养标本采集；有局部感染病灶者，可采集局部分泌物或穿刺抽取脓液送细菌培养等。采集标本时严格无菌操作，避免标本污染影响结果判断。

9. 防止患者意外受伤　①尽量让患者保持安静，避免不必要的搬动，必要时给予镇静药。疼痛剧烈者适当使用镇痛药物。②高热患者头部使用冰帽，降低脑部局部温度，降低组织耗氧量，保护脑部组织。③意识模糊患者防止舌咬伤，必要时使用压舌板或开口器置入臼齿间。④防坠床。

10. 健康教育　①疾病预防：加强自我防护，避免损伤和意外伤害，向患者及其家属宣传意外损伤后的初步处理和自救知识。②疾病知识：对患者及其家属进行心理指导，使其克服对疾病的恐惧感，讲解各项治疗、护理措施的必要性及疾病的转归过程，使其配合医护人员进行治疗。③疾病康复：指导患者出院后注意营养和休息，遵医嘱按时服药、定期门诊随访、积极配合康复训练，如出现不适或病情变化，应及时就诊。

五、护理评价

①通过治疗与护理，进行护理措施效果评价，及时调整护理措施，

促进患者早日康复。②体液维持平衡，表现为生命体征平稳、面色红润、四肢温暖、尿量正常。③有效循环血容量恢复，组织血流灌流不足得到改善，表现为血压正常、肢体温暖。④呼吸道通畅，呼吸平稳，血气分析结果维持在正常范围内。⑤体温维持正常。⑥感染得以预防，或感染得到及时控制。⑦意外受伤得以预防，或得到及时发现和处理。

（丁　敏　杨相梅　刘雨村）

第二篇

各 论

2

第四章

过敏性休克

过敏性休克是由多种原因引起的严重的全身性过敏反应。突发，凶险，如抢救不及时，或抢救失误，病死率极高。预防在先，及时诊断，紧急正确抢救，是降低发病率、提高抢救成功率的关键。

一、病因

1. **药物** 几乎每一种药物均有可能引起过敏性休克，只是发生概率高低不同而已。其中以青霉素、链霉素、普鲁卡因引起较常见。少见的有细胞色素 C、有机碘制剂、右旋糖酐、肌肉松弛剂、阿司匹林、呋喃妥因、氯霉素、四环素、红霉素、林可霉素、万古霉素、庆大霉素、卡那霉素、两性霉素 B、多黏菌素、磺胺类、磷霉素、甲硝唑、利巴韦林、腺苷三磷酸、氯化钾、葡萄糖酸钙、葡萄糖、某些中药针剂（如鱼腥草注射液、板蓝根注射液、参麦注射液、喜炎平注射液等）。

2. **异体、异种蛋白** 异体血清、血液制品（血浆、丙种球蛋白、白蛋白等）、促肾上腺皮质激素（ACTH）、结核菌素、胰岛素、糜蛋白酶、抗毒素、各种疫苗、蜂类蜇伤（异种血清）等。

3. **食物** 对食物过敏与特异性体质有关，与肠壁对异种蛋白的通透性增加有关。可引起过敏的食物有牛奶、蛋清、海鲜、硬壳果、蘑菇、巧克力等。

4. **其他** 寄生虫感染也可引起过敏性休克，如肝棘球虫病穿刺时囊液外漏，或手术时囊液漏入腹腔，引起过敏性休克。有报道性交休克是女方对精液过敏所致（罕见）。

二、 发病机制

上述过敏原（完全抗原或半抗原）通过各种途径诱导机体产生过敏性抗体 IgE，过敏原与 IgE 结合即发生速发型变态反应，引起过敏性休克的系列临床表现。

病理变化：过敏性休克死亡患者尸解资料显示，喉头水肿，急性肺淤血和过度充气，肺间质水肿和出血，内脏充血。镜检发现：气管支气管黏膜下极度水肿，细支气管内分泌物阻塞。支气管和肺间质内血管充血伴酸性细胞浸润，肝脏、脾脏及肠系膜充血伴酸性细胞浸润。80%死亡病例有心肌灶性坏死或变性。少数病例有消化道出血。

三、 临床表现

各种原因引起的过敏性休克临床表现大同小异，本章以青霉素过敏性休克为例，加以讨论。

1. 临床特点 突发和凶险。发作常为闪电样发生，50%发生在注射5 分钟之内，90%发生在注射 30 分钟之内，这类反应称为速发型反应。

极少数病例发生在注射后数小时，或在疗程中发生过敏性休克，有报道青霉素注射 20 天后发生休克。这类反应称为迟发型反应。

过敏性休克如未及时诊断和及时抢救，患者可在短时间内死亡。

任何给药途径均可发生，以注射发生者多见，静脉给药比肌内注射发生更快更凶险。高敏体质者皮试也可发生，其病死率为 20%，皮试（−）者中约有 8%在注射时发生过敏性休克。

2. 先兆（早期）症状 昏、晕，或晕厥感，胸闷，气短，心慌，注射部位出现红斑，瘙痒。

3. 休克表现 先兆症状持续时间短暂，之后很快出现典型休克表现：面色苍白，冷汗，四肢冰冷，血压下降甚至为 0。有的患者还出现呼吸、消化、神经系统的症状，如呼吸困难、声嘶、发绀，哮喘、喉头阻塞感、心律失常、恶心、呕吐、腹痛、腹泻、大小便失禁、昏迷、失语、抽搐等。

四、诊断

过敏性休克发展迅猛，必须迅速做出诊断，尽快实施抢救，以免延误抢救时机。

凡是出现上述过敏性休克的早期症状和休克表现（每例患者的临床表现可不完全相同），与某种过敏原有关，而不能用其他原因解释者，应想到过敏性休克之可能。医护人员均应提高警惕，熟悉过敏性休克的临床表现，早期发现，避免漏诊和误诊。

五、鉴别诊断

注意与注射后晕厥、低血糖晕厥、直立性低血压等鉴别。当鉴别困难，不能除外过敏性休克时，宁可按过敏性休克处理，不可因观察而犹豫，耽误抢救时机。

1. **注射后晕厥** 多见于发热、体质虚弱者，注射或穿刺后，出现面色苍白、出冷汗、心慌、恶心、晕厥。平卧后很快好转，血压偏低，心率缓慢，为一过性，很快恢复正常。

2. **直立性低血压** 年老、体弱者，久卧、久蹲、久坐后突然站立，发生晕厥，白色苍白，一过性血压降低，抬抱患者平卧于床上或沙发上，休息片刻，很快恢复如常。

3. **低血糖晕厥** 多见于女性，有饥饿史者，过去可有类似发作，常在饥饿或劳累后晕厥，表现为面色苍白、出冷汗、心慌、四肢发凉、血压下降。平卧或饮糖水，或静脉注射葡萄糖注射液，迅速好转。

六、预防

过敏性休克发生迅猛，患者常因来不及抢救而死亡。因此，预防本病发生极为重要。

1. 询问过敏史是防止过敏性休克最为有效的措施，比皮试更为重要。有报道 25 例青霉素过敏性休克患者，绝大多数未询问过敏史，其中 11 例有过敏史，结果重复用药时发生过敏性休克。

2. 凡过去对青霉素或其他药有过敏史者，禁做皮试（皮试也有发生过敏性休克之险），禁用此药，改用其他药物。

3. 皮试时也应严密观察，不离开注射室或病房。无论皮试（－）或（＋），至少观察 30 分钟。如皮试（－），首次肌内注射青霉素，同样至少观察 30 分钟。如准备静脉给药，最好先肌内注射，观察无过敏反应后再从静脉给药，同样注意观察。

4. 皮试剂量尽可能小，青霉素皮试以 50～200U 为宜。

5. 青霉素溶液应当现配现用（新鲜配制），因其在溶液中不稳定，放置过久，降解产物也可引起过敏反应。

6. 注射室内要常备急救药品（肾上腺素等）和其他急救用具。

七、 抢救措施

当机立断，分秒必争，就地抢救。时间就是生命，任何犹豫、迟缓，都可能丧失宝贵的抢救时机，造成难以挽回的后果。

1. **立即停止用药，终止过敏原继续进入体内**　立即停止肌内注射或静脉滴注青霉素，立即取下含有青霉素的药液，换上不含过敏药物的生理盐水，或糖盐水，继续输液，维持静脉通道，以便抢救用药，千万不要拔针，拔针后另建静脉通道，耽误时间，因休克时静脉充盈差，患者躁动，静脉穿刺不易成功。

2. **立即注射 0.1%肾上腺素**　肾上腺素是首选急救药，治疗室、急救车应常备此药，立即注射，越快越好，可不必常规消毒，耽误时间。肾上腺素具有强大的强心、升压作用，能增强心肌收缩力，增加心搏出量，迅速收缩血管，使血压回升，恢复循环；还可降低支气管黏膜充血水肿，舒张支气管平滑肌，抑制肥大细胞释放组胺等过敏物质。没有任何一种其他药物比肾上腺素疗效更迅速肯定，大多数过敏性休克用肾上腺素可抢救成功。

（1）剂量：一次半支（0.5mg）最为适当，密切观察心搏和脉搏的变化，注射后医生将听诊器放置于患者心前区，手扪患者脉搏，心音由弱变强，脉搏从无变有、由弱变强，说明肾上腺素已起作用，不要急于第二次注射。密切观察5～10分钟，如无效，再用半支。剂量不可过大，如一次注射1支，血压升高过猛，还可诱发心律失常（心动过速）。一次注射2支，可引起脑出血。更大剂量可引起患者死亡。

（2）注射部位及途径：轻症休克者在左上臂三角肌处皮下注射或肌内注射。重症休克者，皮下注射如无效，可将0.5mg（半支）肾上腺素加入5%葡萄糖注射液或生理盐水100ml中缓慢静脉滴注，但应密切观察血压，血压回升至正常时停止输注。也可1/3支肾上腺素加入50%葡萄糖注射液20ml中缓慢静脉注射，边注射边观察，一旦血压回升至正常，立即停止注射或滴注，不必用完。

笔者曾见过一例静脉滴注头孢唑林后7天发生过敏性休克者，血压为0，心音听不清楚，皮下注射肾上腺素1/3支，10分钟后，血压不升，心音仍听不清楚，病情万分危急，患者血液循环极差，如果再次皮下注射，药物难以吸收，无法发挥升压作用，因此，改为肾上腺素0.5mg加入输液小壶中静脉滴注，10分钟后患者诉剧烈头痛，血压升高太快，极有可能脑出血，用阿托品0.5ml（半支）加入输液小壶中静脉滴注，扩张血管，降低血压，5分钟后头痛逐渐缓解，血压恢复正常。

上述病例说明，抢救重症过敏性休克，静脉用肾上腺素必须十分谨慎，密切观察，剂量灵活掌握。未经稀释的肾上腺素直接静脉注射可引起致死性心律失常。切记心搏未停止，禁止肾上腺素心内注射。若心搏停止，按心肺复苏处理，肾上腺素可以心内注射。

（3）疗效观察：注射肾上腺素后，将听诊器放置于心前区持续听心搏，同时观察呼吸、脉搏和血压的变化，只要心搏由慢变快，心音由弱变强，说明肾上腺素已发生作用，不要急于第二次注射。如果注射后5～10分钟无效，可考虑第二次注射（肌内或静脉给药，方法同上）。注射肾上腺素后心搏过快，血压上升过高，一般不急于处理，观察15～20分钟常能自行缓解，如血压仍过高，可用扩血管药阿托品、山莨菪碱或酚妥拉明降低过高的血压。

3. **尽快建立静脉通道**　注射肾上腺素之后，应尽快建立静脉输液通道，以便补液和静脉用药。如休克很快纠正，补液不需要过多，或不补液，饮糖水。如休克尚未纠正，血压未能恢复正常，或血压不稳定，提示血容量不足，应静脉补液，首剂 5%葡萄糖氯化钠注射液或 5%葡萄糖注射液 500～1000ml 快速滴入，同时从另一通道或三叉管滴入适量多巴胺，多巴胺 20mg 加入 5%葡萄糖注射液 250ml 中，缓解静脉滴注，开始 20 滴/分，以后根据血压变化调节滴速。根据血压情况调整输液量和速度，一般 24 小时内可补液 2000～3000ml，血压回升正常且稳定（不用升压药情况下），应当减少输液量，减慢滴速，停用升压药物。酌情使用改善微循环的药物如山莨菪碱。

4. **吸氧**　休克患者均存在不同程度的组织细胞缺氧（缺血性缺氧），因此应常规持续低流量（3～4L/min）吸氧，或高流量吸氧，休克纠正后改为低流量吸氧，逐渐减少吸氧流量，逐步停用氧气。

5. **糖皮质激素和抗组胺药的应用**　肾上腺糖皮质激素具有抗炎、抗过敏、抗休克作用，过敏性休克是适应证，但这类激素的药理作用要在 4～6 小时后才能发挥出来。因此，这类糖皮质激素可作为过敏性休克的辅助治疗用药，但不能扭转休克的危急状态，急救的首选用药是肾上腺素，而不是糖皮质激素。过敏性休克常用氢化可的松 500～1000mg/d，或地塞米松 20～40mg/d，稀释后分 2～3 次静脉滴注，疗程 2～3 天。

抗组胺药物如异丙嗪等不宜使用，因过敏性休克一旦发生，组胺已与受体结合，抗组胺药很难发挥作用，且其降压作用可能会加重休克病情。

6. **链霉素过敏性休克抢救措施**　抢救原则及其措施与上述青霉素过敏性休克抢救相同，还可用 10%葡萄糖酸钙注射液 1 支加入 5%葡萄糖注射液 100ml 中静脉滴注，30 分钟后不见缓解可再用一次。葡萄糖酸钙可降低链霉素在血液中的浓度和减少血中滞留，抑制肥大细胞脱颗粒，阻止过敏介质释放等。

7. **其他措施**

（1）哮喘的处理：有的过敏性休克患者出现哮喘症状，注射肾上腺素后，哮喘症状多可随着休克的纠正而缓解。如不缓解，可用糖皮质激素。应用氨茶碱 0.25g 加入 5% 葡萄糖注射液 100ml 中静脉滴注,也有学者认为不宜用氨茶碱,氨茶碱对心血管的副作用可能加重低血压,不利于休克的纠正。吸入用硫酸沙丁胺醇溶液 2.5ml(1 支)雾化吸入,有快速平喘作用。

（2）喉头水肿的处理:过敏性休克可伴喉头水肿,其临床表现是吸气性呼吸困难、三凹征、吸气性喘鸣、严重发绀,甚至窒息。伴支气管哮喘的主要表现是呼气性呼吸困难,肺实质部位听到哮鸣音。两种并发症注意鉴别。通过肾上腺素、糖皮质激素的应用,喉头水肿多可缓解。如不见缓解,甚至有窒息表现者,应及时行气管插管或气管切开,必要时应用呼吸机,有呼吸抑制者用呼吸兴奋剂尼可刹米等。

（3）封闭疗法:过敏性休克如由肌内注射药物引起者,可用 0.000 5% 肾上腺素（即用 0.1% 肾上腺素 0.1ml 加生理盐水至 2ml）,在原注射部位封闭注射,可减少减慢过敏药物的吸收。

8. 留院观察　少数过敏性休克患者休克纠正后,可再次发生休克,因此,患者血压回升正常后,不能让其立即离院,应当留院观察 2～3 天。

（罗永艾）

第五章

低血容量性休克

第一节　失液（脱水）性休克

　　水占人体体重的百分比，成年人为 60%，肥胖成年人为约 40%，儿童 80%，婴幼儿、新生儿为 90%。人体中的水分大量存在于细胞外液及细胞内液中。在成年人细胞内液占人体总体重的 40%，细胞外液占人总体重的 20%（其中血液占 5%，组织间液占 15%）。水是人体内环境的重要组成成分，人体的新陈代谢、生物化学反应、生理活动、器官功能，都离不开水。水的摄入与排出保持着动态平衡，不能过多，也不能过少。失液（脱水）达到人体体重的 10%～20%，可引起严重的脱水症状甚至休克。本章重点讨论失液（脱水）性休克的诊断和治疗。

一、病因

　　1. 水丢失过多

　　（1）急性肠胃炎，霍乱，急性细菌性痢疾，大量呕吐、腹泻。胃肠减压，肠瘘。

　　（2）大量出汗（高热，退热药物使用不当）。

　　（3）尿崩症，排尿过多。利尿剂尤其是呋塞米使用不当，以及某些颅内病变使用脱水剂（甘露醇），利尿过多。

　　（4）严重烧烫伤，创面大量渗液。

　　（5）大量胸腔积液、腹水抽放液体过多。穿刺抽放胸腔积液或腹水，每日一次，不宜超过 1000ml。

2. 水摄入不足

（1）疾病原因：食管癌、贲门失弛缓症、肠梗阻、误食化学物质或毒物致食管损伤狭窄闭塞，不能饮水。

（2）环境缺水：被困沙漠、地震等，无水源。

二、发病机制

水的丢失过多、过快，摄入不足，引起严重失液（脱水），有效循环血容量急剧减少，急性循环衰竭，出现一系列脱水、休克症状。

三、临床表现

1. 脱水的症状体征　口渴，口舌干燥，眼眶凹陷，皮肤干燥，弹性差。神志改变（烦躁、视物模糊、惊厥、昏迷）。尿少，无尿。

2. 休克的症状体征　神志（意识）改变。脉搏细速，甚至不能扪及，血压降低，收缩压<90mmHg，甚至为0。尿少或无尿。

注意肥胖者与非肥胖者，体内体液所占比例不同，脱水的危害程度不同：例如，一个70kg的肥胖者，体液（水）只占体重的42.8%，约30L，一旦发生大量呕吐、腹泻或大量出汗，如果丢失液量达到3~4L时，虽然脱水体征（眼眶凹陷、皮肤弹性减低等）不明显，但是失水已达到细胞外液的1/2~2/3的危险水平，很容易发生休克甚至死亡。同样70kg体重的非肥胖者，体液（水）占体重的64.2%，约45L，与前一个病例同样量的体液（水）丢失，但只占细胞外液的1/5~1/4，不易引起循环衰竭和休克。

四、诊断

1. 有上述引起脱水的病史、病因。

2. 有上述脱水的症状体征和休克的症状体征。

3. 脱水性质的判断

（1）等渗（等张）性脱水：最常见的脱水类型。水和电解质的丢失比例基本相等，血钠浓度正常。细胞外液减少明显，细胞内液变化不明显。常见于急性肠胃炎呕吐腹泻、婴儿腹泻、肠梗阻、幽门梗阻、呕吐、胃肠减压。临床表现：口渴明显，口舌黏膜干燥，皮肤干燥，弹性差。尿少，无尿。

（2）低渗（低张）性脱水：电解质丢失多于水的丢失，细胞外液减少，血浆渗透压降低，血钠浓度降低，细胞外液吸入细胞内，造成细胞水肿，血容量进一步减少，发生休克。常见于严重腹泻者，大面积烧伤等脱水患者，只喝白开水者，过多输入无电解质的葡萄糖注射液者。肾衰竭、心力衰竭患者长期低盐或无盐饮食，又反复使用利尿剂者。

临床表现：口渴不明显，淡漠，视物模糊、头痛、嗜睡、昏迷，甚至惊厥等脑水肿表现。皮肤弹性极差。口舌黏膜不干燥。

（3）高渗（高张）性脱水：常见于高热，或退热药使用不当，大量出汗，大面积烧伤，糖尿病昏迷等，水丢失过多，补充不足，或水源断绝（沙漠、地震、海难）。水的丢失多于电解质的丢失，血钠浓度正常，细胞外液渗透压增高，细胞内液被吸入细胞外液，细胞脱水，细胞内液和细胞外液都减少，循环血容量减少，休克发生。

临床表现：这类脱水患者，体重减轻明显，高热，烦渴，烦躁，易激惹，甚至惊厥。口舌黏膜极度干燥，皮肤弹性尚可，尿极少甚至无尿，比上述两类脱水严重。

4. 监测血电解质、动脉血气分析，了解电解质紊乱及酸碱失衡情况。

五、 治疗

1. **病因治疗** 针对引起脱水性休克的病因，采取相应的治疗措施。急性肠胃炎、细菌性痢疾、霍乱，使用抗生素。处理烧伤创面、肠瘘。

2. **少尿、无尿** 是脱水引起的，禁用利尿剂！液体补足，纠正脱水后，尿液会自然排出。

3. **尽快补足液量，纠正脱水** 口服补液（食管梗阻、幽门梗阻、肠梗阻、胃肠减压者除外）与静脉补液同时进行。静脉补液方法与注意事项，详见第三章第四节。

4. 建立两条静脉通道 一条通道快速输液，另一条通道输注升压药物及其他药物。

5. 静脉输液的选择 视脱水性质选择相应的液体。

（1）等渗（等张）性脱水伴有代谢性酸中毒者：选用2：3：1液。配制方法：2份生理盐水、3份5%或10%葡萄糖注射液、1份1.4%碳酸氢钠溶液，混合而成。

（2）低渗（低张）性脱水伴酸中毒者：选用4：3：2液。配制方法：4份生理盐水、3份5%或10%葡萄糖注射液、2份1.4%碳酸氢钠溶液，混合而成。也可用2：1液，配制方法：2份生理盐水与1份1.4%碳酸氢钠溶液混合而成。

（3）高渗（高张）性脱水：选用1：2液。配制方法：1份生理盐水与2份5%或10%葡萄糖注射液混合而成。

6. 静脉输液量的估算

（1）先补累积丢失量：脱水性休克属于重度脱水，水的累积丢失量按成人体重的6%计算，如体重60kg，则为60×6%=3.6L即3600ml。在治疗首日快速滴入。如患者能饮水，饮水量应当计入补液总量之中。

（2）后补充继续丢失量和生理需要量：在补入累积丢失量，脱水和休克纠正后，应当减慢输液速度，只需补充继续丢失量（如呕吐、腹泻或胃肠减压丢失的量）和生理需要量，每日静脉输入维持液和口服补液，鼓励患者进食流质饮食，有盐味的菜汤、肉汤，以补充营养。静脉补液用1：1维持液，配制方法：1份生理盐水与1份5%或10%葡萄糖注射液混合而成。

注：①1.4%碳酸氢钠溶液的配制：5%碳酸氢钠溶液加3.5倍5%或10%葡萄糖注射液即成。②口服补液的配制：氯化钠0.35g、碳酸氢钠0.25g、氯化钾0.15g、葡萄糖2g，加入温开水100ml中溶解混匀。

7. 防治并发症 防治肺水肿、心力衰竭、呼吸衰竭、肾衰竭、DIC，以及多器官衰竭等，详见第三章第十节等。

（罗永艾）

第二节   失血性休克

大量失血引起的休克称为失血性休克。失血性休克是严重失血导致的低血容量性休克，如果出血不能被及时阻止，死亡很快就会发生。在最初的出血性休克中，因失血量太大，存活的患者预后较差，病死率显著升高。长期以来，医者对于人体失血后病理生理变化的认识不断深入，改进了患者在入院前的管理，认识到早期快速有效止血、合理的液体治疗需要避免大量晶体液复苏，这样最终可以改善患者的生存。失血后是否发生休克，不仅取决于失血的量，还取决于失血的速度，休克通常是在快速、大量失血（短时间失血量超过总血量的 30%～35%）而又得不到及时补充的情况下发生的。

一、病因

根据出血部位，失血性休克常见原因如下。

1. 常见于严重的创伤如严重挤压伤、骨折等所致的各种外出血（显性出血）。

2. 肝脏、脾脏受挤压引起的内出血。

3. 原发性疾病：消化性溃疡、肝硬化、食管胃底静脉曲张、消化道肿瘤，引起消化道大血管破裂所致的消化道出血。

4. 呼吸道疾病：如支气管扩张、支气管结核等引起的呼吸道出血。

5. 泌尿系病变引起的出血。

6. 妇产科疾病：如女性生殖道撕裂、异位妊娠、分娩或子宫肌收缩无力致产科出血。

7. 孤立性大血管损伤引起的急性出血如腹腔、腹膜后、纵隔等部位的大的动脉瘤破裂所引起的大出血。

8. 其他因素：如全身凝血功能障碍或异常引起的全身各部位出血。

二、发病机制

1. 血容量减少 当失血速度快和出血量过大时,首先引起体内有效循环血容量急剧减少,当超过机体代偿功能时,出现休克状态,表现为心排血量减少,周围血管收缩,血压下降。

2. 组织器官血流灌注不足 组织血流灌注进一步减少,促使发生无氧代谢,导致血液乳酸含量增高和代谢性酸中毒,血流再分布,内脏、皮肤血管进一步收缩。血管内皮细胞受到损害,通透性增高,致使体液和蛋白质丢失,加重低血容量程度,最终将会发生多器官衰竭。

3. 细胞损伤 大量快速出血后,氧输送不能满足有氧代谢的氧需求,细胞发生无氧代谢,氧债增加,乳酸、无机磷酸盐、氧自由基开始积聚,ATP 供应减少,细胞失去稳态,最终因坏死、凋亡,或凋亡性坏死而死亡。

4. 组织器官损伤 血容量不足和血管收缩导致血流灌注进一步不足,肾脏、肝脏、肠道及骨骼肌等终末器官损伤,在失血达到一定程度时,导致脑和心肌无法满足基本血流灌注,短时间内出现脑缺氧和致命性心律失常。

5. 凝血障碍 随着出血和休克,在出血部位,凝血级联和血小板被激活,形成止血血栓。远离出血部位则是纤溶活性增加,导致病理性纤溶亢进和弥漫性凝血障碍。血小板耗竭、血小板活性降低,加重凝血功能障碍。

三、临床表现

失血性休克的临床表现,与出血的速度和一定时间内的出血量有关。在出血早期,由于机体的代偿,临床表现常不明显,无特异性,尤其是隐匿性出血时更容易被忽略。

1. 一般表现 焦虑、呼吸急促、脉搏细弱、四肢冰冷,伴皮肤苍白或有花斑。

2. **休克代偿期表现** 患者出现精神紧张，兴奋或烦躁不安，皮肤苍白，四肢湿冷，心率加快，血压降低不明显，但脉压缩小，<20mmHg，呼吸急促，尿量减少等。上述表现是机体对有效循环血容量减少的早期代偿、患者的中枢神经系统兴奋性提高、交感-肾上腺轴兴奋所导致。

3. **休克失代偿期表现** 患者神情淡漠、反应迟钝，出现意识模糊甚至昏迷；出冷汗、口唇肢端发绀；脉搏细速、血压进行性下降，收缩压<90mmHg，脉压<20mmHg。严重时，全身皮肤、黏膜明显发绀，四肢湿冷，脉搏摸不清，血压测不出，少尿甚至无尿。

（1）进一步发展可见皮肤、黏膜出现瘀斑或消化道出血，发展至 DIC。

（2）患者出现进行性呼吸困难，脉搏细速，精神极度烦躁，口唇、四肢末梢、全身皮肤明显发绀，通过一般鼻导管吸氧不能改善呼吸困难，SpO_2 下降，应考虑并发急性呼吸窘迫综合征。

4. **失血性休克分级** 见表 5-1。

表 5-1　失血性休克的分级

休克等级	血液丢失（ml）	心率（次/分）	血压	脉压	呼吸频率（次/分）	精神状态
I	<750（<15%）	<100	正常	正常	14~20	轻度焦虑
II	750~1500（15%~30%）	100~120	正常	变小	20~30	中度焦虑
III	1500~2000（30%~40%）	120~140	降低	变小	30~40	焦虑，意识障碍
IV	>2000（>40%）	>140	降低	变小	>35	意识障碍，嗜睡

注：括号内数据是失血量占总血量的百分比

四、诊断

早期快速识别，全面评估，迅速查找到出血原因并给予及时有效止血，是拯救患者生命的关键。鉴于从休克发生到死亡的时间很短，只有快速地识别出血部位并恢复有效循环血容量，才能改善休克的严重程度并缩短休克时间。

1. 失血性休克的早期诊断

（1）出血的病因：如外伤、消化道出血、血管破裂、产后大出血等。

（2）血流灌注不足：患者出现意识改变，如烦躁不安或神志淡漠、昏迷等；脉搏细速，脉搏>100 次/分或不能触及，休克指数>1.0；皮肤湿冷，皮肤可见花斑、黏膜苍白或发绀；出现少尿，尿量<30ml/h 或无尿。

（3）血压降低：收缩压<90mmHg；或脉压<20mmHg；或原有高血压者收缩压较原收缩压下降30%以上（除外降压药因素）。

2. 失血性休克程度判定 依据失血量和临床表现，失血性休克一般分为轻度、中度、重度、危重 4 级。

（1）轻度休克：失血量为全身血量的 15%～20%，休克症状不明显；意识状态表现为清醒、躁动或轻度模糊，瞳孔大小及对光反射正常。脉搏频速，约 100 次/分；血压正常或略低，脉压低（30～40mmHg）；尿量较少 36～50ml/h，休克指数>1.0～1.5；微循环变化不明显。

（2）中度休克：失血量为全身血量的 20%～40%，患者可表现出烦躁不安、口渴、呼吸急促；患者定向力存在，可出现意识模糊，说话含糊，回答问题反应迟钝，瞳孔大小及对光反射正常；脉搏细速，约 120 次/分或更快，强度较弱；收缩压 70～90mmHg 或收缩压也可降至 60～80mmHg，休克指数 1.5～2，脉压<20mmHg；颈静脉充盈不明显或仅见充盈形迹，肢体末梢厥冷，尿量减少，24～30ml/h。

（3）重度休克：失血量达全身血量的 40%～50%，意识状态改变明显，出现意识模糊，定向力丧失，严重者甚至昏迷，瞳孔大小正常或扩大，对光反射迟钝；脉搏频速而强度变弱（>120 次/分），收缩压<60mmHg 或测不到，脉压进一步减小，休克指数>2.0；颈静脉不充盈，肢端厥冷，范围向近端扩大，患者出冷汗，尿量进一步减少<18ml/h 甚至无尿；患者可昏迷甚至心搏骤停。

（4）危重休克：失血量超过全身血量的 50%，脉搏难以触及，血压极度降低，甚至不能测出，无尿，昏迷，全身重度发绀。

五、鉴别诊断

最新的休克分类根据血流动力学特征分为四个主要类别：低血容量性休克、分布性休克、心源性休克和梗阻性休克。失血性休克是低血容量性休克中的典型表现，由急性出血或急性出血伴软组织损伤导致的急性血管内血容量的丧失、循环血容量的严重减少而引起的器官血流灌注不足，心脏前负荷下降到临界水平，体循环和微循环血容量减少，对组织代谢和炎症反应的触发产生负面影响，大量的红细胞丢失加剧了组织缺氧。鉴别诊断应根据其特点从血流动力学方面进行。

1. 是否有外伤史、急性失血病史。

2. 根据血流动力学特点判断

（1）判断心排血量是否正常。如果出现心排血量降低，进一步检查脉搏、脉压、肢端冷暖、毛细血管再充盈情况，寻找其他证据。

（2）判断循环血容量的情况。如果存在循环血容量不足的证据：颈静脉无充盈，CVP 低下，存在血容量丢失的情况（如出血、腹泻），则提示低血容量性休克，应寻找引起低血容量的因素。

（3）如果存在循环血容量过负荷的情况。有心排血量低下、颈静脉扩张，听诊捻发音，胸部 X 线片呈典型肺水肿表现，可能为心源性休克。

（4）如无法用心排血量、循环血容量、肺水肿等情况解释，则要考虑是否有梗阻性休克或分布性休克存在。

六、监测

1. 一般监测

（1）全面评估生命体征，密切监测血压、脉搏、呼吸、体温、尿量、皮肤及意识状态，关注患者的组织血流低灌注状态。

（2）休克指数：脉搏与收缩压的比值，是一种可快速简易判定休克程度的指标，用于现场和护送途中失血性休克程度的判断；同时休克指数与死亡风险相关，也可以作为判断预后的重要指标。

2. 实验室检查

（1）血常规：通过监测血红蛋白、红细胞计数、血小板计数、血细胞比容等重要指标，判断失血程度及凝血功能。

（2）血乳酸：因组织血流灌注不足和细胞无氧代谢，可以出现乳酸水平增高，并且血乳酸增高水平与病情的严重程度及预后密切相关。建议动态监测血乳酸水平（每隔 2～4 小时），可以间接观察液体复苏疗效及组织缺氧改善情况。

（3）严密监测凝血功能、生化及炎症相关指标，可以及时、全面地评估病情及判断病情发展的严重程度。

3. 血流动力学监测　是目前急危重症患者尤其是休克患者救治过程中不可或缺的监测手段，通过血流动力学监测可以更好地早期判断病情、提供治疗依据及判断治疗效果。

目前推荐的方法为以下三类：无创监测（包括常规生命体征监测、心脏超声监测等）、微创监测（PiCCO 监测）及有创监测（肺动脉漂浮导管监测）。在监测血流动力学过程中应结合患者实际病情、动态、联合多种指标，进行准确的评估和数据解读。根据医院条件选择相应监测方法。缺乏前述监测条件的基层医院，可根据症状、生命体征和一些常规化验和检查，进行综合分析、判断。

七、抢救措施

1. 急救措施

（1）立即止血：根据患者病史及临床表现，初步判断患者出血的初始病因并予以急诊止血处理，积极处理引起休克的原发损伤。

创伤性出血，如果患者在现场和运送途中，应使用止血材料如止血带（旋压止血带、橡皮止血带等）、止血绷带或止血敷料加压包扎等方式，积极控制四肢、交界部位和躯干体表出血。在急诊科，应密切观察病情变化，对有活动性出血的非控制性出血休克患者推荐采用允许性低压复苏，并尽可能早期给予器官功能保护措施，应尽快送手术室进行手术。四肢出血并确认需要使用止血带的患者，应迅速转移到手术室进行血管探查。对于躯干多个体腔出血的患者，确定出血最严重的体腔很重要，诊断性辅助穿刺如胸膜腔穿刺引流等可有助于确保这些患者的正确手术顺序，有条件应积极采取各种措施控制或减少内出血。存在出血或有出血风险的患者，创伤后 3 小时内尽早使用氨甲环酸，采用"1+1"方案，首剂 1g，输注时间不能少于 10 分钟，然后追加 1g，输注时间至少持续 8 小时。

对于急性消化道出血的患者，应在发病后 24 小时进行内镜检查并给予对症处理。

其他出血根据原发病情况尽早接受相关的内科、外科对症治疗，做到确切止血。

（2）严密观察，防止继续失血。

（3）密切观察病情变化，积极建立静脉或骨内输液通道，采取头和躯干抬高 20°～30°、下肢抬高 15°～20°体位，以增加回心血量；保证呼吸道通畅，早期予以鼻管或面罩吸氧，注意保温；尽可能早期给予器官功能保护措施，为确定性治疗赢得时间。

2. 液体复苏　快速补充血容量很重要，失血性休克时体内儿茶酚胺浓度升高，血管痉挛，血液浓缩，此时应根据患者情况选择液体复苏策略和复苏的液体种类。对出血已控制者，在心肺功能尚能耐受的情况下，进行确定性复苏（以提高心排血量和组织血流灌注为目标导向的液体复苏），以恢复机体有效循环血容量，稳定血流动力学。对非控制性出血性休克患者（有活动性出血），在手术彻底控制活动性出血之前，采取允许性低压复苏（限制性液体复苏/延迟性液体复苏）策略，通过控制补液的速度及补液量，使机体血压维持在一个较低的水平内（收缩压维持在 80～90mmHg，不超过 100mmHg），待手术彻底止血后行确定性复苏。

（1）复苏液体：晶体液与胶体液均可应用，一般先使用晶体液后使用胶体液，按晶胶 2:1 比例。

（2）复苏目标血压及维持时间：非控制性失血性休克允许性低压复苏，复苏目标血压控制在收缩压 80～90mmHg（平均动脉压在 50～60mmHg）为宜，低压复苏时间不宜过长，最好不超过 120 分钟。若允许性低压复苏时间过长，可利用短时间低温局部辅助措施，降低机体代谢，保护重要器官功能。颅脑损伤和老年患者，允许性低压复苏目标应适当提高，建议收缩压控制在 100～110mmHg；有胸部爆震伤或肺挫裂伤，适当减慢输液速度和液体总量。

3. **应用血管活性药物**　早期应用，可用小剂量缩血管药物如去甲肾上腺素。

4. **应用血制品**　可先补液（如上述 2∶1 的晶体液与胶体液），然后给予血液制品。失血量＜500ml 可不输血；失血量 500～700ml，补失血量的半量全血；大量失血（＞1000ml），先补含 Na^+ 的电解质液，再输血。实践证明失血量多达 2000ml 时，如只输等量全血不一定能安全度过。失血性休克如单纯输血，不补液体，生存率仅为 40%；如以补平衡液为主，兼补血，则生存率可提高至 85%。

对于可控制出血达到年龄特异性和共病特异性血红蛋白阈值的患者，应进行红细胞浓缩物（RCC）输血。那些出血不受控制的患者，不管目前的血红蛋白值如何，都应该接受全血或洗涤红细胞、新鲜冷冻血浆（FFP）和血小板浓缩物（PC）的输血。

5. **应用止血药**　外伤性或围生期出血的患者也应在早期给予 1～2g 氨甲环酸。

6. **致死三联征的防治**　致死三联征是由于随着出血和休克，患者血液中发生了适应性和非适应性改变，在出血部位，凝血级联和血小板被激活，形成血栓，远离出血部位则纤溶活性增加，以及血小板耗竭、血小板减少、血小板活性降低等均可导致凝血功能障碍。医源性因素可进一步加剧活动性出血患者的凝血功能障碍。过度的晶体液复苏稀释红细胞携氧能力和凝血因子浓度，输入冷盐水会加剧由出血、能量储存衰竭及环境暴露引起的热量丢失。过度输入偏酸性晶体液加重由低灌注引起的酸中毒，并进一步损害凝血因子的作用。以上几方面导致机体出现凝血功能障碍、低体温及酸中毒为一体的"致死三联征"。

（1）低体温处理：失血性休克患者伴低体温，在救治过程中注意保温复温。具体措施包括去除湿冷衣服、增加环境温度、覆盖棉被等保暖物品防止体温散发，有条件可以采取输入温热液体、应用升温毯等措施。

（2）酸中毒处理：推荐 5% 的碳酸氢钠溶液，根据动脉血气分析结合 pH 及碳酸氢根含量给予（详见第三章第六节）。

（3）凝血功能障碍处理：可输注新鲜全血、浓缩红细胞（PRBC）、新鲜冷冻血浆和血小板（PLT）等。当血红蛋白＜7g /dl，建议输全血或 PRBC；当血小板＜50 000/ml 或伴颅脑损伤者血小板＜10 000/ml 应输注血小板；当血浆纤维蛋白原水平＜1.5～2.0g/L 或血栓弹力图（TEG）显示有明显的纤维蛋白原缺乏时应给予补充，纤维蛋白原补充的起始浓度为 3～4g 或冷沉淀 50mg/kg，进一步的补充应根据实验室检查结果确定。

八、　预防

1. 积极防治感染。
2. 做好外伤的现场处理，如及时止血、镇痛、保温等。
3. 对失血或失液过多（如呕吐、腹泻、咯血、消化道出血、大量出汗等）的患者，应及时酌情补液或输血。

（马晓薇）

第三节　烧伤性休克

烧伤，泛指机体接触高温、电流、强辐射或者腐蚀性物质所发生的损伤，亦称灼伤、烫伤。烧伤性休克（burn shock）是指大面积烧伤伴有大量血浆丢失而引起的休克。主要是血浆丢失过多，造成血容量减少所致低血容量性休克。同时，疼痛亦可反射性引起血管扩张，加重休克的发生。烧伤后期创面容易继发感染，又可并发感染性休克。

一、　病因及发病机制

微血管通透性增加是烧伤后血管内液外渗，血容量急剧下降，导致休克的重要原因。中性粒细胞聚集、炎症介质过度表达与相关传导通路活化是造成微血管通透性增加的主要原因；血管内皮屏障功能受损是烧伤后微血管通透性增加的主要病理基础。

血管通透性增加，导致血管内白蛋白大量渗漏到组织间隙，引起全身性水肿、胸腔渗液、腹水、有效循环血容量下降，进而发展为休克及多器官衰竭，甚至死亡。

重度烧伤继发全身感染和器官损伤，也是休克发生发展的重要因素。

二、临床表现及诊断

1. 休克的临床表现及诊断　①脉率增速：早期多见，严重时可达成160 次/分以上。脉搏细速，危重者无脉搏。②血压：早期可正常或略高，一旦降低，收缩压<90mmHg，甚或无血压，脉压<20mmHg，提示病情危重。③明显口渴，早期多见。④烦躁不安，有时意识障碍，甚至昏迷。⑤恶心、呕吐。⑥肢端末梢循环不良，表现为皮肤、黏膜苍白。⑦尿量明显减少，大面积深度烧伤，有时可见肉眼血尿，呈酱油色。⑧实验室检查：血液浓缩、红细胞计数增高，血细胞比容增高。

根据上述临床表现可做出休克的诊断。

2. 烧伤的临床表现及诊断　确定烧伤面积及深度（二度及三度）。成人烧伤面积若超过 10%、儿童烧伤面积超过 5%，较易发生低血容量性休克，需静脉复苏补液。

三、治疗原则及措施

（一）治疗原则

烧伤休克主要在最初的24～48 小时危及患者，死亡率较高。通常与烧伤休克相关的心血管动力学因素包括心排血量减少、外周血管收缩、血容量减少和动脉血压下降。

1. 早期及时补液，纠正低血容量性休克，维持呼吸道通畅。

2. 深度烧伤组织是全身性感染的主要来源，应早期切除，创基新鲜时，用自体皮直接覆盖。若创基较差，可暂时用异体皮或异种皮覆盖。

3. 使用敏感有效抗生素控制感染，防治内脏功能障碍。

4. 重视形态、功能的恢复。

（二）治疗措施

1. 补液治疗　补液治疗（液体复苏）总的原则是丧失多少补多少，丧失什么补给什么，丧失多快以同速度补还。但实际上仅需补给维持组织器官血流灌注的需要量。目前流行的各种液体复苏公式都是以体重和烧伤面积作为计算液体复苏需要量的基础。但哪一种公式最佳，仍是个未解决的问题。液体复苏的原则是补给维持组织器官有效血流灌注的最低需要量。为了避免补液过多或过少，补液过程中应当经常调节补液量。

（1）补液公式：按 1970 年（上海）全国烧伤会议制定的公式计算，第一个 24 小时液体总量为电解质液、胶体液、生理需要量三者总和；按照患者的烧伤面积和体重计算，伤后第一个 24 小时，每 1%烧伤面积（一度、二度）每千克体重应补充电解质液（平衡盐溶液）和胶体液1.5ml（小儿 2.0ml），胶体液、电解质液之比为 0.5∶1，（广泛深度烧伤者可按 0.75∶0.75）；生理需要量 2000ml。输液速度：总量的 1/2 在伤后第一个 8 小时内输入，总量的另 1/2 在伤后 16 小时内输完；第二个 24 小时输液总量为电解质液、胶体液参照第一个 24 小时实际输液量的 1/2，生理需要量仍为 2000ml。日后补液量则依照患者情况补给。

（2）几种特殊情况的处理

1）入院已经出现严重休克时，应立即行静脉切开插管，快速输液并留置导尿，开始 1 小时内快速输入电解质液（或全血、血浆）1000ml 左右。休克改善后，按尿量、脉率、血压等调整输液速度。

2）缺血再灌注损伤的预防：给予维生素 E、维生素 C 等自由基清除剂。

3）及早防治酸中毒：适量输注 5%碳酸氢钠溶液。有条件的医院应监测动脉血气分析，根据血气分析结果指导酸碱失衡的诊断及处理。

4）出现血红蛋白尿时，可适当增加输液量并加快输液速度，要求尿量达到 80～100ml/h。及早应用利尿药。

5）少尿或无尿的处理：首先考虑扩容是否充分，不要急于使用利尿剂，如输液量估计基本充分，血容量补足，休克纠正（撤停升压药血压不下降）的前提下，可酌情使用小剂量利尿剂，必要时可重复应用，若无效，应考虑肾衰竭的可能。血容量未补足，休克未纠正，禁用利尿剂。

（3）补液疗法中的几点说明

1）胶体液指血浆、全血、5%白蛋白、低分子右旋糖酐等。

2）电解质液指生理盐水、平衡盐溶液、等渗碱溶液。

3）生理需要量常用 5% 或 10% 葡萄糖注射液。

4）创面如采用暴露疗法，室内温度较高或炎热夏天，可酌情增加输液量以补充创面及呼吸道等的非显性失水。

5）抗休克期间，中断输液或输液过慢，可随时发生休克。故必须按时按量完成输液计划，监测心电图、血压、血氧饱和度等生命指标。

6）休克期注意保暖，减少刺激、全疗程吸氧。

（4）液体复苏时需注意的问题

1）烧伤总面积按照实际的一度和二度烧伤面积计算，一度不计算在内。

2）胶体液与电解质液的比例可视烧伤面积和深度而定。大面积深度烧伤以 1：1 为佳，若在烧伤后第一个 24 小时中只输给电解质液，在伤后第二个 24 小时开始时必须给予胶体液。

3）胶体液通常选用血浆或全血，以血浆为主。大面积Ⅲ度烧伤患者因血细胞破坏较多，需应用一定量全血代替血浆。血浆代用品在休克液体复苏中无肯定的优越性，不主张应用。

4）若有额外水分丢失，补液量应相应增加，参照血清钠水平补充水分。

5）若患者入院时已呈现休克状态，由于组织缺氧，更进一步减少功能性细胞外液间隙和有效循环血容量，这时需要更多的晶体液和胶体液才能维持有效循环血容量，通常会超出公式的预算量。

6）若由第一个 24 小时补液不足而致严重休克，在第二个 24 小时中液体量需要相应增加。

7）液体复苏需要量个体差别极大，并受一些因素影响如烧伤深度、部位、原因，患者年龄、体质、心血管代偿情况、转运距离和开始液体复苏的时间等，因此液体公式计算的预算量仅作为参考。液体复苏时除应根据补液公式计算补液量外，还应结合患者的具体情况及地域特点给予适当调整，制订个体化的补液方案。

8）胶体液、电解质液和水分应交替输注。不能在短时间内输入大量5%葡萄糖注射液，以避免发生稀释性低钠血症而导致的体液渗透压降低，患者可能发生脑水肿。

9）延迟复苏：是指烧伤休克已发生并持续了一段时间后才开始的液体复苏治疗。烧伤休克延迟复苏已成为临床亟待解决的难题，烧伤休克的延迟复苏是发生烧伤感染和 MODS 的重要因素和发病基础。烧伤休克延迟复苏有其特殊性。如烧伤患者入院时已经发生休克，按常规的液体复苏公式计算应该补充的液体量静脉滴注，尽快纠正休克。但快速补液应在严密观察下进行，有条件者需连续测定 CVP、肺毛细血管楔压和心排血量。根据动物实验观察，三度烧伤面积为体表面积40%时，烧伤后6 小时开始的液体复苏治疗可被视作为延迟性复苏。由于烧伤后休克发生的快慢与烧伤的严重程度有关，临床上对延迟性复苏的判断不仅应根据伤后开始液体复苏治疗的时间，而且应考虑烧伤的严重程度，烧伤越严重，休克发生得越快，延迟性复苏距烧伤后的时间就越短。烧伤休克及时就地给予补液复苏、避免长途转运是使休克期平稳度过和提高烧伤休克抢救成功率的关键。

（5）疗效标准：抗休克是治疗烧伤的一个重要阶段，抗休克纠正，病情平稳，疗效标准如下。

1）患者安静，无烦躁，神志清楚，口渴消失。

2）生命体征稳定，脉率 120 次/分以下，血压基本正常（不用升压药的情况下）。

3）每小时尿量达到 50～80ml，尿比重稳定在 1.020，尿 pH 呈弱碱性。

2. 防治感染　烧伤容易并发多种细菌感染。创面污染清洗、脓痂切除等至关重要。主张早期使用广谱抗生素，同时使用甲硝唑防治厌氧菌感染。待创面分泌物、脓液的细菌培养及血培养检出致病菌后，根据药物敏感性试验结果，调整相应的抗生素。

四、 其他注意事项

1. **个体化液体复苏** 详见前述。

2. **辅助液体复苏** 烧伤休克早期，发生氧化应激损伤，机体组织器官的血流低灌注状态可导致氧自由基大量生成，血管通透性明显增加，造成组织严重水肿。晶体液中加入维生素 C 除可减少烧伤早期补液量外，还可提高机体的抗氧化能力，减轻氧化应激反应的损伤程度。严重烧伤早期给予血浆置换，即采用新鲜冷冻血浆（fresh frozen plasma，FFP）和白蛋白替换患者的部分血浆，可清除患者体内分泌的大量炎性介质和细胞因子，从而降低炎症反应程度，减少烧伤早期补液量。

3. **动力扶持** 约有 20% 的严重烧伤患者，即使伤后立即补液也难以纠正休克。提示除血容量降低外，心脏等因素也参与了烧伤休克的发生。严重烧伤后 10～30 分钟，即可出现心肌损害、心肌血流量减少、心肌特异性损伤指标水平增加，心肌细胞自噬或凋亡，心功能降低。迅速发生的心肌损害及心功能减弱，不仅可引起心功能不全，还可诱发或加重休克。因此，在传统"容量补充"抗休克的同时，针对心肌损害的机制，早期应用药物予以"动力扶持"，如采用小剂量血管紧张素转化酶抑制剂（angiotensin converting enzyme inhibitor，ACEI）减轻心肌损害，采用左卡尼汀（levocarnitine）、果糖二磷酸钠（fructose diphosphate），改善能量代谢（脂肪酸、葡萄糖），采用前列腺素 E_1 防治心肌细胞氧化损伤，可以提高休克的复苏效果和存活率。

4. **内源性细胞保护** 对应激与炎症反应，可启动内源性保护机制以减轻缺血缺氧损害。临床应用调控内源性保护机制的新措施减轻早期损害，包括早期启动内源性抗炎机制（如应用乌司他丁）以减轻炎症损害，启动内源性抗氧化机制（如应用生脉注射液）以减轻细胞损伤，提高能量代偿水平（如左卡尼汀、果糖二磷酸钠）以维护组织器官功能，可起到较好的临床效果。

5. **应激因素的处理** 应激反应可以引起机体神经、内分泌、内稳态的改变，医疗过程中的应激因素也影响着烧伤休克的防治效果。疼痛刺激伴随着严重烧伤患者的整个治疗过程，可诱导机体产生应激反应，影响着烧伤患者的预后与转归。因此，提倡优质护理，加强心理干预，能够解除或减轻患者焦虑、抑郁情绪，让患者配合治疗，促进患者心理健康。

6. 监护指标的选择

（1）症状、体征：精神状态、血压、心率、肢端温度能反映组织血流灌注情况，但是受影响因素较多，而且比较迟钝。尿量能更好地反映肾脏和其他器官血流灌注情况，是评价复苏效果的简便指标之一，在肾功能正常和不使用利尿剂的情况下，尿量是调整补液量的最佳指标。目前，临床上以维持正常血压和基本尿量 0.5～1ml/（kg·h）作为主要的复苏目标。

（2）血液指标：严重烧伤后红细胞破坏增多，血细胞比容能够较为准确地反映严重烧伤患者血容量的变化，且不易受神经体液因素影响，对防治烧伤休克具有积极意义。血气分析、血乳酸水平、剩余碱、胃黏膜 pH（pHi）、血乳酸清除率等指标，能及时地反映组织氧供情况，可用于指导液体复苏。血乳酸水平对判断患者的预后也有一定价值。

（3）血流动力学指标：PiCCO 监测仪可监测心率（HR）、平均动脉压（MAP）、中心静脉压、氧合指数、心排血量（CO）、心排血指数（CI）及全心舒张末期容积指数（GEDVI）等指标，有助于心血管动力学的观察。腹腔压力监测可有效避免过度补液造成的腹腔间隔室综合征等严重并发症，降低患者死亡率。有条件的医院可以采用相关检查。

（姚　明）

第四节　高温中暑休克

高温中暑常发生于炎热的夏季，在高温环境下工作、生活的人群，重症者可能发生休克，甚至死亡。

一、 病因和发病机制及临床表现

长时间在高温下工作、生活，又缺乏防暑降温措施，容易中暑，其有以下 3 种临床表现类型。

1. **热痉挛** 高温中暑者，出现严重的肌痉挛伴收缩痛，肌痉挛以四肢（尤以腓肠肌）痉挛最常见，咀嚼肌、腹肌也可发生痉挛。痉挛呈对称性，时发时愈，轻者不影响工作，重者疼痛剧烈。实验室检查有低钠低氯血症、肌酸尿症。

2. **热射病** 高温中暑最严重的类型，典型症状为高热、无汗、昏迷。严重者可发生周围循环衰竭（休克）、心力衰竭、呼吸衰竭、肺水肿、脑水肿、肝肾衰竭，实验室检查显示代谢性酸中毒，低钠低氯血症。心电图示心律失常，有心肌损害表现。

3. **热衰竭** 高温中暑最严重的类型，由于在高温环境下，大量出汗，大量失水、失盐，心血管功能受损，发生不同程度的循环障碍，以低血压、休克、急性心力衰竭和心律失常为常见表现。

高温中暑对全身各组织器官均有不良影响和损害。高热引起外周血管扩张，但不伴内脏血管收缩，流经皮肤肌肉的血流量大幅增加，加之大量出汗，水盐大量丢失，循环血容量减少，各组织器官血流灌注减少，缺血缺氧，细胞代谢障碍，能量生成减少，器官功能削弱。高温还直接损伤大脑、呼吸循环中枢，进而产生全身损害。如不及时积极救治，最终导致多器官衰竭，死亡。

二、 诊断

根据上述高温中暑病史，高温中暑的临床表现，失水，循环衰竭的表现，脉搏细速，甚至不能扪及，血压降低，收缩压＜90mmHg，甚至更低，脉压＜20mmHg。高温中暑休克诊断不难。

高温（高热），脱水，电解质代谢紊乱，酸碱失衡，是高温中暑休克的主要病因和发病机制。对脱水需要加以鉴别，区别处理[详见本章第一节"失液(脱水)性休克"]。

(一)脱水性质的鉴别

1. 缺水性（高渗性）脱水　最常见的类型，由于高温，出汗过多，体内水分大量丢失，血浆渗透压升高，细胞内水分向细胞外转移，导致细胞内、外液减少，血容量减少，循环衰竭。细胞因脱水而遭到破坏，钾离子外流。当脱水量达体重 2%～3% 时，出汗开始减少，口渴，尿少，影响工作效率。脱水量达体重 6% 时，脉搏增快，体温升高（脱水热），少尿（<400ml/d），尿比重>1.035，出现氮质血症、疲惫状态。当脱水量达体重 10% 时，唾液分泌停止，口干舌燥，厌食，神志精神异常（嗜睡或兴奋、幻觉、谵妄）。脱水量达体重 15%～20% 时，发生昏迷、休克，患者可因休克、渗透压过高而死亡。

2. 缺盐性（低渗性）脱水　高温，大量出汗，恶心呕吐，缺盐的比例大于脱水，血浆及细胞外液渗透压降低，水向细胞内转移，引起细胞内水肿，同时抗利尿激素分泌减少甚至停止，此时尿量不变或稍有增多。口渴不明显。通过水分的转移和排出，引起继发性脱水，血容量减少，脉搏细速，血压降低，容易引起直立性晕厥或昏迷。休克和肾衰竭是主要威胁。

3. 混合性脱水　水和盐同时大量丢失，细胞外液因水盐丢失的比例不同，可以呈低渗性，也可呈高渗性。临床多为高渗性细胞内脱水，有强烈的口渴感，并有虚脱，血压降低，严重时发生谵妄，出现幻觉、惊厥、昏迷。

(二)电解质及酸碱平衡的监测

1. 电解质的监测　高温中暑患者中至少 50% 有低钾低氯血症。

2. 血气分析　病情不同，患者可能有代谢性酸中毒（缺氧代谢，乳酸生成增多）、代谢性碱中毒（低钾低氯血症引起）、呼吸性碱中毒（过度换气引起）、低氧血症。

(三)其他检查

还可监测患者血常规、肝肾功能、心电图。

三、治疗

（一）院前急救

1. 脱离高温环境　立即将患者转移至阴凉通风场所休息，冷空调房间最好。饮用清凉饮料或凉盐水。

2. 降温　体温升高者，用冷毛巾擦身，冷敷，帮助散热。

3. 药物　可选用下列药物口服：人丹、十滴水、避暑丹、解暑片、藿香正气水。涂清凉油。

4. 针灸　针刺或按摩合谷、足三里、风池、太冲等穴位。

（二）院内急救

入院后立即采取下列多项措施急救。

1. 降温

（1）物理降温

1）环境降温：将室内温度调至 20℃左右。

2）体表降温：用冷水浸湿的毛巾擦拭全身，也可直接用自来水或温水沾湿毛巾，反复擦拭全身，促使皮肤血管扩张而散热。用电扇吹风，戴冰帽，双侧颈部和腋下、腹股沟处放置冰袋。冰袋的简易制作方法：塑料水瓶装自来水达 4/5 瓶（不装满），放入冰箱冷冻室结冰后使用。

3）体内降温：用 4～10℃5% 葡萄糖氯化钠注射液 1000ml 灌肠。也可经胃管注入适量冷生理盐水。

（2）药物降温

1）地塞米松：成人 10mg 稀释后静脉注射，有助于降温，改善机体的应激反应，对脑水肿者有轻度脱水、降低颅内压作用。

2）氯丙嗪：25～50mg 加入 5% 葡萄糖氯化钠注射液 500ml 中静脉滴注，2 小时内滴完。但有降低血压的缺点，密切观察血压变化，休克患者慎用。

3）山莨菪碱：10～20mg 加入 5%葡萄糖氯化钠注射液 500ml 中静脉滴注，有散热作用，还有助于改善微循环，防治 DIC。

4）纳洛酮：适用于高热、超高热、有意识障碍、循环衰竭、休克的中暑患者，纳洛酮 0.4～1.2mg 稀释后静脉滴注，15 分钟、30 分钟、60 分钟重复给药，或增加剂量。此药有降温、促醒、升血压的效果。

2. 纠正休克   患者入院后尽快建立两条静脉通道，一条通道快速输液，纠正脱水，补充血容量，另一条通道使用各种药物。

按脱水的性质，补液用不同的液体，首先补充累积丢失量，后补充继续丢失量和生理需要量（详见第三章第四节和本章第一节），多数高温中暑休克患者有高渗性脱水，可静脉滴注 5%葡萄糖氯化钠注射液或复方氯化钠注射液。禁用右旋糖酐-40，以免加重出血倾向。

除静脉补液外，鼓励口服补液，全部记入出入液量中。

血气分析显示有代谢性酸中毒时，可静脉滴注 5%碳酸氢钠溶液。动态观察血气，决定是否继续补碱。

高温中暑急性期，低钾血症很常见，应予以纠正。如经补液后仍无尿，有明显尿毒症、高血钾者，应尽早腹膜透析或血液透析。

有低氧血症、呼吸衰竭者，应吸氧，呼吸衰竭严重者使用呼吸机辅助通气给氧。

3. 防治并发症   对于高温中暑休克患者，采取降温、抗休克措施，纠正电解质紊乱和酸碱失衡，维护循环功能，维护呼吸功能，防治多器官衰竭。

（刘煜亮   罗永艾）

第五节   自发性血气胸所致休克

自发性血胸，又称特发性血胸，系指未发现明确原因而出现的胸膜腔出血，临床上以自发性血气胸多见，当胸腔内压力升高、失血达一定程度时引起休克甚至死亡。

一、病因及发病机制

（一）病因

自发性气胸发生时，以下四种情况下发生出血：①胸膜壁层与胸膜脏层间有异常血管增生的粘连带撕裂。②含有血管的肺大疱破裂。③肺实质破裂（可见于肺结核或肺癌侵蚀血管，破溃入胸腔）。④先天性异常血管的破裂。

（二）发病机制

自发性血气胸引起休克的机制：①大量失血导致血容量下降、组织器官血流灌注不足，氧代谢异常，器官发生继发性损害。②血气胸使胸膜腔内压增高，肺受压萎陷，纵隔移位，肺循环梗阻，继而影响心脏血液回流，心排血量减少。病理研究显示：因胸膜粘连而形成的血管壁异常薄，伴有黏液样变性和硬化，内膜和中膜有纤维化，不能进行生理性收缩。异常的血管周围没有足够的肌肉组织做支撑，胸膜腔内负压也可能加重和延长出血时间，最终导致大量出血进入胸膜腔，引起休克。

二、临床表现

1. **休克的临床表现**　①早期表现为轻度兴奋、烦躁焦虑、脉搏细速，心率超过 100 次/分等。②中期表现为面色灰白、大汗、烦躁、意识不清、呼吸表浅、四肢湿冷、收缩压<90mmHg 或测不到、尿量<30ml/h 或无尿等。③晚期表现为皮肤、甲床瘀斑，吸氧难以纠正的进行性呼吸困难，无尿等。

2. **自发性血气胸的临床表现**

（1）病史：患者多为青年男性，起病急，病程短。

（2）临床表现：无明显诱因突发单侧胸痛伴呼吸困难，进而出现乏力、脉率增快、贫血、意识改变；当患者取直立体位时，临床查体可发现患侧上胸部叩诊呈过清音或鼓音、下胸部叩诊呈浊音或实音，纵隔向健侧移位，患侧呼吸音明显减弱或消失。

（3）辅助检查：平卧位胸部 X 线片可能因血液均匀分布于胸膜腔而漏诊血胸，这时可采用半卧位拍片或者 B 超进一步明确诊断。平卧 CT 可观察到患者的肺部积血积气、积血和积气的量、肺组织和心脏的被压迫程度，以及肺部有无结核、肿瘤等，其对寻找病因和治疗具有重要意义。休克患者就地抢救，禁止搬动，如无床旁检查条件，须待病情好转后，方能护送进行 CT、B 超等检查。

三、诊断

1. 休克的诊断　根据休克的临床表现及相应检查结果等，做出休克的诊断。

2. 血气胸的诊断　根据病史、症状、体征、影像学检查结果、血常规显示红细胞和血红蛋白减少，以及诊断性胸穿抽出气体和不凝固的血液（血细胞比容多大于 50%）可明确诊断。在血气胸发生之后几天内，由于二次稀释，血细胞比容可能下降到低于 50% 水平，此时血细胞比容多为 25%～50%。

自发性血气胸的胸膜腔内累积血液通常＞400ml，如果＞1200ml 则预警可能发生低血容量性休克。需要强调的是，当胸内出血速度较快、血液凝固时，胸腔的初始引流量可能较少，因此可能低估出血量，此时患者可能由于进行性的呼吸衰竭和大量而持续性胸膜腔积血，很快出现休克甚至死亡。

四、治疗

1. 休克的治疗　一般治疗原则同失血性休克，抢救生命第一，保护功能第二。

（1）液体复苏（补充血容量）：在心肺功能耐受的情况下进行确定性复苏，以恢复机体的有效循环血容量，稳定血流动力学，在有效止血之前可采取低压复苏策略。建立两条静脉补液通道，尽早补足血容量，采取先晶后胶（晶：胶为 2：1）的措施。对于非控制性失血性休克，液体复苏目标血压控制在 80～90mmHg，低压复苏时间不宜超过 120 分钟，过程中注意保温，防止体温下降。

（2）应用血管活性药物和正性肌力药物：为配合允许性低压液体复苏，减少活动性出血量，维持更好的血流动力学参数，延长黄金救治时间，可以使用小剂量的升压药物如去甲肾上腺素。正性肌力药物是在前负荷良好而心排血量仍不足时使用，可选择多巴酚丁胺和磷酸二酯酶抑制剂。

（3）酸中毒的处理：依据动脉血气分析，判断酸碱失衡类型，有代谢性酸中毒者，可用 5% 的碳酸氢钠静脉滴注。

（4）输血：根据实验室检查结果，酌情选择新鲜全血、浓缩红细胞、新鲜冷冻血浆和血小板，以及凝血因子，防治凝血功能障碍。当血红蛋白 <70g/L，输注全血或者浓缩红细胞；当血小板 <50 000/ml，输注血小板；当血浆纤维蛋白原 <1.5～2.0g/L 或血栓弹力图显示有明显纤维蛋白原缺乏时，补充纤维蛋白原或者冷沉淀。

除上述治疗外，还要密切监测相关指标如休克指数、血压、心率、尿量、中心静脉压、组织血流灌注相关指标、血常规、凝血功能等，用于休克程度判断和救治监测。

2. 血气胸的治疗　目前还没有血气胸的治疗指南，血气胸的治疗管理目标是止血和肺复张。插入肋间引流管，水封瓶闭式引流，积极进行外科手术治疗。在疾病早期，补液、输血，恢复循环血容量，胸穿抽吸胸腔血液和气体，以减轻胸内压力，使血压迅速恢复，这表明虽然低血容量加剧了循环衰竭，但胸腔压力过大是危及生命的主要因素。

治疗措施：①对于小量血气胸的患者，采用胸膜腔穿刺的方法，可直接抽取胸腔内气体和血液，减少对肺组织和心脏的压迫。②对于中等量血气胸的患者，采用胸腔闭式引流术，可于患侧胸壁低位肋间置入硅胶或橡胶引流管，接水封瓶，使胸腔内积血积气尽快排出，减少对肺组织和心脏的压迫。③当积血积气量持续增加或大量血气胸时，采用外科手术，外科手术包括血凝块清除、切除大疱、结扎粘连止血、冲洗胸膜腔。肺尖部大疱组织与胸壁的粘连，锁骨下动脉、主动脉和上腔静脉区域的粘连，心包粘连是出血的主要来源。外科手术可以更早、更有效地止血，纠正漏气，并建立合适的引流系统。

3. 全程吸氧　为了改善患者呼吸困难的症状，需要全程吸氧，氧疗的方法包括鼻导管吸氧，经鼻高流量吸氧，必要时呼吸机辅助通气给氧，甚至给予体外膜氧合等。

4. 防治感染　选择抗菌药物抗感染治疗，如第二代、第三代头孢菌素，起到抗感染或预防感染的作用。

五、预防

预防自发性血气胸休克最根本的措施在于早期识别和治疗，阻止病情进展至休克的程度。胸腔引流通常是第一步，积极液体复苏、输血，必要时早期手术，特别是胸腔存在大量血凝块的患者，以防止胸膜粘连、纤维化和发生限制性肺功能障碍。

（李一诗　吴永昌）

第六节　大咯血所致休克

大咯血的定义是 24 小时内咯血量在 500ml 以上或单次咯血量＞100ml。大咯血时，血液从气道、口腔和鼻涌出，堵塞气道引起窒息，失血量过多引起失血性贫血和失血性休克，危及患者生命，必须早诊断、早治疗，及时抢救。

一、病因及发病机制

（一）病因

咯血有很多种原因，引起大咯血的原因主要包括以下几种疾病。

1. **支气管扩张症**　气道反复感染与炎症导致支气管不可逆的结构破坏，炎症腐蚀周围伴行的血管壁，形成支气管小的血管瘤，血管瘤破裂导致大咯血。

2. **空洞型肺结核**　肺结核合并大咯血是由于结核病灶侵蚀邻近血管，结核继发支气管扩张，肺结核的空洞壁形成的动脉瘤破裂。

3. **肺脓肿**　肺脓肿脓腔的血管受到损伤，形成血管瘤，血管瘤破裂发生大咯血。

4. **慢性肺曲霉病曲霉球**　肺曲霉球的周围有丰富的血管网，甚至形成血管瘤。曲霉球在空洞内滚动摩擦可损伤血管，或侵犯局部血管，导致血管破裂引起大咯血。

5. **其他原因**　肺部肿瘤、血管炎（韦格纳肉芽肿、抗中性粒细胞胞质抗体相关血管炎）、肺动静脉畸形、肺隔离症（叶内型）等疾病，偶可引起大咯血，也应予以重视。胸部创伤所致大咯血。

（二）休克发病机制

1. **失血过多**　咯血量＞1000ml 的急性出血，可引起失血性休克。

2. **咯血窒息**　窒息是大咯血的最严重并发症，患者呼吸道被大量的血液阻塞，呼吸突然中断，有濒死感，口唇、全身皮肤发绀，中枢神经系统和全身组织器官严重缺血缺氧，呼吸、循环衰竭，休克，可致迅速死亡。

二、临床表现

1. **休克的临床表现**　大咯血后血容量急剧减少，出现头晕、面色苍白、烦躁不安、大汗、肢端冰凉。脉搏细速，血压下降，收缩压＜90mmHg，甚至为 0，脉压＜20mmHg。

2. **大咯血的临床表现**　大咯血时，大量血液咳出，若血凝块阻塞气道时，可引起胸闷、憋气、冷汗、头痛、烦躁、呼吸窘迫甚至昏迷等窒息的表现，严重者呼吸、心搏骤停。查体可见面色苍白，喉部痰鸣音，引起窒息时可出现重度发绀、呼吸运动减弱，甚至停止。患侧呼吸音减弱或消失，可闻及痰鸣音及肺部大、中水泡音。

三、诊断

1. 休克的诊断　依据上述休克的临床表现，即可做出大咯血所致休克的诊断。

2. 病因诊断

（1）病史问诊：根据病史问诊可初步判断引起大咯血的基础疾病，多次咯血患者，既往诊断已明确，不必重复检查。首次大咯血者，病因不明确，先止血，后检查，咯血停止后方可进行影像学检查。

（2）咯血量的估算

1）问诊估计咯血量。

2）现场直接观察，电动吸痰器吸血时利用引流瓶刻度计算。

3）根据休克指数估算失血量，若休克指数=1，提示血容量丢失20%～30%（1000～1500ml）。若休克指数＞1，提示血容量丢失30%～50%（1500～2500ml）。

4）血常规、出凝血时间：从红细胞、血红蛋白计数的下降估计失血的严重程度。

（3）影像学检查：大咯血应当就地抢救，禁止长途转院或院内科室之间搬动。当咯血完全停止后，方可搬动（轮椅或推床，不可自行走动）进行相关影像学检查。有条件者可进行床旁检查。

1）胸部X线片，必要时进行CT检查。

2）支气管镜检查，有治疗与诊断双重作用，大咯血有窒息危险者，需用纤维支气管镜吸出血液，畅通气道，同时可查明出血部位，进行局部止血治疗。

四、治疗

大咯血休克的治疗需要立即畅通气道、休克复苏、隔离出血部位和对症支持治疗。

（一）休克的治疗

一般治疗原则同失血性休克。

1. 补液　快速建立两条静脉通道，一条通道快速补液，尽快补足血容量；另一条通道使用各种药物。补液的方法及注意事项，升压药的适当使用，请参见第三章第四节和第五节。

2. 输血　大咯血除窒息性休克外，多数是失血过多引起的失血性休克。在快速补液的基础上，根据失血量及严重程度，适当输血。早期使用血液制品可改善患者的预后。若凝血功能明显异常，可根据情况予以冷沉淀、凝血酶原复合物、血浆等输注；若血红蛋白浓度低于 70g/L，可输浓缩红细胞；在 70～100g/L 时，可根据患者出血是否停止、一般情况、代偿能力和其他重要器官功能来决定是否输红细胞。

注意：不能消极等待输血而不补液，应先补液，后输血，也不能失多少血，补多少血。补充血容量以补液为主，根据失血量补血。

（二）畅通气道

1. 体位引流　大咯血时首先应保持呼吸道通畅，取俯卧位（头偏向一侧），头低足高位，拍打背部，鼓励患者用力把血咳出来。若出血侧已知，取患侧卧位，有利于咯出血块。专人护理，防止坠床。

2. 电动吸引　在无纤维支气管镜条件的医疗单位，可用电动吸痰器，把鼻腔、口腔、咽喉的积血吸出来，趁患者吸气时，快速把吸管插入气管吸血。

3. 隔离出血部位　对于出血部位并不明确的患者，还需立即考虑肺隔离出血方法，常用的肺隔离技术包括选择性支气管内插管，或双腔气管插管、气管插管后放置支气管阻塞器止血等。

密切观察有无咯血窒息先兆：①咯血突然减少或停止。②面色苍白、胸闷烦躁或神情呆滞，喉头噜噜作响，大汗淋漓。③一侧或双侧呼吸音消失。

（三）止血方法

1. 止血药物治疗

（1）垂体后叶素：通常作为大咯血的首选治疗药物。其可以收缩支气管动脉和肺小动脉，使肺内血流量减少，降低肺循环压力。用法：垂体后叶素 5U 溶于 50%葡萄糖注射液 20ml 中缓慢静脉滴注，再用 10U 加入 10%葡萄糖注射液 250ml 中缓慢持续滴注，效果明显。但对于高血压、冠心病、青光眼、妊娠者，垂体后叶素应禁忌使用。

（2）生长抑素：类似物奥曲肽也常被应用于大咯血的治疗，临床禁忌较垂体后叶素少，可以作为垂体后叶素的后备治疗用药。

（3）酚妥拉明：为 α 受体阻断剂，可以直接舒张血管平滑肌，降低肺动静脉血管压力，以达到止血目的，主要用于垂体后叶素禁忌或无效时。

（4）其他止血药物：抗纤溶剂如 6-氨基己酸、氨甲苯酸、氨甲环酸等；补充凝血酶药如矛头蝮蛇血凝酶、鱼精蛋白等；增加血管致密性药物如肾上腺色腙、维生素 C 等；酚磺乙胺、维生素 K 及中药等，通过多种作用促进凝血止血，上述药物可酌情选用。一般止血药物及垂体后叶素治疗无效的顽固性咯血，可以考虑短期使用糖皮质激素（地塞米松或甲泼尼龙琥珀酸钠）。

2. 支气管镜止血　纤维支气管镜（简称纤支镜）在大咯血患者的诊疗过程中最常用。多数大咯血患者威胁生命的首要因素是气道阻塞，因此纤支镜的首要治疗目标是通过吸出气道内的血液，从而确保气道通畅，保证足够的气体交换。早期纤支镜检查可确定出血部位、用支气管阻塞器隔离出血、选择性气管插管和从气道取出血栓。一般未凝血可以通过负压吸出，凝固血栓或血凝块可通过钳夹取出。

当阻塞性血块不易钳夹取出时，用冷冻探针取血栓是非常有效的。在纤支镜直视下，可以直接将止血药物滴入出血段支气管以控制出血，注入冰盐水、肾上腺素稀释液、血管升压素等，可引起局部血管收缩而达到止血目的。纤支镜下行球囊压迫止血，通常球囊压迫时间不超过 72 小时。对于中央气道出血，可通过支气管镜在出血部位予激光及氩等离子凝固术局部凝固治疗止血。

3. 支气管动脉栓塞术

（1）优越性：支气管动脉栓塞术是一种微创血管内技术，是治疗大咯血和复发性咯血最有效的方法，可作为在手术切除或药物治疗前稳定病情的临时措施，也可作为拒绝外科手术或无法耐受手术患者的最佳治疗方法。大咯血 90%来自支气管动脉,其他如肺动脉、锁骨下动脉、腋下动脉、肋间动脉、乳内动脉、膈动脉、支气管静脉来源者,总计不足10%。大咯血的血管解剖来源决定了支气管动脉栓塞术是诊治大咯血的有效手段。支气管动脉栓塞作用机制是减少受累区域支气管动脉的灌注,以达到止血目的。

(2)适应证:内科治疗无效;出血原因不明;反复咯血不宜手术或拒绝手术;术后复发大咯血;支气管动脉瘤等。

(3)禁忌证:为抢救生命,大咯血介入治疗无绝对禁忌;有出血倾向、重要器官衰竭、全身情况差、血管广泛病变均为相对禁忌,知情同意下仍可使用。大咯血患者在成功隔离出血部位和畅通气道后,在有条件的情况下,应该积极开展支气管动脉栓塞术治疗。

对于肺恶性肿瘤(肺原发癌、肺转移性肿瘤)咯血的患者,支气管动脉栓塞止血效果远低于非恶性肿瘤咯血患者。支气管动脉栓塞术最严重的并发症之一,是脊髓动脉分支意外栓塞后导致脊髓缺血、瘫痪,较罕见。

4. 手术治疗　外科手术治疗为大咯血的最终治疗方案,治愈率高,复发率低。但随着支气管动脉栓塞术的开展,其主要用于支气管动脉栓塞治疗后仍有反复咯血患者、难治性曲霉菌病继发大咯血、胸部创伤性出血、肺动脉破裂、肿瘤坏死大出血的治疗。对结核性毁损肺、慢性肺脓肿等引起的大咯血,在控制咯血后,综合评估患者手术耐受性的情况下,外科手术治疗,能明显降低患者咯血复发率。

五、预防

预防大咯血及大咯血所致休克最根本的措施在于病因预防和病因治疗。预防上述大咯血基础疾病的发生,发病后积极、规律治疗,阻止病情进展至大咯血的程度。注意高危人群的筛查和预警,做到早期诊断、提前干预。出现大咯血时,要尽快明确病因和出血部位,及时诊断和精准治疗,控制出血。

(黎友伦)

第六章

感染性休克

免疫力降低或缺陷的人体，遭受病原微生物（细菌、病毒、真菌等）感染，引起感染性疾病。严重的感染性疾病可引起休克，称为感染性休克，又称为脓毒性休克，英文名均来源于"septic shock"。

一、发病机制

现代医学认为，感染性休克是严重感染引起的全身性炎症反应综合征（systemic inflammatory response syndrome，SIRS）。全身炎症反应导致急性循环衰竭，休克发生。

SIRS 是一种临床综合征，具有以下 2 种以上的临床特征：

1. 体温＞38℃，或＜36℃。

2. 心率＞90 次/分。

3. 呼吸频率＞20 次/分，或 P_aCO_2＜32mmHg。

4. 外周血白细胞计数＞12×10^9/L（12000/mm^3），或＜4×10^9/L，或未成熟细胞＞10%。

二、诊断依据

感染性休克的诊断应符合以下标准。

1. 临床上有明确的感染存在。

2. 有 SIRS（临床特征如上述）。

3. 收缩压＜90mmHg，或收缩压下降幅度超过 40mmHg 至少 1h，除外非感染因素引起的休克（如心源性休克、失血性休克、过敏性休克）及降压药剂量过大引起者。

4. 有组织血流灌注不良的表现，如少尿（<30ml/h）>1h 或者急性神志障碍（见第三章第四节表 3-2，表 3-3）。

5. 血培养或其他标本培养有病原微生物生长。标本应在抗菌药物使用前采集，抗菌药物使用之后采集标本，培养可能假阴性。

特别强调：休克早期由于人体的代偿机制，血压未明显降低，容易漏诊。休克早期诊断和早期治疗最为重要，不要错失早期治疗的黄金时机。

三、治疗措施

感染性休克病情严重，复杂多变。控制感染，抗休克（补充血容量、血管活性药物的应用），对症支持，防治器官功能障碍（衰竭）等，多种措施综合应用，提高治愈率，降低病死率。早诊断，早治疗，使用敏感抗菌药物控制感染是根本性治疗，快速补足血容量及合理使用血管活性药物是关键性措施。多种治疗措施综合应用，全面兼顾，临机应变，分秒必争，挽救患者脱离险境，恢复健康。

本章重点讨论临床常见的感染性休克的病因、发病机制、诊断及治疗。

第一节　重症肺炎所致休克

肺炎所致休克常由重症社区获得性肺炎或医院获得性肺炎引起，是 ICU 特别是呼吸重症监护病房（RICU）最常见的休克类型。早期诊断，早期治疗，对提高治愈率至关重要。

一、病因及发病机制

肺炎链球菌，金黄色葡萄球菌，革兰氏阴性杆菌，如流感嗜血杆菌、铜绿假单胞菌、鲍曼不动杆菌、肠杆菌属细菌（肺炎克雷伯菌、大肠埃希菌），嗜肺军团菌，鹦鹉热衣原体，耶氏肺孢子菌，曲霉菌，假丝酵母菌，流感病毒，鼻病毒，腺病毒，巨细胞病毒，冠状病毒等，是重症肺炎常见的病原体。肺部遭受上述各种病原体感染后，激活机体免疫炎症反应，导致全身炎症反应，炎症相关细胞因子释放，引起患者血管收缩舒张调节功能异常，以体循环阻力降低为主要表现，心排血量增高，肺循环阻力增加和心率改变；血压下降主要是继发于阻力血管扩张，导致微循环障碍，血液大量淤积于毛细血管网中，从而引发组织器官血流灌注不良。

二、临床表现

1. 休克的表现

（1）休克代偿期：血压往往正常或略低于正常，在代偿作用下有时甚至轻度升高，但脉压降低。此期，患者由于血流再分布，外周组织和器官血流灌注减少，引起肢端发冷、面色苍白、发绀，尿量减少。同时由于神经内分泌系统激活，引起心率和脉搏增快，患者烦躁不安。部分暖休克患者早期可表现为肢端温暖、皮肤干燥、面色潮红，但组织器官血流灌注不良存在，容易漏诊。

（2）休克失代偿期：由于代偿作用消失，心脑血供下降，表现为神志烦躁或萎靡、嗜睡，甚至出现神志不清。同时血压进行性下降，收缩压＜90mmHg，甚至更低，脉压＜20mmHg，组织器官缺血缺氧加剧，尿量进一步减少或无尿，皮肤可出现花斑，血气分析常提示代谢性酸中毒合并呼吸性酸中毒。

（3）休克难治期：主要表现为循环衰竭、DIC 及 MODS。①循环衰竭表现为血压持续下降或难以测出，对血管活性药物反应性差。②凝血功能异常，出现 DIC 表现，如出血、皮下瘀斑、贫血等。③各器官功能障碍和衰竭可出现各自的临床表现，如肾功能不全出现少尿或无尿，ARDS 患者出现呼吸频率和节律的异常等。

2. 肺炎的表现　原发感染灶在肺部，一般会出现发热、咳嗽、咳痰等呼吸系统症状，或原有呼吸系统症状加重，伴有或不伴有脓痰、胸痛、呼吸困难及咯血。查体一般会有肺实变体征和（或）闻及湿啰音。

三、诊断

1. **休克的诊断**　面色苍白、发绀，肢端湿冷（暖休克除外），神志改变（烦躁→淡漠→昏睡→昏迷），脉搏细速，尿量减少，收缩压<90mmHg，或较原来基础值下降 40mmHg，脉压<20mmHg。根据上述临床表现，即可做出休克的诊断。不需要特殊仪器的检查，病情危重，不允许搬运检查。

2. **肺炎的诊断**　先抢救休克，后检查。有条件时可床旁拍胸片和进行其他检查，休克纠正后方可拍片和进行纤支镜检查等。

（1）新近出现的咳嗽、咳痰或原有呼吸道疾病症状加重，伴有或不伴有脓痰、胸痛、呼吸困难及咯血。

（2）发热。

（3）肺实变体征和（或）闻及湿啰音。

（4）外周血白细胞>$10×10^9$/L 或<$4×10^9$/L，伴有或不伴有细胞核左移。

（5）胸部影像学检查显示：新出现的斑片状浸润影、叶或段实变影、磨玻璃影或间质性改变，伴有或不伴有胸腔积液。

符合上述临床表现，并除外其他非感染性肺部疾病后，可建立肺炎的临床诊断。在抢救休克的同时，进行相关病原学检查，包括痰涂片及培养、血培养、非典型病原体筛查、呼吸道病毒筛查、嗜肺军团菌 1 型尿抗原及肺炎链球菌尿抗原检查，甚至宏基因组二代测序（mNGS）等。

在新型冠状病毒肺炎流行的地区要特别警惕此病，要做相应的核酸检测、抗原检测。

四、治疗

1. **休克的治疗**

（1）氧疗：全程吸氧，包括鼻导管吸氧，经鼻高流量吸氧，严重呼吸衰竭者，可行呼吸机辅助通气，包括无创/有创呼吸机辅助呼吸，甚至利用 ECMO 等，保证血氧饱和度＞95%。

（2）积极液体复苏：尽早恢复有效循环血容量是治疗的关键。当做出休克的临床诊断时，就应立即开始液体复苏，力争在 6 小时内达到复苏目标：①收缩压＞90mmHg。②尿量维持在 0.5ml/（kg·min）以上。

建立两条静脉输液通道，一条通道快速输液，补充循环血容量，另一条通道使用血管活性药物及其他抢救药物。

补液的基本原则和方法：先盐后糖，先晶后胶，先快后慢。首选晶体液进行复苏，主要晶体液包括生理盐水（大量输注生理盐水后可引起高氯性代谢性酸中毒，建议控制其每日总量不超过 1000ml）、林格液（复方氯化钠注射液，基本同生理盐水）、碳酸氢钠林格液（其主要用于循环血容量和组织间液减少时细胞外液的补充，以及代谢性酸中毒的纠正）、5%葡萄糖氯化钠注射液。保证在最初的 4～6 小时，晶体液复苏剂量至少为 30ml/kg。若患者仍需要大量的液体复苏，可加用白蛋白等胶体液。不推荐使用羟乙基淀粉（有肾脏毒性和影响凝血功能的副作用）进行液体复苏。为提高氧输送，建议给予多巴酚丁胺持续静脉泵入以提高心排血量。

（3）应用血管活性药物：经过积极的液体复苏，收缩压仍＜90mmHg，可应用血管活性药物。首选多巴胺，20mg 多巴胺加入 5%葡萄糖注射液 250ml 中静脉滴注，开始 20 滴/分左右（相当于 75～100μg/min），以后根据血压变化调整。当多巴胺无效时，可用小剂量去甲肾上腺素。

（4）维持体温：体温不升患者预后差，应采取保暖措施。高热者物理降温，禁用解热药降温，以防出汗过多，加重脱水、休克。

（5）纠正酸中毒：血气分析常提示有代谢性酸中毒者，可静脉滴注 5%碳酸氢钠溶液。合并呼吸衰竭、呼吸性酸中毒者，昏迷者，可使用纳洛酮促醒，纳洛酮 0.4～1.2mg 稀释后静脉注射后，15 分钟、30 分钟、60 分钟，重复给药，或增加剂量，必要时呼吸机辅助呼吸。

（6）稳定内环境：及时纠正电解质紊乱，低钾、低镁、低磷血症应及早注意。低钙血症与低蛋白血症有关，发现低钙血症时予以补充氯化钙。当血红蛋白＞8g/dl 时，心肺功能好的患者均能耐受，可不输血。但是对于休克患者，特别是伴有低氧血症时，血红蛋白应纠正到 10～12g/dl。肺炎发生休克时，若血小板计数明显降低，可输注血小板。

2. 肺炎的治疗

（1）抗感染治疗：早期应用有效抗菌药物是治疗的关键措施，可明显改善患者预后。使用抗菌药物之前送痰培养和血培养，以提高病原菌检出率。早期经验性抗菌药物的选择不仅要考虑患者的病史、基础疾病状态、临床症状体征，而且要充分考虑患者所在社区、医院或病区的病原菌和药敏的流行病学情况，选择广谱强效的抗菌药物，覆盖可能的致病菌。

抗菌药物可以单用或者联用，静脉给药，剂量足够，选择时需关注其组织穿透能力，保证有足够的组织浓度杀灭病原菌。在治疗过程中，每日都需要对抗菌药物疗效进行评价，根据疗效和药敏试验结果及时调整治疗方案。一旦有明确病原学依据，应考虑降阶梯治疗策略，选择敏感药物，减少细菌耐药，注意抗菌药物毒性及治疗费用。抗菌药物疗程一般为 7～10 日，但对于存在感染病灶引流障碍、迁徙性病灶、多重耐药菌感染、真菌感染、非典型病原体感染、病毒感染及免疫功能缺陷的患者，抗菌药物疗程需要酌情延长。

（2）营养支持治疗：对于血流动力学稳定且胃肠功能良好的患者，推荐早期开始肠内营养治疗。与肠外营养相比，肠内营养能促进肠黏膜细胞的增殖，维持肠黏膜屏障的完整性，刺激胆汁酸的分泌和肠肝循环的恢复，增加肝血流量，防止肠道细菌/内毒素移位，减轻肺部炎症及低氧血症。

3. 防治并发症　重症肺炎患者尤其需要监测尿量及肾功能。血肌酐水平升高或明显少尿，应首先考虑血容量是否补足及血管活性药使用是否恰当。肾功能的维护与液体平衡、酸碱平衡、营养支持、感染控制等有关。注意防治心、肝、脑、肺等多器官衰竭。

（谷　雷　郭述良）

第二节 肺脓肿所致休克

肺脓肿是由病原微生物感染引起的肺实质坏死性病变，从而导致肺实质内出现坏死腔，腔内可有液体，也被称为"坏死性肺炎"或"肺坏疽"。病灶可以为单发，也可以是多发，多发的肺脓肿直径通常<2cm。任何年龄均可发病，以中年好发，男女的发病比例为5∶1。在无抗菌药物时期，1/3的肺脓肿患者死亡，另外1/3的患者会遗留后遗症，如慢性肺脓肿、脓胸、支气管扩张等。随着抗菌药物的运用，80%～90%的肺脓肿可成功治愈。然而近年来，由于抗菌药物滥用、人口老龄化及宿主继发性免疫缺陷，如获得性免疫缺陷综合征（艾滋病）等因素，细菌的耐药率有所增加。若患者一般情况差、抗菌药治疗不充分或延迟，则会导致感染性休克发生，增加死亡风险。

一、分类

1. **肺脓肿按病程分为** ①急性肺脓肿，病程少于6周。②慢性肺脓肿，病程超过6周。

2. **肺脓肿按病因分为** ①原发性肺脓肿，是由意外吸入或肺炎直接进展所致，而不是由其他潜在疾病导致。②继发性肺脓肿，由其他疾病引起，如肿瘤、支气管异物梗阻、先天性肺发育不良、支气管扩张、免疫抑制或肺外病变扩散到肺（包括血源性肺脓肿）。

二、病因及发病机制

细菌感染通过以下几种方式到达肺部致病。

1. 由牙周感染、鼻窦炎、意识障碍、吞咽困难、胃食管反流、频繁呕吐、插管及气管切开状态、神经麻痹、酗酒等危险因素导致口咽部分泌物吸入下呼吸道。吸入性分泌物最初局限于支气管远端，导致局限性肺炎，24～48小时后出现大面积坏死性炎症，继而导致局部肺组织坏死或化脓形成脓腔。该方式为最常见的感染方式。

2. 在严重腹腔感染、感染性心内膜炎、静脉药物滥用、留置深静脉导管或中心静脉导管感染、感染性血栓栓塞等基础情况下，细菌通过血行播散至肺部，继发菌血症及小血管炎性栓塞，导致肺组织坏死，脓肿形成。

3. 原有肺部基础疾病，如支气管扩张、囊性纤维化、大疱性肺气肿、肿瘤或支气管异物阻塞、淋巴结肿大、先天性畸形（如肺隔离症）、感染性肺梗死、肺挫伤、支气管食管瘘等可继发肺脓肿。

当肺脓肿导致机体炎症反应失调而致危及生命的器官功能障碍，并发生严重的循环衰竭、细胞和代谢障碍时，即发生感染性休克。

三、病原学

多种病原菌均可引起肺脓肿，最常见的是厌氧菌和部分需氧菌。厌氧菌有革兰氏阴性的梭形杆菌、产黑色素普雷沃菌、韦荣球菌和脆弱类杆菌，以及革兰氏阳性的消化链球菌。主要的需氧菌有金黄色葡萄球菌[包括耐甲氧西林金黄色葡萄球菌（MRSA）]、化脓性链球菌、肺炎克雷伯菌、铜绿假单胞菌、流感嗜血杆菌（B型）、不动杆菌、大肠埃希菌和军团菌等。还有微需氧链球菌。口咽部厌氧菌和微需氧链球菌占肺脓肿致病菌的85%～93%，其中消化链球菌、梭形杆菌、产黑色素普雷沃菌和韦荣球菌是引起肺脓肿最常见的厌氧菌，微需氧链球菌属中以米氏链球菌最多见。我国台湾地区的一项研究显示社区获得性肺脓肿中肺炎克雷伯菌是最常见的致病菌，占33%，糖尿病为常见的基础病。其他较少见的致病菌也可引起肺脓肿，包括诺卡菌、放线菌、非结核分枝杆菌、曲霉菌和隐球菌等。

四、临床表现

1. 症状

（1）肺脓肿症状：单纯厌氧菌感染时起病隐匿，症状可不典型，包括发热、咳嗽、咳痰、盗汗、体重减轻、食欲缺乏和疲劳感等，其中脓臭痰为典型表现。若为其他病原菌感染时症状更重，一般情况更差。约1/3 的患者可伴痰中带血或小量咯血。若炎症累及胸膜时可有胸痛，病变广泛时可有呼吸困难。

（2）休克症状：休克早期出现精神紧张或兴奋、心率增快、呼吸深快、脉搏细速、血压正常或稍低、脉压缩小、尿量减少等表现。休克中期表现为神志淡漠、反应迟钝或烦躁不安、呼吸浅快、血压下降、收缩压低于 90mmHg，甚至为 0，脉压小于 20mmHg，尿量进行性减少甚至无尿。休克晚期则进展为意识模糊或昏迷，各器官功能障碍。

2. 体征

（1）肺脓肿体征：病变早期或深部病变时，可无异常体征。随着病变进展可出现肺实变体征，如听诊呼吸音减弱、闻及支气管呼吸音、叩诊浊音或实音等。少有病例可闻及空瓮音。若继发胸膜炎可闻及胸膜摩擦音，继发胸腔积液可出现叩诊浊音、呼吸音消失等相应体征。慢性肺脓肿可出现杵状指。

（2）休克体征：休克早期面色苍白、皮肤湿冷、口唇及舌黏膜轻微发绀。中期皮肤湿冷，发绀进一步加重、皮肤可见少许花斑、浅表静脉塌陷、脉搏微弱。晚期全身皮肤黏膜重度发绀、皮肤厥冷、可见明显花斑或瘀斑，血压极度下降，甚至为 0，脉搏摸不清。

五、 实验室及其他检查

1. 实验室检查　血清 C 反应蛋白、外周血白细胞水平升高，中性粒细胞增多伴核左移。血清降钙素原水平升高，合并休克患者降钙素原水平可明显升高，大于 10ng/ml，并且常出现血乳酸水平升高＞2mmol/L。

2. 胸部影像学检查　肺脓肿典型的胸部 X 线表现为肺部空洞性病变伴有气-液平面。胸部 CT 是检查的金标准，可以帮助鉴别肿瘤性肿块，同时区分肺实质病变与积液。

3. 细菌学检查　若存在胸腔积液或脓胸时，胸液微生物学检查可帮助进行病原学诊断。进行血培养时需同时做需氧菌及厌氧菌培养。由于大多数呼吸道标本（痰或支气管镜抽吸物）被上呼吸道菌群污染，在判读结果时需慎重区分致病菌与污染菌。

4. 支气管镜检查 不作为常规操作，除非怀疑是恶性肿瘤、非典型感染或异物阻塞，以及存在治疗效果不佳需要协助脓液和下呼吸道分泌物引流时，可进行支气管镜检查和支气管镜下治疗，此时获取标本送病原微生物或肿瘤细胞检查，推荐采用保护性防污染毛刷。

六、 诊断

依据基础危险因素、临床表现及实验室检查结果，再结合患者胸部X线或CT的表现可做出肺脓肿的诊断，同时若患者有感染所致的器官功能障碍，脓毒症相关序贯器官衰竭评分（SOFA）≥2分，并且出现持续性低血压，收缩压低于90mmHg，脉压低于20mmHg，或者经充分容量复苏后仍需血管活性药来维持血压≥90mmHg，以及血乳酸水平>2mmol/L，即可诊断感染性休克，又称为脓毒性休克。

七、 治疗

1. 一般治疗 适当卧床休息，高热量饮食，纠正液体和电解质紊乱，吸氧，改善缺氧状态。

2. 休克的治疗

（1）病因治疗：针对肺脓肿的可能致病菌，推荐在入院1小时内，最迟不超过3小时经验性使用抗菌药物。

（2）早期液体复苏：感染性休克治疗的最初3小时至少输注30ml/kg的晶体液进行初始复苏，采用动态指标预测液体反应性（如被动抬腿试验、心排血量的变化、收缩压及脉压变化等），完成初始复苏后，评估血流动力学状态以指导后续液体使用。以收缩压>90mmHg，作为初始复苏目标，对于血乳酸水平升高的患者，建议以血乳酸水平指导复苏，将血乳酸水平恢复至正常水平。无乳酸检测条件的医院，根据血压回升正常、脉搏正常、尿量增加、肢体复温等指标（见第三章第四节表3-2，表3-3），也可判断血容量补足（液体复苏成功），无须依赖乳酸的检测。

（3）应用血管活性药物：推荐低剂量去甲肾上腺素为首选升压药物。多巴胺具有导致室性或室上性心律失常的风险，选用时需注意患者有无心脏基础疾病。

（4）其他治疗：视病情，对相关功能障碍器官进行相应的治疗。

3. 肺脓肿的治疗

（1）抗菌药治疗：早期研究显示青霉素和克林霉素在治疗肺脓肿方面同样有效，但随着厌氧菌的 β-内酰胺酶活性增加，克林霉素在治疗反应率、缩短热程及改善脓痰方面优于青霉素。因此克林霉素是治疗厌氧菌导致的肺脓肿的较好选择。但是，由于米氏链球菌对克林霉素的耐药率高达 20%，而且克林霉素对革兰氏阴性杆菌缺乏抗菌活性，单用克林霉素不适合作为肺脓肿伴有休克患者的经验性治疗方案。推荐使用 β-内酰胺/β-内酰胺酶抑制剂或第二代、第三代头孢菌素联合克林霉素或甲硝唑作为社区获得性肺脓肿病例的经验性治疗方案。对于 MRSA 推荐使用万古霉素、替考拉宁或利奈唑胺。

在明确致病菌及获得药敏试验结果后应选用窄谱敏感的抗菌药物。抗菌药治疗 3~4 天后显效，一般情况在 4~7 天后好转，但是完全愈合及影像学正常则至少需要 2 个月。抗菌药治疗至少应持续到发热、脓痰等临床症状消失，并且影像学提示脓腔及周围炎症明显吸收，仅残留少许纤维条索灶。通常在静脉使用 5~21 天抗菌药后过渡为口服，使总疗程在 6~8 周，同时治疗过程中应定期复查胸部 X 线片或 CT 和实验室检查。

（2）痰液引流

1）应用祛痰药：对于痰液黏稠者，可选用口服或雾化祛痰药使痰液易于咳出，如氨溴索、乙酰半胱氨酸。

2）体位引流：当患者休克纠正后且一般情况良好、可耐受体位引流时，可采用体位引流，使脓肿部位位于高处，适当轻拍患处，以引流痰液。每天 2~3 次，每次 10~15 分钟。应有医护人员指导和监护，防止坠床。

3）主动排痰技术：①指导性咳嗽。患者取坐姿，胸腹部提供支撑物，一侧肩膀向内旋转，头部和脊柱略微弯曲，病重患者可抬高床头并使膝盖略微弯曲使双脚支撑在床垫上进行咳嗽。张开嘴和声门的同时快速发出"哈呼，哈呼，哈呼"的声音时用力呼气。②呼气末正压：使用呼吸训练装置于呼气末产生 10～20cmH$_2$O 的阻力，维持气道和肺泡开放，促进分泌物排出。每天 2 次，每次 6～12 组呼吸循环。但该方法不适用于血流动力学不稳定、活动性咯血、气胸未引流者。③主动循环呼吸技术（ACBT技术）：包括呼吸控制、胸廓扩张运动、用力呼气技术三部分，每个部分重复 3～5 次，做完一个循环后主动咳痰，每天 1～2 次或按需决定次数。

（3）手术治疗：如果脓肿直径大于 6cm 或症状持续超过 12 周，并且经过适当治疗，非手术治疗愈合的概率很小，病灶局限于一叶肺的患者，在休克纠正后、一般情况允许的条件下可考虑进行手术治疗。

1）内科手术治疗：①经胸壁脓腔引流术。在局部麻醉的情况下，使用超声或 CT 引导经胸壁将引流管直接置入脓腔，进行脓液引流。推荐使用经皮穿刺技术进行引流。在抗菌药治疗失败后，11%～21%的患者需要经胸壁留置引流管，但是该方法可能并发胸膜感染、脓气胸、脓胸或支气管胸膜瘘或出血。②内镜下肺脓肿引流术。内镜下肺脓肿引流术是在支气管镜下将导管置入脓肿腔内，留置导管直到腔内引流完毕，被推荐用于一般情况较差、凝血功能障碍和肺脓肿在肺中心位置的患者。该方法可能的并发症是坏死物溢出至肺部其他部位导致感染播散。

2）外科手术治疗：约 10%肺脓肿患者需要外科手术治疗，肺脓肿的手术切除指征包括：①危及生命的大咯血；②持续性脓毒症及发热；③支气管胸膜瘘及脓气胸/脓胸经内科处理无好转者；④急性肺脓肿治疗 6 周未成功者；⑤怀疑合并癌症者；⑥空洞大于 6cm 非手术治疗不能闭合者。

八、预后

如果有足量、有效的抗菌药治疗和良好的免疫状态，感染性休克可控制，肺部炎症反应减轻，病灶逐渐被吸收，最后形成纤维化或者钙化。但老年人、虚弱者、营养不良者及免疫功能低下者预后较差。肺脓肿的死亡率在 10%～20%，合并感染性休克后将导致死亡率增加。

（唐德祝　彭　丽）

第三节　慢性阻塞性肺疾病急性加重所致休克

慢性阻塞性肺疾病（慢阻肺，COPD）急性加重是患者呼吸系统症状急性恶化，需要额外的治疗。急性加重影响 COPD 患者的预后，病情严重者可并发休克，导致死亡率增加。

一、病因

COPD 急性加重的病因如下。

1. 感染　各种感染（包括细菌、病毒及真菌等的感染）是 COPD 急性加重最常见的原因。感染导致气道炎症加重，气流受限加重，可并发呼吸衰竭和右心衰竭。严重感染可致感染性休克。

2. 并发症

（1）失代偿性酸中毒：包括呼吸性酸中毒，呼吸性酸中毒合并代谢性酸中毒，COPD 急性加重常并发呼吸衰竭。若血气分析显示为呼吸性酸中毒，患者缺氧伴有二氧化碳潴留，导致高碳酸血症，pH 下降。代谢性酸中毒是由于人体内酸性物质产生过多，或排泄障碍，导致微循环障碍，也会表现为 pH 下降。代谢性酸中毒使血管系统反应性降低，尤其是毛细血管网前括约肌舒张，血管扩张，血液大量淤积在毛细血管网中，使有效循环血容量减少。酸中毒可使心肌收缩力降低。上述多种因素导致血压降低，甚至休克。如 COPD 患者呼吸性酸中毒合并代谢性酸中毒，pH 下降更明显，如 pH<7.25，血压维持不佳，患者会表现为休克。

（2）气胸尤其是张力性气胸：胸膜腔的漏气裂口呈单向活瓣，吸气时胸膜腔内压降低，活瓣开放，气体进入；呼气时胸膜腔内压升高，活瓣关闭，气体不能排出。COPD 患者如合并胸膜下肺大疱，由于剧烈咳嗽等原因会导致张力性气胸发生，纵隔移位，可迅速出现呼吸衰竭，肺循环受阻，血压下降，表现为梗阻性休克。

（3）高危肺栓塞：COPD 急性加重患者，由于呼吸困难，长期卧床，下肢活动少，饮水少，血液黏稠，血流减慢等因素，下肢深静脉血栓形成，血栓脱落阻塞肺动脉及其分支引起肺循环障碍。当患者出现血压下降，有肺栓塞的影像学表现时，即可诊断高危肺栓塞。

（4）消化道出血：COPD 急性加重患者，由严重缺氧等因素引起消化道出血，也可导致失血性休克。

二、发病机制

1. **感染性休克**　是由微生物及其毒素产物直接或间接地引起急性血液循环衰竭，微循环障碍，导致组织血流灌注不足，细胞缺氧损害，进一步导致正常代谢和功能障碍，甚至造成多器官功能障碍综合征。

2. **失代偿性酸中毒**　严重的缺氧和二氧化碳潴留可直接抑制心血管中枢，造成心肌收缩力减弱和血管扩张、血压下降、心律失常等。在酸中毒时，毛细血管前括约肌对儿茶酚胺类的反应性降低而松弛扩张；微静脉、小静脉不敏感而保持原口径，这种前松后不松的微循环血管状态，导致毛细血管网血液淤积，容量不断扩大，回心血量减少，血压下降，发生休克。

3. **张力性气胸**　胸膜脏层破裂致胸膜腔内气体越积越多，胸腔内压力升高，使肺受压，纵隔健侧移位，导致心脏血液回流减少，心排血量下降。

4. **急性肺栓塞**　血栓阻塞肺动脉及其分支达到一定程度后，导致肺血管阻力（PVR）增加，肺动脉压升高；右心室后负荷增加，右心室壁张力增高，右心室扩大，右心功能不全；右心扩大致室间隔左移，左心室功能受损，导致心排血量下降，进而引起体循环低血压甚至休克，属于梗阻性休克。

5. **消化道出血**　因 COPD 患者急性加重可能合并肺源性心脏病，消化道缺氧、淤血；患者因病情加重，进食少；使用激素。三种因素互相影响，导致消化道出血，大量失血引起失血性休克。

三、临床表现

1. **感染性休克**　患者表现为面色和皮肤苍白，口唇和甲床轻度发绀，肢端湿冷。尿量减少。心率增快，呼吸深而快。脉搏细速。血压下降，收缩压<90mmHg，甚至更低，脉压缩小，<20mmHg。随休克发展，患者烦躁或意识不清，呼吸浅速，心音低钝。

2. **失代偿性酸中毒**　呼吸性酸中毒患者表现为呼吸困难，呼气延长。中枢神经会出现先兴奋后抑制，如烦躁、失眠、神志淡漠、昏睡昏迷。皮肤充血，多汗，心率加快，球结膜充血水肿。血压下降，收缩压<90mmHg，脉压缩小，<20mmHg。

3. **张力性气胸**　患者表现为极度呼吸困难，端坐呼吸。缺氧严重者出现发绀、烦躁不安，甚至休克。胸部膨隆，肋间隙增宽，呼吸幅度减低，可有皮下气肿。叩诊呈鼓音。听诊呼吸音消失。胸部 X 线检查示胸膜腔大量积气，气管和心影偏移至健侧。胸膜腔穿刺有高压气体向外冲出。排气后，症状好转，不久又可加重。如此表现也有助于张力性气胸的诊断。张力性气胸可引起急性呼吸衰竭和循环衰竭，以及休克。

4. **急性肺栓塞**　起病突然，患者突然发生不明原因的呼吸困难、胸痛、咳嗽或咯血，甚至晕厥。晕厥可能是急性肺栓塞唯一或首发症状。心动过速，甚至有舒张期奔马律，肺动脉第二音亢进，主动脉瓣及肺动脉瓣有第二音分裂，休克、发绀、颈静脉怒张、肝大。肺部湿啰音、胸膜摩擦音、喘息音及肺实变的体征。

5. **消化道出血**　患者表现为呕血或下消化道出血。如出血量较多会导致血压下降甚至休克，出现失血性休克的表现。

四、诊断

1. **休克的诊断**　COPD 急性加重并发休克，具有休克的共同临床表现：脉搏细速，血压下降，收缩压<90mmHg，甚至更低，脉压缩小，<20mmHg，四肢湿冷，少尿，甚至无尿。唇舌发绀。

2. **休克的病因诊断**　依据 COPD 急性加重的病史、症状体征、影像学检查及实验室检查，做出诊断。

五、治疗

1. 祛除休克的病因　COPD 并发休克的病因有多种，针对不同病因治疗，是治疗休克的根本性措施。COPD 急性加重由感染引起者，要进行强有力的抗感染治疗。COPD 急性加重混合感染多，耐药菌多，需做病原菌检查（痰涂片、培养）及药敏试验，选择敏感抗菌药物，在药敏试验结果未报告之前，凭经验用药。对张力性气胸、肺栓塞、呼吸衰竭、消化道出血等并发症进行相应处理。

2. 建立两条静脉通道　一条通道快速输液，补充血容量，另一条通道输注升压药物及其他药物。合并肺源性心脏病右心衰竭者，输液的量和速度要限制，液体不足部分口服补充，口服困难者用胃管注入。

3. 血管活性药物的应用　依据病情选用升压药。可选用多巴胺 20mg 加入 5% 葡萄糖注射液 250ml 中静脉滴注，开始 20 滴/分左右（相当于 75～100μg/min），以后根据血压变化调整。

4. 纠正电解质紊乱和酸碱失衡　根据电解质监测结果和血气分析结果，进行判断和相应处理。

5. 全疗程给氧　根据缺氧程度、自主呼吸状况，采用相应给氧方法，鼻导管给氧、面罩给氧或呼吸机给氧（无创或有创）。氧疗目标：血氧饱和度达到 95% 以上。

6. 激素的应用　为减轻毒血症损害，在有效抗菌药物治疗下，可考虑短期（不超过 1 周）应用肾上腺糖皮质激素。

（吴学玲）

第四节　脓气胸所致休克

脓气胸是脓胸（脓性渗出液积聚于胸膜腔内的化脓性感染）的一种类型，即在有化脓性感染的基础上脓腔内有气体，出现液平面，称为脓气胸，常有支气管胸膜瘘形成。婴幼儿是脓气胸的发病高危人群；另外患有糖尿病，免疫功能低下的老年患者也是脓气胸的好发人群。起病急，病情危重，甚至会导致意识障碍、昏迷、休克和呼吸衰竭，严重威胁患者的生命安全。

一、 病因

1. 最常见于肺内感染灶中的病原菌直接侵袭胸膜或经淋巴管播散而引起，其中金黄色葡萄球菌最为典型和常见，其余病原菌还包括肺炎克雷伯菌、铜绿假单胞菌、分枝杆菌及多种厌氧菌，多见于坏死性肺炎、肺脓肿、干酪性肺炎（肺结核）等。

2. 菌血症或败血症时病原体经血行播散至胸膜，或邻近器官感染如纵隔脓肿、膈下脓肿等侵及胸膜亦可引起脓气胸。

3. 胸部创伤及胸部手术、胸穿和肋间插管引流等医源性感染也可引起。

4. 对于某些使用免疫抑制剂的患儿，革兰氏阴性杆菌混合菌株和厌氧菌感染所致脓气胸较多见。还有些患者是由真菌、诺卡菌等病菌感染导致出现了脓气胸。有报道称颈部脓肿破溃入胸膜腔引起脓气胸，最终导致 2 岁患儿死亡。另有报道肿瘤如食管癌导致的食管纵隔胸膜瘘，食物和气体通过瘘口进入胸膜腔，食物腐败感染和胸膜渗出产生脓气胸。此外，脓气胸还可见于静脉滥用药物者，由污染针头经锁骨上穿刺直接刺穿胸膜所致。

二、 发病机制

脓气胸所致休克即为脓毒性休克（也称感染性休克）。其发生机制十分复杂，可能与休克的三个始动环节均有关。感染灶中的病原微生物及其释放的各种毒素可促发复杂的免疫反应，刺激单核-巨噬细胞、中性粒细胞、肥大细胞、内皮细胞等，表达释放大量的炎症介质，包括肿瘤坏死因子、白三烯、脂氧合酶、组胺、缓激肽、5-羟色胺和白细胞介素-2（IL-2）等，引起全身炎症反应综合征（SIRS），促进休克的发生发展。其中某些细胞因子和血管活性物质可增加毛细血管通透性，使大量血浆外渗，导致血容量减少；或引起血管扩张，使血管床容量增加，导致有效循环血容量不足。此外，细菌毒素及炎症介质可直接损伤心肌细胞，造成心泵功能障碍。

三、临床表现

1. 脓气胸的症状和体征

（1）症状：常有高热、脉速、呼吸急促、发绀、食欲缺乏、胸痛及全身乏力等不适，积脓较多者尚有胸闷、咳嗽、咳痰症状；如果合并支气管胸膜瘘，当患者健侧卧位时可出现呛咳加重。病程长久患者可有杵状指（趾）。

（2）体征：呈急性面容，有时不能平卧，患侧呼吸运动减弱，肋间隙饱满，语颤音减弱，气管和心脏向健侧移位；叩诊上胸部呈鼓音，下胸部呈浊音，可因患者位置变换而随之移动；听诊呼吸音减弱或消失；如果患者脓液比较稀薄，有时摇动患者的胸部时可闻及振水声。

2. 休克的症状体征　患者外周组织和器官血流灌注减少，出现皮肤花斑、发绀、面色苍白和四肢湿冷，心率和呼吸频率增快，烦躁不安，脉搏细弱或触摸不清、血压降低、收缩压<90mmHg，甚至更低，脉压缩小，<20mmHg，尿量骤减，即可考虑为感染性休克的"低排高阻型休克"（冷休克）。有一部分患者表现为疲惫无力，收缩压降低，舒张压也降低，脉搏较弱，但面色红润，手足较温暖，尿量不减，即可考虑为感染性休克的"高排低阻型休克"（暖休克）。

3. 并发器官衰竭表现　感染性休克可能伴发 DIC、ARDS 等。因为感染性休克与 DIC、ARDS 等可有共同的病理改变，所以检查时应注意皮肤出血斑点、呼吸状态等。患者还可能出现急性肾损伤、消化道出血、肝功能损伤和胃肠功能损伤等。

四、诊断

1. 脓气胸的诊断　根据病史和临床症状、体征诊断不难。可行 X 线检查，并行诊断性穿刺，如获得脓液和气体，就可以确诊脓气胸。

2. 感染性休克的诊断　出现上述休克的症状、体征，并出现微循环障碍的表现、DIC，出现多器官功能损害如心血管、肺、肾损害等。

五、　治疗

脓气胸所致休克临床上常见，病情一般比较危重，死亡率极高，故需争分夺秒，积极进行抢救。着重液体复苏、血管活性药使用、抗感染、排净脓液，促进肺复张，以消灭脓腔，进行器官支持治疗，维持生命体征。

1. 有效液体复苏　持续生命体征监测，尽快建立两条静脉通道，感染重、周围循环差、血压低、尿量少时，应积极补液扩容，纠正休克，补充晶体液与胶体液，使用低剂量去甲肾上腺素维持血压，保证组织血流灌注。

2. 抗感染治疗　选择敏感抗生素是控制感染的关键，故应采集多种体液包括痰液、血液、胸腔积液等进行病原微生物培养和药敏试验。病原菌未查明者，经验性使用广谱强效抗生素，覆盖最有可能的致病菌。病原菌已查明者，可根据药敏试验结果选择敏感抗生素。抗生素使用原则：联合、足量、静脉给药。特殊菌种如结核菌、真菌、放线菌等应给予有效的抗结核方案和抗真菌治疗方案，抗感染疗程依据有关诊疗规范。长时间应用广谱抗生素，应注意防治真菌感染与肠道菌群失调。有肝肾功能不全者，应尽量避免使用有肝肾毒性的抗生素。

3. 脓气胸的局部处理　及早穿刺排脓排气或安置胸膜腔闭式引流，消灭脓腔，促进肺复张。

（1）胸膜腔穿刺：多用于脓液稀薄者，可每日或隔日用粗针穿刺抽气排脓，尽量多抽，每次抽尽脓液后用生理盐水灌洗，还可向胸膜腔内注入 2.5%碳酸氢钠 50ml，再抽吸脓液，然后向胸膜腔内注入抗生素，如庆大霉素，溶于 10～15ml 生理盐水中使用，或其他对细菌敏感的抗菌药物。

（2）胸膜腔闭式引流：脓液量多或较黏稠，导致穿刺引流效果不佳，合并支气管胸膜瘘或食管胸膜瘘的脓气胸，应尽早行肋间插管或经肋间插管闭式引流，促进脓液及气体排出，并可用灭菌生理盐水或 2.5%碳酸氢钠溶液反复冲洗胸膜腔，再注入抗菌药物或抗结核药物（结核性脓胸时）。有时也可注入无水乙醇，视脓腔大小注入无水乙醇 10～30ml，每周 2 次。待脓腔关闭后拔管。操作过程应强调无菌操作，避免二次感染，还应注意保持引流管通畅。

（3）胸膜腔内注入稀释脓液的药物：对脓液黏稠而不易排出者，可胸膜腔内注入链激酶 10 万 U 或脱氧核糖核酸酶 2.5 万 U，溶于 50ml 生理盐水中，以溶解纤维素，使脓液变稀薄而利于引流。

4. 应用糖皮质激素　在有效足量抗生素治疗下，适当短期（2～3天，冲击疗法）应用肾上腺糖皮质激素，可对抗细菌内毒素的细胞毒性作用，稳定细胞溶酶体膜，保护血管内皮细胞，改善微循环。

5. 床旁连续性肾脏替代治疗（CRRT）　尿素氮升高、肾功能不全与肾脏血流灌注不足、毒素及炎性介质有关，CRRT 可改善内环境紊乱，清除多余水分及毒素，纠正电解质紊乱，清除部分炎性介质。

6. 呼吸系统功能支持　可首先给予鼻导管吸氧或面罩吸氧，也可给予无创呼吸机辅助呼吸吸氧，必要时给予气管插管（有创）呼吸机辅助呼吸。

7. 加强营养治疗　应给予高蛋白、高热量、高维生素等支持治疗，有利于加速休克的纠正。血液循环稳定后，应在 24 小时内开始肠内营养，胃肠功能不能耐受的患者应给予肠外营养。

8. 其他　使用 H_2 受体阻滞剂或质子泵抑制剂，以预防应激性溃疡；密切监测血糖水平，使用胰岛素控制血糖。防治 DIC。

（梅同华　阳　昊）

第五节　重症结核病所致休克

结核病是一种慢性传染性疾病，一般结核病不引起休克，重症结核病可引起休克，病情复杂，治疗难度大，病死率高，必须给予高度重视，积极抢救。

一、 病因及发病机制

1. 病因　重症结核病的临床类型：急性血行播散型结核病（粟粒型肺结核），结核性脑膜炎，大面积（超过 2/3 肺野）浸润性肺结核、干酪性肺炎，结核性胸膜炎、腹膜炎、心包炎伴大量积液者，耐多药结核病，慢性纤维空洞性肺结核、肺毁损等。

上述重症结核病的常见合并症有糖尿病、冠心病、肺部细菌（不包括结核分枝杆菌）或真菌感染。并发症有自发性气胸尤其是张力性气胸、结核性脓胸、脓气胸、呼吸衰竭、慢性肺源性心脏病等。

2. 休克发病机制　重症结核病引起休克的机制有多种，大多属于感染性休克的范畴，严重的结核分枝杆菌感染，或合并其他病原菌感染，对机体造成严重损害、长期消耗，患者缺水、缺氧、缺营养。大咯血可引起窒息、失血性贫血、失血性休克。高热、出汗、摄入不足、脱水，可引起低血容量性休克，大量胸腔积液、心包积液可引起梗阻性休克，抽放积液过多过快又可引起血液分布性休克。胸膜腔穿刺、腹膜腔穿刺、心包腔穿刺，因麻醉不充分，患者产生剧烈疼痛，可引起神经源性休克。特殊过敏体质的患者可发生药物性过敏反应，严重者可发生过敏性休克，多由链霉素引起。

二、 临床表现

1. 休克的表现　重症结核病患者因休克类型不同而临床表现有所不同，休克的共同表现如下：意识障碍表现为淡漠，或烦躁、焦虑，甚至昏迷。面色和皮肤苍白，四肢湿冷，发绀，脉搏细数，血压降低，收缩压＜90mmHg，甚至为 0，脉压变小，＜20mmHg，少尿或无尿。

2. 重症结核病的表现　重症结核病的临床类型不同，临床表现各异。患者几乎都有结核中毒症状，如发热（多为高热）、盗汗、食欲缺乏、虚弱、衰竭等。不同类型的结核病有相应的症状体征，有合并症或并发症者有相应的症状、体征。

三、诊断

1. 休克的诊断　根据上述休克的临床表现，重症结核病的病史、临床表现，可以做出重症结核病所致休克的诊断。

2. 重症结核病的诊断　根据病史、症状、体征、影像学检查结果、痰或气管镜灌洗液涂片、培养、分子生物学等结核分枝杆菌病原学检查、结核抗体捩抗原等实验室检查，可做出结核病的诊断。先抢救休克，后检查。

四、治疗

1. 抗休克治疗

（1）补液升压：尽快建立两条静脉通道，一条通道快速补液，补充血容量，另一条通道输注药物，详见第三章第四节。

（2）氧气疗法：全疗程供氧，常规进行鼻导管吸氧，严重者采取经鼻高流量吸氧、呼吸机辅助通气等方法，根据病情选用，详见第三章。

（3）纠正电解质紊乱、酸碱失衡：监测血电解质、血气分析，酌情处理。

（4）糖皮质激素的应用：糖皮质激素具有抗炎、抗毒、抗过敏、抗休克的作用，冲击疗法（大剂量，短疗程，详见第三章第八节），有助于降低结核分枝杆菌感染引起的变态反应性炎症和细菌毒素的毒性作用，保护机体细胞。糖皮质激素必须在强效抗结核化疗的保护之下使用。

（5）结核病合并症、并发症引起的休克，进行相应处理。

2. 结核病的治疗　正确精准的抗结核治疗是防止发生休克的关键措施。

（1）化疗方案

1）初治敏感结核病化疗方案：2HRZE/4HRE，即异烟肼（H）、利福平（R）、吡嗪酰胺（Z）、乙胺丁醇（E），顿服，每日用药。一般强化期 2 个月，尽量保证有 4 种药物；巩固期 4 个月，可酌情减少品种，保留 2～3 种，尽可能保留 H、R，总疗程至少 6 个月。

2）复治敏感结核病化疗方案：复治结核病患者耐药率高，故在治疗前应尽可能进行表型和分子药敏检查。复治敏感结核病化疗方案同初治敏感结核病化疗方案，强调强化期方案应更强，时间为 2～4 个月，总疗程需要延长至 9～12 个月。

3）耐多药结核病化疗方案：结合药敏检查结果、既往用药史、当前肝肾功能、血常规，以及年龄、体重等情况确定药物品种及剂量，药物组成至少包含 4 种可能敏感有效的药物。首选 A 组药物：左氧氟沙星（Lfx）、莫西沙星（Mfx）、贝达喹啉（Bdq）、利奈唑胺（Lzd）。其次选 B 组药物：氯法齐明（Cfz）、环丝氨酸（Cs）。备选 C 组药物：吡嗪酰胺（Z）、乙胺丁醇（E）、德拉马尼（Dlm）、丙硫异烟胺（Pto）、对氨基水杨酸（PAS）等。

治疗方案分为 9～12 个月短程治疗方案和 18～20 个月的长程治疗方案。①短程治疗方案为相对固定的标准化方案，适合于特定的人群，药物方案：基于 WHO 推荐的方案，4～6Lfx（Mfx）-Am（Cm）-Pto-Cfz-Z-Hh-E/5Lfx（Mfx）-Cfz-Z-E，或者基于吡嗪酰胺敏感的方案，6Lfx（Mfx）-Am（Cm）-Pto-Z-Lzd（Cfz，Cs）/6Lfx（Mfx）-Pto-Z-Lzd（Cfz，Cs）。②长程治疗方案推荐全程口服方案：6Lfx（Mfx）-Bdq-Lzd-Cfz-Cs/12Lfx（Mfx）-Lzd-Cfz-Cs，或者 6Lfx（Mfx）-Bdq（Lzd）-Cfz-Cs-Z（E，Pto）/12～14Lfx（Mfx）-Cfz-Cs-Z（E，Pto）。

（2）对症支持治疗：加强营养，首先考虑肠内营养，进食高蛋白及富含维生素、纤维素的食物或者专门配制的多成分营养粉，必要时静脉补充氨基酸、白蛋白及脂肪乳等。给予适当补液和补充电解质，止咳化痰，物理降温，镇痛等对症处理。体弱患者可选用卡介菌多糖核酸注射液或胸腺肽、胸腺五肽等免疫增强药物，对提高免疫力有帮助。

（王　璞）

第六节 急性胰腺炎所致休克

急性胰腺炎是临床常见的急腹症，重症急性胰腺炎可继发全身多器官衰竭，引起难以纠正的致命性休克，病死率高，预后较差。对于急性胰腺炎的客观认识及发生早期休克时的积极干预尤为重要。

一、病因

1. 常见病因

（1）胆石症：是我国急性胰腺炎的常见病因。多数情况下，主胰管与胆总管汇合形成"共同通道"，开口于十二指肠。当结石嵌顿于共同开口时，胆汁及胰液反流进入胰管，管内压力骤升，微小胰管破裂，胰液进入胰腺周围组织引起"自我消化"，从而引发急性胰腺炎。

（2）饮酒：是急性胰腺炎的第二大常见病因。乙醇通过直接损伤胰腺、引发胰腺微循环障碍、刺激胰液分泌等途径，引起胰管内压力增高，细小胰管破裂，造成急性胰腺炎。

（3）高三酰甘油血症：三酰甘油在体内分解后的游离脂肪酸可以对胰腺产生毒性作用，并触发炎症传导通路造成胰腺微循环障碍。近年来，高三酰甘油血症性急性胰腺炎日渐增多，患病人群越来越趋向于年轻患者，且病情较重。

2. 其他病因

（1）经内镜逆行胰胆管造影、手术等医源性因素，可引发急性胰腺炎，其中，经内镜逆行胰胆管造影是急性胰腺炎最常见的医源性因素。

（2）胰腺外伤、高钙血症、肿瘤、某些药物、血管炎性及自身免疫性等因素亦可引发急性胰腺炎。

二、发病机制

1. 有效循环血容量不足

（1）频繁而剧烈的呕吐造成脱水，导致大量肠液丢失。

（2）诸多炎性因子释放使得血管通透性增加，大量血浆成分外渗引起有效血容量降低；此时往往伴有血管扩张，进一步加重有效循环血容量的减少。

（3）急性胰腺炎可诱发消化道出血（胰液自身消化引起胰腺实质出血坏死；集体应激反应引起胃黏膜糜烂出血），导致有效循环血容量不足。

2. 继发感染　当急性胰腺炎引发早期休克未能及时纠正时，此时有效循环血容量骤减，为保证重要器官血液供应，血液会发生重新分配。肠道供血减少，黏膜屏障功能降低，肠道细菌及毒素移位，引发感染性休克或内毒素血症。

三、 临床表现

1. 急性重症胰腺炎表现　持续剧烈的上腹部疼痛，且呕吐不缓解；常伴有腹胀，且部分患者存在进行性腹胀加重，并停止排便排气。腹部压痛程度重，范围广，可合并反跳痛和板状腹；可伴有寒战高热。肠鸣音减弱或者消失；少数患者可见腰肋部皮下瘀斑征（Grey-Turner 征）和脐周皮下瘀斑征（Callen 征）。严重者可并发多器官衰竭。

2. 休克表现　神志（意识）改变：烦躁、淡漠、模糊、昏迷。脉搏细速，甚至不能扪及，血压降低，<90mmHg，甚至为 0。尿少或无尿。

四、 诊断

重症急性胰腺炎往往继发严重的并发症继而引发休克，以下是重症急性胰腺炎的诊断标准。

1. 剧烈不缓解的持续性上腹痛（是急性胰腺炎的常见症状）。

2. 腹腔穿刺抽出淀粉酶含量很高的血性腹水；血清淀粉酶水平可能不高。

3. 腹部体征：腹膜刺激征；肠鸣音减弱或消失；腰肋部皮下瘀斑征和脐周皮下瘀斑征；移动性浊音阳性（腹腔渗出液>1000ml）。

4. 血糖持续性升高>11.1mmol/L，血钙持续性降低<2mmol/L，白

细胞计数持续性升高＞$16×10^9$/L。

5. 增强 CT 或 MRI 显示：胰腺水肿或胰周渗出积液，腺体增强不明显或者不均匀。

符合上述表现即可诊断为重症急性胰腺炎。

在诊断重症急性胰腺炎的基础上合并典型休克的表现，即可诊断为急性胰腺炎所致休克。

五、治疗

对于急性胰腺炎休克的治疗重点在于积极处理原发病，保护各器官功能，稳定血流动力学，必要时给予器官功能支持。

（一）非手术治疗

1. 早期液体复苏　液体复苏的目的在于优化组织血流灌注，改善全身有效循环血容量。发生急性胰腺炎休克时，建议补液速度为 5～10ml/（kg·h），晶体液∶胶体液为 2∶1。输液种类首选等渗晶体液，如乳酸钠林格液、生理盐水等。在诸多胶体液中，羟乙基淀粉存在增加多器官衰竭发生的风险，该胶体液不做推荐，低分子右旋糖酐、白蛋白可供选用。每隔 4～6 小时评估液体需求，避免输注过度。

复苏目标：①每小时尿量≥0.5～1ml/（kg·h）；②收缩压＞90mmHg，或平均动脉压＞65mmHg；③心率＜120 次/分；④中心静脉压处于 8～2cmH$_2$O。

2. 镇痛、抑酸、抑酶　①镇痛：建议首选哌替啶。不推荐使用吗啡及胆碱能受体拮抗剂如阿托品、山莨菪碱。②抑酸：常用药物为质子泵抑制剂，通过抑制胃酸的分泌间接抑制胰腺的自身分泌。当发生急性胰腺炎休克时，机体处于应激状态，抑酸可以预防或者减少应激性溃疡的发生。③抑酶：早期足量。抑制胰腺自身分泌，减缓酶性物质的释放，改善局部微循环，延缓病情发展。生长抑素类药物：醋酸奥曲肽等；胰蛋白酶抑制剂：乌司他丁、甲磺酸加贝酯等。

3. 抗生素的应用　当发生急性胰腺炎休克时，往往合并细菌感染或并发脓毒血症，可经验性应用抗生素，并根据药敏试验结果进行调整。建议使用以针对革兰氏阴性菌和厌氧菌为主的抗生素，如碳青霉烯类、喹诺酮类、头孢菌素类、甲硝唑等。

4. 营养支持　尽早开展，具有保护肠道黏膜屏障、减少肠道菌群移位，降低严重并发生症发生的风险。首选经口进食，次选肠内营养。建议采用短肽类制剂逐渐过渡到整蛋白类制剂的方案。并注意监测患者生命体征是否平稳，腹部体征是否加重，肝肾功能电解质是否进行性紊乱。肠内营养途径以鼻空肠管、鼻胃管输注法常用。

5. 器官功能支持治疗　倘若原发疾病未能尽早识别，诱发机体炎症风暴，可引起机体的严重损伤。

（1）当出现急性肺损伤时，应给予持续吸氧（面罩或者鼻导管），使血氧饱和度维持在95%以上，予以生命监测，必要时机械辅助（呼吸机）通气。

（2）对于肾衰竭的患者，及时给予连续性肾脏替代治疗。

（3）当出现腹腔间隔室综合征时，可先采取非手术治疗，密切关注腹部体征变化、胃肠减压、在维持循环稳定的前提下限制补液、促进肠道蠕动、保护肠道黏膜屏障、肾脏替代治疗、适当镇静镇痛等。如在积极的非手术治疗的情况下，患者症状及腹部体征未见好转且进行性加重，可采取经皮穿刺减压术或者腹腔减压术。

（二）手术治疗

1. 手术指征　①经非手术治疗无效，病情进行性恶化。②胰腺及其组织周围继发感染或者合并胰腺脓肿。③合并胆道梗阻。④合并大出血、穿孔等严重并发症。

2. 手术方式　①坏死组织清除加外引流术。②急诊行经内镜逆行胰胆管造影术。

3. 适应证　胆总管结石嵌顿伴或不伴有急性胆管炎。

4. 注意事项　近年来，高脂血症胰腺炎发病率逐年攀升，且病情较重，发展迅速，临床工作中应予以重视。诊断标准：①三酰甘油＞11.3mmol/L 的胰腺炎；②三酰甘油水平在 5.65～11.3mmol/L，除外胆石症、饮酒等所致的急性胰腺炎。

（卢震辉）

第七节　重症哮喘所致休克

重症哮喘是指在过去的一年超过50%的时间需要给予高剂量吸入性糖皮质激素（ICS）联合长效β受体激动剂（LABA）和（或）白三烯调节剂（LTRA）/缓释茶碱或全身激素治疗，才能维持哮喘控制，或即使在上述治疗后仍不能控制的哮喘。

重症哮喘分为以下2种情况：一种为高剂量ICS联合LABA和（或）LTRA/缓释茶碱能够维持控制，但降级治疗会失去控制；另一种为上述治疗不能维持控制，而需要采用全身激素治疗。前一种情况称为单纯重症哮喘，后一种情况称为重症难治性哮喘（severe refractory asthma）。符合重症哮喘定义者，预示着患者具有高度的未来风险，即来自疾病本身的风险（哮喘急性发作和肺功能损害）和药物不良反应的风险。

一、重症哮喘病因

1. 依从性差　是影响哮喘控制最重要和最常见的原因之一，表现为担心激素不良反应而拒绝吸入性糖皮质激素治疗；不能正确使用药物吸入装置；不能正确地评估自己的病情，症状好转自行减量或停药。

2. 环境因素　主要有过敏原、烟草烟雾、大气污染、职业性暴露等。

3. 药物　诱发或加重哮喘，如阿司匹林等抑制前列腺素合成的非甾体抗炎药（NSAID）、β受体阻滞剂和ACEI等。

4. 共患疾病　影响哮喘控制的共患疾病有很多。

（1）上呼吸道感染：呼吸道病毒感染与哮喘发病、加重有关，呼吸道合胞病毒感染与难治性哮喘有关。

（2）鼻炎-鼻窦炎、鼻息肉：重症哮喘十分常见，54%的患者有鼻窦炎，尤其是迟发性哮喘。共患鼻炎-鼻窦炎、鼻息肉比共患鼻炎-鼻窦炎无鼻息肉的哮喘更难控制。

（3）社会和心理因素：哮喘是身心疾病，受生物、心理和社会等相互作用的影响，强烈的精神刺激和焦虑、恐惧、愤怒、激动等可激发和加重哮喘，其中以焦虑最为明显。

（4）声带功能障碍（vocal cord dysfunction，VCD）：多见于青少年，常被误诊为持续性哮喘而给予高剂量 ICS、全身激素及支气管扩张剂治疗。重症哮喘和 VCD 共患则增加了诊断的难度和疾病的严重程度。

（5）肥胖：是儿童和成年人哮喘的重要危险因素，重症哮喘的病情严重程度随体重指数的增加而增加。肥胖哮喘患者对 ICS 不敏感，多伴有胃食管反流病。

（6）阻塞性睡眠呼吸暂停低通气综合征（obstructive sleep apnea hypopnea syndrome，OSAHS）：哮喘与 OSAHS 共患率高于正常人，OSAHS 使哮喘难以控制，反复发作。

（7）内分泌因素：月经前、月经期、更年期、甲状腺疾病等均会使哮喘加重或恶化。约 40% 的孕龄期哮喘妇女为月经性哮喘（perimenstrual asthma，PMA），患者症状重，控制困难，是致死性哮喘的触发因素。女性重症哮喘可合并甲状腺功能亢进危象。

（8）胃食管反流（gastroesophageal reflux disease，GERD）：哮喘与 GERD 共患率明显高于健康人，尤其是重症哮喘。

二、 重症哮喘病理生理学

1. 气道炎症异质性明显　炎症细胞与炎性介质在重症哮喘的发生发展中起重要作用。根据诱导痰、支气管黏膜活检、支气管肺泡灌洗等检查结果可将重症哮喘气道炎症分为嗜酸性粒细胞性、中性粒细胞性、混合粒细胞性和少炎症细胞性。重症哮喘患者诱导痰中嗜酸性粒细胞及中性粒细胞数量升高更为明显，且 IL-4、IL-5、IL-13 等 Th2 型细胞因子的表达水平明显增加，高于轻中度哮喘。肥大细胞在气道平滑肌中的浸润是重症哮喘的重要病理特征之一，这可能是哮喘难以控制及气道反应性增高的重要因素。

2. 气道重塑严重　气道结构性细胞（如上皮细胞、平滑肌细胞等）通过释放表皮生长因子（EGF）、转化生长因子-β（TGF-β）、角化生长因子、成纤维细胞生长因子（FGF）、血管内皮生长因子（VEGF）等细胞因子、趋化因子及生长因子参与气道炎症与气道重塑，引起持续性气流受限并加重气道高反应性。重症哮喘的气道重塑较轻中度哮喘者更早出现也更为严重，气道重塑使气道弹性下降，气流受限持续甚至不可逆，肺功能持续下降，气道高反应性持续，症状更严重，哮喘难以控制。

3. 与遗传因素相关　重症哮喘存在遗传易感性，遗传因素和环境因素共同参与了哮喘的发生和发展。IL-4 受体的单核苷酸多态性与持续性气道炎症、重症哮喘急性加重及黏膜下肥大细胞浸润相关。IL-6 受体突变与肺功能降低和哮喘严重程度相关。

4. 糖皮质激素反应性降低　常表现为对糖皮质激素反应性降低，治疗后临床症状无明显改善且外周血或痰中嗜酸性粒细胞无明显减少。

三、重症哮喘临床表型

依据临床表现，结合病理生理学、影像学等特征，目前重症哮喘分为以下几种可能的临床表型，其临床特征及对治疗的反应性见表 6-1。

1. 早发过敏性哮喘。

2. 晚发持续嗜酸性粒细胞炎症性哮喘。

3. 频繁急性发作性哮喘　即脆性哮喘，分为两种类型。①Ⅰ型：尽管应用大剂量 ICS 仍存在较大的呼气峰流速变异率（PEFR＞40%），常见于 15~55 岁女性，多有过敏史，皮肤点刺试验阳性。②Ⅱ型：在哮喘控制良好的情况下，无明显先兆突然急性发作，迅速进展甚至威胁生命。

4 持续气流受限性哮喘。

5. 肥胖相关性哮喘。

表 6-1   重症哮喘表型的临床特征及对治疗的反应性

表型	临床特征	对治疗的反应性
早发过敏性哮喘	儿童、早起发病 过敏性疾病病史及家族史 皮肤点刺试验阳性 肺部感染病史 Th2 炎症因子、诱导痰嗜酸性粒细胞、呼出气一氧化氮（FeNO）、血清总 IgE 水平升高 炎症的特异性靶治疗可能获益	糖皮质激素治疗敏感
晚发持续嗜酸性粒细胞炎症性哮喘	成人晚发起病 起病时往往病情较严重 鼻窦炎、鼻息肉病史 IL-5、IL-13、FeNO 等水平可有升高	糖皮质激素反应性不佳
频繁急性发作性哮喘	吸烟 更差的哮喘控制水平、更低生活质量、高 FeNO、高痰嗜酸性粒细胞水平 更快的肺功能减退	更多激素使用
持续气流受限性哮喘	成年起病、男性 吸烟、职业接触等环境暴露 第 1 秒用力呼气容积（FEV_1）基线水平低 慢性黏膜高分泌状态 持续的血、痰嗜酸性粒细胞炎症 频发急性加重而缺乏 ICS 治疗	更多激素使用，包括口服糖皮质激素
肥胖相关性哮喘	用力肺活量（FVC）下降 更容易合并湿疹、胃食管反流 少有鼻息肉病史 血清总 IgE 下降	全身激素、短效 β_2 受体激动剂的药物依赖

四、重症哮喘诊断及评估

由于哮喘患者对症状的感知力、依从性、用药技术等差异很大，影响哮喘控制的因素很多，必须经正规治疗、规律随访，才能做出重症哮喘的诊断。

1. 明确哮喘诊断   诊断重症哮喘必须符合 WHO 指定的《全球哮喘

防治创议》（global initiative for asthma，GINA）和我国《支气管哮喘防治指南（2020 年版）》的标准。

2. 明确是否属于重症哮喘　重症哮喘未控制的常见特征如下。

（1）症状控制差：哮喘控制问卷（ACQ）评分＞1.5 分，哮喘控制测试（ACT）评分＜20 分，或符合 GINA 定义的未控制。

（2）频繁急性发作：前一年需要 2 次或以上连续使用全身性激素（每次 3 天以上）。

（3）严重急性发作：前一年至少 1 次住院、进入 ICU 或需要机械通气。

（4）持续性气流受限：尽管给予充分的支气管舒张剂治疗，仍存在持续的气流受限（FEV_1 占预计值%＜80%，FEV_1/FVC＜正常值下限）。

（5）高剂量 ICS 或全身性激素（或其他生物制剂）可以维持控制，但只要减量，哮喘就会加重。

3. 明确共患疾病和危险因素　评估患者的依从性和吸入技术、与重症哮喘有关的共患疾病、特应质和过敏症、鼻炎-鼻窦炎、鼻息肉、肥胖、神经精神因素等。

4. 区分哮喘的表型　哮喘的表型是遗传因素和环境因素相互作用的结果。不同哮喘表型，对不同治疗方法的反应性有很大的差异。

五、　重症哮喘处理

1. 教育与管理　目的是提高患者对治疗的依从性，使其熟练掌握吸入装置使用技巧，提高自我管理水平。

2. 环境控制　有效减少或避免变应原，如屋尘螨、带毛动物、蟑螂、室外花粉和霉菌、职业性致敏原；减少或避免接触空气中有害刺激因子；戒烟。

3. 心理治疗　从认知重建、疏导等对哮喘患者进行一般心理治疗，若一般疗法无效的心理障碍患者可加用抗焦虑、抗抑郁药物。

4. 药物治疗　哮喘持续状态需要紧急处理，严密监护，并尽早判断是否有呼吸衰竭的发生。哮喘持续状态的治疗强调个体化治疗。

（1）急性重症哮喘的个体化治疗

1）吸氧：重症哮喘急性发作常伴有低氧血症的发生，一般持续低流量吸氧即可纠正。如果不能纠正低氧血症，则应持续高流量吸氧，并寻找肺内分流的其他原因，如肺炎、肺水肿等。

2）支气管扩张剂：急性重症哮喘患者气道阻塞程度重，呼吸浅快，沙丁胺醇气雾吸入剂进入气道的量及在肺内分布明显减少。β_2 受体激动剂可迅速缓解支气管痉挛，起效快、不良反应小。吸入用沙丁胺醇溶液 5mg（2.5ml）/支，雾化吸入，平喘作用迅速，每次 1 支，放入雾化器中（不稀释）雾化吸入，每日 2～3 次，根据病情决定雾化给药的间隔时间和次数。用药期间严密观察心动过速及手颤等不良反应。急性哮喘发作时不推荐使用长效 β_2 受体激动剂（如沙美特罗、福莫特罗）。

若患者不能接受雾化吸入治疗（如在谵妄、昏迷、心搏呼吸骤停等情况下）或雾化吸入治疗效果不好，可皮下注射 0.3～0.5mg 肾上腺素，此药有抗炎、抗过敏、抗休克、舒张支气管、平喘作用。但肾上腺素可引起血管强烈收缩，血压过度升高，高血压、冠心病患者禁用，容易引起胎儿的先天畸形和子宫血流灌注减少，故妊娠哮喘患者不宜使用。

3）激素：糖皮质激素具有抗炎、抗过敏、抗休克作用，能减少毛细血管通透性，稳定细胞膜，减少细胞脱颗粒和化学介质释放，增加组织对 β 肾上腺能激动剂的反应性。重症哮喘急性发作应及早静脉给予激素。可选择琥珀酸氢化可的松，常用量 400～1000mg/d，或甲泼尼龙，常用量 80～160mg/d。地塞米松因在体内半衰期较长、不良反应较多，宜慎用。无激素依赖倾向者，可在短期（3～5 天）内停药；有激素依赖倾向者应适当延长给药时间，症状缓解后逐渐减量，然后改口服激素和吸入激素维持。

4）纠正水、酸碱失衡和电解质紊乱：重症哮喘，尤其是哮喘持续状态，呼吸道水分丢失，以及多汗、感染、发热、茶碱的应用，常伴有不同程度的脱水，使气道分泌物黏稠难排出，甚至形成痰栓。通常每日静脉补液 2500～3000ml 足以纠正脱水。无明显脱水的哮喘患者，过多的补液有增加肺水肿的危险，应避免过量补液。鼓励口服补液。重症哮喘患者因抗利尿激素分泌增多，可出现低钾低钠，若补液量过多可使低钾低钠血症加重，故大量补液时应注意监测和防止电解质紊乱及肺水肿发生。

重症哮喘患者由于缺氧、呼吸困难、呼吸功增加，常合并代谢性酸中毒；严重的气道阻塞造成二氧化碳潴留，伴发呼吸性酸中毒。临床上通常把 pH＜7.20 作为补碱指征。如 pH 失代偿明显，且不能在短时间内迅速改善通气以排出二氧化碳，则可补充 5% 碳酸氢钠溶液 40～60ml，使 pH 升高到 7.20 以上，以代谢性酸中毒为主的酸血症可适当增加补碱量。

（2）二线治疗药物的应用：主要包括黄嘌呤类药物和抗胆碱药。

1）茶碱（黄嘌呤）类药物：对于重症哮喘患者，茶碱联合 ICS 治疗可使哮喘容易控制。氨茶碱首剂负荷剂量为 4～6mg/kg，稀释后静脉缓慢注射，注射速度＜0.25mg/（kg·min），维持剂量为 0.6～0.8mg/（kg·h）。临床常用氨茶碱 0.25g（如 24 小时内用过氨茶碱者只用 0.125g）加 50% 葡萄糖注射液 40ml 稀释后，10 分钟内静脉缓慢注射，或加入 100ml 液体中静脉滴注。之后用维持量静脉滴注。氨茶碱静脉注射偶可引起猝死，欧美国家药典规定氨茶碱静脉滴注，禁止静脉注射。每日最大用量＜1.0g（包括口服和静脉给药）。氨茶碱适宜的血药浓度为 8～12μg/ml，为治疗浓度且副作用小。茶碱类药物的副作用有恶心、焦虑、手颤、心悸、心动过速、充血性心力衰竭和肝衰竭等。

2）抗胆碱药：如溴化异丙阿托品（异丙托溴铵），不是治疗哮喘的一线药物，起效较慢，可与速效 β_2 受体激动剂联合雾化吸入。

3）硫酸镁：静脉注射硫酸镁有助于扩张支气管，作用机制尚不清楚。但前瞻性研究还未能证实硫酸镁对中到重度哮喘的治疗作用。如果肾功能正常，静脉注射硫酸镁＜2g（缓慢注射＞20min）是安全剂量，但不宜应用于哮喘持续状态的患者。若同时合并低镁血症，可使用硫酸镁。

4）抗生素：病毒感染是诱发哮喘的一个重要原因。急性哮喘患者咳出大量脓性痰表明气道有大量嗜酸性粒细胞浸润，而非中性粒细胞浸润。除非合并发热、痰中含大量中性粒细胞、细菌性肺炎或鼻窦炎，一般不宜使用抗生素。

5）生物靶向药物：抗 IgE 单抗、抗 IL-5 单抗、抗 IL-13 单抗、抗

IL-4 单抗都是近年来针对 Th2 反应的靶向药物，可以减少患者 50%以上的急性加重，同时可一定程度上改善生活质量、肺功能及哮喘状态评分，但目前生物靶向治疗是重症哮喘治疗的一种补充，不能替代常规的药物治疗。

（3）机械通气：哮喘患者急性重度发作，经支气管扩张剂、激素、碱剂和补液等积极治疗，大部分可得到缓解，但仍有 1%～3%病情继续恶化，发生危重急性呼吸衰竭。动脉血气分析提示严重缺氧和二氧化碳潴留伴呼吸性酸中毒，如不及时抢救，即会危及生命。

机械通气指征：①呼吸心搏停止；②严重低氧血症，$PaO_2 < 8kPa$（60mmHg）；③$PaCO_2 > 6.67kPa$（50mmHg）；④重度呼吸性酸中毒，动脉血 pH<7.25；⑤严重意识障碍、谵妄或昏迷；⑥呼吸浅而快，每分钟超过 30 次，哮鸣音由强变弱或消失，呼吸肌疲劳明显。

机械通气采用控制性低潮气量辅助呼吸（MCHV）或压力支持（PSAV）模式较为合理。用 MCHV 时呼吸机参数：通气频率 6～12 次/分，潮气量 8～12ml/kg，这些参数约为常规预计量的 2/3。机械通气过程中注意气道湿化，防止气道内黏液栓形成。

六、休克的发生机制

重症哮喘引起的休克最常见为过敏性休克，属Ⅰ型变态反应即速发型变态反应，发病急骤，如不紧急使用缩血管药，可导致死亡。诱发哮喘的吸入性变应原或其他刺激因素使机体持续地产生抗原-抗体反应，发生气道炎症、气道高反应性和支气管平滑肌痉挛。过敏反应使血管广泛扩张，血管床容量增大；毛细血管通透性增高使血浆外渗，血容量减少。进入机体的过敏原可刺激机体产生抗体 IgE。IgE 能持久地吸附在微血管周围的肥大细胞及血液中嗜碱性粒细胞和血小板等靶细胞表面，使机体处于致敏状态；当同一过敏原再次进入机体时，可与上述吸附在细胞表面的 IgE 结合形成抗原-抗体复合物，引起靶细胞脱颗粒反应，释放大量组胺、5-羟色胺、激肽、补体 C3a/C5a、慢反应物质、血小板活化因子、前列腺素等血管活性物质。这些血管活性物质可导致后微动脉、毛细血管前括约肌舒张和血管通透性增加，外周阻力明显降低，真毛细血管大量开放，血容量和回心血量急剧减少，动脉血压迅速而显著地下降。

重症哮喘急性发作时患者多汗和呼吸道内丢失大量水分，茶碱类制剂的使用导致尿量增多，患者可有一定程度的脱水，有效循环血量减少，回心血量不足，导致心排血量和动脉血压降低。血容量相对不足，血管明显扩张易造成低血容量性休克。此外，低氧血症使体内酸性代谢产物积累，患者可合并代谢性酸中毒。

感染导致的重症哮喘急性发作易引起感染性休克。病原微生物及其毒素对组织细胞直接损伤，它们释放的各种内毒素、外毒素刺激单核吞噬细胞、肥大细胞、内皮细胞、中性粒细胞和淋巴细胞等，生成并激活多种内源性炎症介质，如肿瘤坏死因子、IL-1、IL-2、IL-6 等。感染灶内氧自由基产生增多，导致花生四烯酸代谢产物血栓素 A_2（TXA_2），白三烯，补体成分 C3a、C5a，活化的凝血因子，激肽等局部生物活性物质增多，引起血管舒缩反应障碍，微循环血流紊乱。炎症介质通过对心血管和血液中细胞成分的影响，引起微循环障碍，导致休克发展的恶性循环。

七、休克的处理

（一）保持气道通畅和供氧

当患者有明显喉头水肿、支气管痉挛、呼吸困难时，应立即开放气道，包括气管插管、气管切开、机械通气等，同时给予监护生命体征。

（二）应用肾上腺素

肾上腺素是首选急救药，它能增强心肌收缩力，增加心搏出量，迅速收缩血管，使血压回升，恢复循环；还可降低支气管黏膜充血水肿，舒张支气管平滑肌，抑制肥大细胞释放组胺等过敏物质，缓解哮喘、喉头水肿。轻症休克者肾上腺素 0.3~0.5mg 左上臂三角肌处皮下或肌内注射，哮喘症状多可随着休克的纠正而缓解。重症休克者，皮下注射如无效,可将 0.5ml(半支)肾上腺素加入 5%葡萄糖注射液或生理盐水 100ml 中缓慢静脉滴注,但应密切观察血压,血压回升至正常时停止输注。也可将 1/3 支肾上腺素加入 50%葡萄糖注射液 20ml 中缓慢静脉注射,血压回升至正常,立即停止注射,不必用完。肾上腺素具有强大的强心、升压、平喘作用,但可以引起心动过速,血压上升太高,因此,此药仅适用于过敏性休克、过敏性休克伴哮喘、过敏性哮喘伴休克,以及沙丁胺醇雾化吸入困难的重症哮喘者。其他情况的哮喘不宜用肾上腺素,可选择其他平喘药。肾上腺素的用法及注意事项详见第四章过敏性休克。

（三）激素治疗

常用氢化可的松 500～1000mg/d;或甲泼尼龙 1～2mg/kg 静脉注射,最大量 120mg,每 4～6 小时 1 次。

（四）补充血容量

重症哮喘伴有休克者,应尽快建立两条静脉输液通道,一条静脉通道快速补液,另一条静脉通道使用药物。重症哮喘无明显脱水者,应避免过量补液。如休克尚未纠正,血压未能恢复正常,或血压不稳定,提示血容量不足,应静脉补液,首剂 5%葡萄糖氯化钠注射液或 5%葡萄糖注射液 500～1000ml 快速滴入,同时滴入适量多巴胺(多巴胺 20mg 加入 5%葡萄糖注射液 250ml 中,缓慢静脉滴注,开始 20 滴/分,以后根据血压变化调节滴速)。根据血压情况调整输液量和速度,一般 24 小时内可补液 3000～4000ml,血压回升至正常且稳定(不用升压药情况下),应当减少输液量,减慢滴速,停用升压药物。密切观察肺部湿啰音的变化,湿啰音从无到有,从少到多,从细变粗,提示肺水肿已经发生,按肺水肿处理。咳大量白色或粉红色泡沫痰,已是肺水肿的晚期表现。补液原则、方法、注意事项,详见第三章第四节。

（刘　明　赵云峰）

第八节 流行性出血热所致休克

流行性出血热又称肾综合征出血热，是由汉坦病毒引起的以鼠类为主要传染源的自然疫源性疾病，呈世界性分布，在亚洲和欧洲多个国家和地区流行，我国是高发区之一，其病死率较高。主要的病理变化为全身血管和毛细血管广泛性损害，临床上以发热、低血压休克、充血出血、急性肾衰竭为特征。

一、病原学

流行性出血热的病原体属于布尼亚病毒科的汉坦病毒属，基因组系单股负链 RNA。我国的流行性出血热主要是汉坦病毒和汉城病毒所引起。

二、流行病学

流行性出血热的传染源是汉坦病毒的宿主动物，主要为啮齿类动物，携带病毒的鼠尿、粪、唾液等污染环境，形成尘埃或气溶胶被易感者吸入，这是传播的主要方式。还可通过消化道、接触传播，也可能存在虫媒传播及垂直传播。

患者以青壮年为主。汉坦病毒感染后能刺激机体产生高水平的抗汉坦病毒抗体，可获得持久免疫力。

三、发病机制

汉坦病毒进入人体后在血管内皮细胞、骨髓、肝、脾、肺、肾和淋巴结等中增殖，并释放入血引起病毒血症。流行性出血热发热期和低血压休克期患者血中可检出汉坦病毒 RNA，病毒载量与病情严重程度相关。

流行性出血热属于严重的全身炎症反应性疾病。汉坦病毒感染后可诱发强烈的固有免疫应答和适应性免疫应答,多种免疫细胞及细胞因子、炎症因子和补体等参与了致病过程。

最基本的病理变化是血管内皮受损导致的血管通透性增加和出血,小血管内皮损伤导致血管壁的通透性增加,从而引起血管渗漏、血浆外渗、组织水肿、血液浓缩、低血容量、低血压、休克等一系列病理生理改变。

四、 临床特征

潜伏期多为 7~14 天。病程分为 5 期,包括发热期、低血压休克期、少尿期、多尿期和恢复期。重症病例前 3 期可以重叠,轻型病例可缺少低血压休克期和少尿期。

1. 发热期 一般持续 4~6 天。大部分患者伴头痛、腰痛、眼眶痛、全身肌肉关节酸痛。病后第 2~3 天起,可出现眼结合膜及颜面部、颈部上胸部皮肤充血、潮红。眼结合膜出血。双侧腋下、前胸和肩背部皮肤出血。常出现眼结合膜和颜面部水肿。大部分患者有肾区叩痛。

2. 低血压休克期 常见于发病 3~5 天,休克发生率为 5%~20%,持续数小时至数日不等。表现为心慌气短、头昏无力、四肢发凉、脉搏细速甚至不能扪及,血压降低,收缩压低于 90mmHg,甚至为 0。

意识障碍,渗出体征突出,出血倾向明显,可合并弥散性血管内凝血,少部分患者发生呼吸衰竭。休克出现越早,持续时间越长,病情越严重。部分患者经积极抗休克治疗 24 小时仍不能逆转,成为难治性休克。难治性休克预后极差,是死亡的主要原因之一。

3. 少尿期 一般出现于第 5~8 病日,持续时间为 2~5 天,少数可达 2 周以上。少尿或无尿为此期最突出的表现。部分患者可出现高血容量综合征、严重氮质血症、代谢性酸中毒及电解质紊乱。皮肤黏膜出血常加重。严重氮质血症患者出现嗜睡、烦躁、谵妄、抽搐、昏迷等表现。

4. 多尿期 多出现于第 9~14 病日,大多持续 1~2 周,少数可长达数月。随着肾功能恢复,尿量逐渐增多,尿毒症及相关并发症减轻。大量排尿患者易发生脱水、低血钾和低血钠,甚至发生二次休克而引起继发性肾损伤，重症可危及生命。

5. 恢复期　多数患者病后第 3~4 周开始恢复,恢复期为 1~3 个月,少数重症患者恢复时间较长,但很少超过 6 个月。

五、　实验室及影像学诊断

1. 血常规　早期白细胞计数正常或偏低，第 3~4 病日后多明显增高。中性粒细胞比例升高，异型淋巴细胞增多。血小板计数在第 2 病日开始减少。多有血液浓缩，红细胞计数和血红蛋白水平明显上升。

2. 尿常规　在第 2~4 病日即可出现尿蛋白，且迅速增加，在少尿期达高峰，可在多尿期和恢复期转阴。重症患者尿中可出现大量红细胞、透明和颗粒管型，见肉眼血尿，有时可见膜状物。

3. 血生物化学检查　血尿素氮、血肌酐在发热期和低血压休克期即可上升，少尿期达高峰。估算肾小球滤过率明显降低。心肌酶谱改变较为常见。总胆红素、丙氨酸氨基转移酶轻中度升高，血清白蛋白水平降低。

4. 凝血和出血检查　弥散性血管内凝血主要见于低血压休克期和少尿期。

5. 血清学检查　汉坦病毒特异性 IgM 抗体阳性可以确诊为现症或近期感染。检测阴性的疑似病例可每日或隔日重复检测。

6. 病原学检查　发病 1 周内血清汉坦病毒 RNA 的阳性检出率近100%。发热期和低血压休克期病毒载量明显高于少尿期，多尿期和恢复期多为阴性。

7. 超声检查　主要表现为肾脏增大，实质回声增粗增强，严重者可有包膜下积液。超声检查有助于发现肾破裂、腹水、胸腔积液和肺水肿。

8. 放射影像学检查　肺水肿较为常见，肺水肿在低血压休克期的发生率为 40%~50%。头颅 CT 检查有助于脑出血的诊断。

六、　临床诊断

根据流行病学史、临床表现及实验室检查，可分为疑似病例、临床诊断病例和确诊病例。

1. 疑似病例　　具有以下特征者为疑似病例。①发病前 2 个月内有疫区旅居史，或有鼠类或其排泄物、分泌物等接触史；②有发热、乏力、恶心等消化道症状；③颜面、颈部和胸部皮肤潮红，有头痛、腰痛和眼眶痛等症状，球结膜充血水肿，有皮肤黏膜出血点、肾区叩痛等体征。

2. 临床诊断病例　　在疑似病例的基础上具有下列表现之一者为临床诊断病例：①血常规白细胞计数增高和血小板计数降低，有异型淋巴细胞，血液浓缩；②蛋白尿、尿中膜状物、血尿素氮、血肌酐升高，少尿或多尿等表现；③低血压休克；④有发热期、低血压休克期、少尿期、多尿期和恢复期 5 期临床经过。

3. 确诊病例　　在疑似病例和临床诊断病例的基础上，有血清特异性 IgM 抗体阳性，或从患者标本中检出汉坦病毒 RNA，或恢复期血清特异性 IgG 抗体效价比急性期有 4 倍以上增高，或从患者标本中分离到汉坦病毒。

七、　临床分型

按病情轻重分为 4 型。

1. 轻型　　体温 39℃ 以下，有皮肤黏膜出血点，尿蛋白（+）～（++），无少尿和低血压休克。

2. 中型　　体温 39～40℃，球结膜水肿明显，皮肤黏膜有明显瘀斑，病程中出现过收缩压低于 90mmHg 或脉压小于 30mmHg，少尿，尿蛋白（++）～（+++）。

3. 重型　　体温 40℃ 以上，有神经系统症状，休克、少尿达 5 天或无尿 2 天以内。

4. 危重型　　在重症基础上出现以下情况之一：难治性休克，重要器官出血，无尿 2 天以上，其他严重合并症如心力衰竭、肺水肿、呼吸衰竭、昏迷、严重感染。

八、治疗

（一）治疗原则

早发现、早诊断、早治疗、就近治疗。以液体疗法和对症支持治疗为主。休克、少尿、出血和其他器官损伤的防治是救治成功的关键。低血压休克就地组织抢救，减少搬运。

（二）治疗要点

1. **一般处理**　卧床休息。发热期的高热患者以物理降温为主。对乙酰氨基酚等退热药物可引起出汗、失水，加重循环血容量不足，应慎用。积极预防继发感染，根据病原学检查结果合理选择抗菌药物，避免使用氨基糖苷类药物等肾毒性药物。

2. **液体治疗**　是维持流行性出血热患者血压稳定，水、电解质、酸碱平衡的基本措施。在抗休克过程中，过量的液体输入可加重心肺负荷。发热期和低血压休克期以平衡盐、0.9%氯化钠溶液等晶体液为主。发热期每日输液量为 1000~2000ml，补充血管外渗透液和维持出入液量平衡，减少和预防休克的发生；低血压休克期补液量应根据休克救治具体情况调整；少尿期应限制补液量，量出为入，防治高血容量和心力衰竭、肺水肿等并发症；多尿期补液量应少于出液量。

3. **液体复苏**　是治疗流行性出血热休克的首要措施。应尽快建立两条静脉输液通道，一条静脉通道快速补液，另一条静脉通道使用药物。应在 1 小时内快速输入液体 1000ml，如血压回升至基本正常，其后 2 小时内输液 1000ml。根据血压、平均动脉压、血红蛋白量、末梢循环、组织血流灌注状况和尿量的动态变化，动态调整输液量和输液速度。血压基本稳定后仍然需要维持输液。每小时为 200~300ml，直至血压稳定 6 小时以上。因为流行性出血热休克常伴有严重的渗出症状，所以胶体液对治疗流行性出血热所致休克具有重要作用。流行性出血热所致休克治疗推荐以平衡盐液等晶体液输注为主，也需要输注白蛋白、血浆和低分子右旋糖酐等胶体液。

液体复苏主要目标：①收缩压达 90～100mmHg；②心率小于 100 次/分；③微循环障碍获得纠正，动脉血乳酸值小于 2mmol/L；④血红蛋白和血细胞比容接近正常。

4. 应用血管活性药物　休克患者在快速充分液体复苏后（成人 2～3 小时输注 3000ml）血压不能恢复或恢复后再次下降时，应及时使用血管活性药物，以维持血压，保持重要器官的血液供应，避免加重组织水肿。低剂量去甲肾上腺素对心率和每搏量的影响较小，能更加有效地改善感染性休克患者的低血压状态。建议流行性出血热所致休克患者首选去甲肾上腺素，对于快速性心律失常风险低或心动过缓的患者，可将多巴胺作为替代药物。去甲肾上腺素成人常用量，开始以 8～12μg/min 速度静脉滴注，可根据血压调整滴速；维持量为 8～12μg/min，必要时可增加。

5. 应用糖皮质激素　慎用糖皮质激素。出现重症预警指标或休克的患者，可使用氢化可的松 100mg 静脉滴注，1～2 次/天；或地塞米松 5～10mg，肌内注射或静脉滴注，1～2 次/天；或甲泼尼龙 20～40mg 静脉滴注，1～2 次/天；激素选用一种，通常使用 3～5 天，一般不超过 1 周。

6. 抗病毒治疗　尚无特效抗病毒药物，发病早期可选用利巴韦林抗病毒治疗。利巴韦林按每日 10～15mg/kg，分 2 次加入 10%葡萄糖注射液 250ml 中静脉滴注，每日总量不超过 1500mg，疗程不超过 1 周。

7. 促进利尿　少尿期患者可使用利尿剂治疗。有休克的患者应在血容量补足、休克纠正、血压稳定（撤停升压药的情况下），仍然存在少尿、无尿的情况下，12～24 小时后开始利尿。利尿剂首选呋塞米，从小剂量开始，20～200mg/次，每 4～24 小时 1 次，按照 2021 年版《肾综合征出血热防治专家共识》，每日总量不超过 800mg，使用时注意监测电解质、血压、血气分析。

8. 血液净化　肾衰竭及严重内环境紊乱患者应及时进行血液透析治疗，通常使用局限性血液透析。血流动力学不稳定、不能搬动的危重症患者优先使用连续性肾脏替代治疗。

9. 吸氧　休克全程均需吸氧，持续低流量（3～4L/min）吸氧。

10. 出血的预防和治疗　出现肾脏破裂、颅内出血、消化道出血、肺部出血、阴道出血等情况时以内科治疗为主。有介入治疗适应证者可行介入止血治疗。

（王纯睿　袁　喆）

第九节　细菌性痢疾所致休克

细菌性痢疾简称菌痢，是由志贺菌引起的肠道传染病。主要表现为腹痛、腹泻、黏液脓血便及里急后重等，可伴有发热及全身毒血症状，严重者可出现感染性休克和（或）中毒性脑病。一般为急性，少数迁延成慢性。菌痢所致休克与志贺菌释放的内毒素有关。

一、病原学

志贺菌（又称痢疾杆菌）属于肠杆菌科，革兰氏阴性杆菌，兼性厌氧，最适宜需氧生长。根据生化反应和 O 抗原的不同，志贺菌属分为 4 个血清群（即痢疾志贺菌、福氏志贺菌、鲍氏志贺菌、宋内志贺菌，又依次称为 A、B、C、D 群），共 47 个血清型或亚型。痢疾志贺菌的毒力最强，可引起严重症状。

志贺菌可以产生内毒素和外毒素，内毒素是引起全身反应如发热、毒血症及休克的重要因素。外毒素又称为志贺毒素，有肠毒性、神经毒性和细胞毒性，分别导致相应的临床症状。

二、流行病学

急、慢性菌痢患者和带菌者是主要传染源。本病主要经粪-口途径传播，也可通过接触患者或带菌者的生活用具而感染。人群普遍易感。病后可获得一定的免疫力，但持续时间短，不同菌群及血清型间无交叉保护性免疫，易反复感染。

三、 发病机制

菌痢所致休克与志贺菌释放的内毒素有关。在细菌与内毒素作用下，机体微小动脉痉挛所致的急性微循环障碍是发病的病理基础。首先内毒素经肠壁吸收入血后，释放大量儿茶酚胺等血管活性物质，引起血管高度收缩，尤其是微小动脉与微小静脉，导致周围阻力增加，同时动静脉短路开放，微循环血流量可减少 50%～80%，称为缺血缺氧阶段。由于组织细胞缺血缺氧，乳酸堆积。同时微动脉释放组胺、缓激肽等代谢产物增加，微动脉和毛细血管前括约肌麻痹性扩张，静脉端不扩张，形成微循环"只灌不流"，进入淤血性缺氧阶段。此时微循环大量淤血，毛细血管通透性增加，血浆外渗，血液黏稠，有效循环血容量进一步减少，导致休克。此期若未得到及时纠正，细胞缺氧继续加重，溶酶体破裂，释放大量促血管舒张的血管活性物质，血管舒张，呈麻痹状态。多见于休克晚期患者，此期微循环血管痉挛，血流淤滞，血液黏稠，纤维蛋白沉积，血小板凝集，淤泥样广泛血栓形成，导致 DIC。大量凝血因子消耗，出现出血倾向。

外毒素是由志贺菌志贺毒素基因编码的蛋白，它能不可逆地抑制蛋白质合成，从而导致上皮细胞损伤，可引起出血性结肠炎和溶血性尿毒症综合征。

四、 病理解剖

急性菌痢的基本病理变化是弥漫性纤维蛋白渗出性炎症。早期可见点状出血，病变进一步发展，肠黏膜上皮形成浅表坏死，表面有大量的黏液脓性渗出物。肠道严重感染可引起肠系膜淋巴结肿大，肝、肾等实质器官损伤。

中毒性菌痢肠道病变轻微，突出的病理改变为大脑及脑干水肿、神经细胞变性。部分病例肾上腺充血、肾上腺皮质萎缩。

五、 临床表现

潜伏期一般为 1～4 天，短者数小时，长者可达 7 天。根据病程长短和病情轻重可以分为下列各型。

（一）急性菌痢

根据毒血症及肠道症状轻重，可以分为 4 型。

1. 普通型（典型）　起病急，畏寒、发热，体温可达 39℃ 以上，腹痛、腹泻，多先为稀水样便，1～2 天后转为黏液脓血便，每天排便 10 余次至数十次，便量少，有时为脓血便，此时里急后重明显。常伴肠鸣音亢进，左下腹压痛。

2. 轻型（非典型）　全身毒血症状轻微，可无发热或仅低热。表现为急性腹泻，每天排便 10 次以内，稀便有黏液但无脓血。有轻微腹痛及左下腹压痛，里急后重较轻或缺如。

3. 重型　多见于老年、体弱、营养不良患者，急起发热，腹泻每天可达 30 次以上，为稀水脓血便，偶尔排出片状假膜，甚至大便失禁，腹痛、里急后重明显。后期可出现严重腹胀及中毒性肠麻痹，常伴呕吐，严重失水可引起外周循环衰竭。部分病例以中毒性休克为突出表现：体温不升，常有酸中毒和水、电解质平衡失调，少数患者可出现心、肾功能不全。

4. 中毒性菌痢　以 2～7 岁儿童为多见，成人偶有发生。起病急骤，突起畏寒、高热，病势凶险，全身中毒症状严重，可有嗜睡、昏迷及抽搐，迅速发生循环和呼吸衰竭。临床以严重毒血症状、休克和（或）中毒性脑病为主，而局部肠道症状轻或缺如。病初可无腹痛及腹泻症状，但发病 24 小时内可出现痢疾样粪便。按临床表现可分为以下 3 型。

（1）休克型（周围循环衰竭型）：以 2～7 岁儿童常见，成人偶有发生。起病急骤，突起畏寒，高热，病势凶险，全身中毒症状严重，可有嗜睡、惊厥、昏迷，很快发生呼吸和循环衰竭。临床以严重毒血症状和感染性休克为主，局部肠道症状轻或缺如。开始时可无腹痛、腹泻症状，发病 24 小时内可出现痢疾样粪便。感染性休克患者主要表现为面色苍白、四肢厥冷、皮肤花纹、发绀、心率加快、脉搏细速或不能触及，血压下降或为 0，并可出现心、肾功能不全及意识障碍等症状。

（2）脑型（呼吸衰竭型）：中枢神经系统症状为主要临床表现。由于脑血管痉挛，引起脑缺血、缺氧，导致脑水肿、颅内压增高，甚至脑疝。患者可出现剧烈头痛、频繁呕吐、烦躁、惊厥、昏迷、瞳孔不等大、对光反射消失等，严重者可出现中枢性呼吸衰竭等临床表现。此型较为严重，病死率高。

（3）混合型：兼有上述两型的表现，病情最为凶险，病死率可达 90%以上。该型实质上包括循环系统、呼吸系统及中枢神经系统等多系统功能损害与衰竭。

（二）慢性菌痢

菌痢反复发作或迁延不愈达 2 个月以上者，即为慢性菌痢。根据临床表现可以分为慢性迁延型、急性发作型、慢性隐匿型。

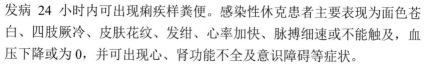

六、 实验室及其他检查

（一）一般检查

1. 血常规　急性菌痢白细胞总数可轻至中度增多，以中性粒细胞为主，可达（10～20）×10^9/L。慢性患者可有贫血表现。

2. 粪便常规　粪便外观多为黏液脓血便，镜检可见白细胞（≥15个/高倍视野）、脓细胞和少数红细胞，如有巨噬细胞则有助于诊断。

（二）病原学检查

细菌培养：粪便培养出痢疾杆菌可以确诊。在抗菌药物使用前采集新鲜标本，取脓血部分及时送检和早期多次送检均有助于提高细菌培养阳性率。

七、诊断

依据流行病学史，如夏秋季，不洁饮食或与菌痢患者接触史；患者出现突起高热、腹痛、腹泻、里急后重及黏液脓血便，左下腹有压痛；中毒性菌痢以儿童多见，有高热、惊厥、意识障碍，以及循环、呼吸衰竭，病初常无胃肠道症状；以及，粪便镜检有大量白细胞（≥15 个/高倍视野）、脓细胞及红细胞即可诊断。确诊依赖于粪便培养出痢疾杆菌。

八、治疗

（一）急性菌痢

1. **一般治疗**　毒血症状重者必须卧床休息。

2. **抗菌治疗**　轻型菌痢患者可不用抗菌药物，严重病例则需应用。近年来志贺菌对抗菌药物的耐药性逐年增长，应根据药敏试验或粪便培养的结果进行选择。疗程一般为 3～5 天。首选喹诺酮类药物如环丙沙星、左旋氧氟沙星，也可选用第三代头孢菌素如头孢曲松等。

3. **对症治疗**　只要有水和电解质丢失，均应给予口服补液盐（ORS）。严重脱水者，先静脉补液，然后改为口服补液。毒血症状严重者，可给予小剂量肾上腺糖皮质激素。

（二）中毒性菌痢

中毒性菌痢起病急骤，发展迅速，应分秒必争，病程早期抢救是提高存活率的关键。

1. **休克型**

（1）迅速扩充血容量纠正酸中毒：先静脉补液，后改为口服补液，补液量根据病情决定。首先使用 2∶1 溶液（2 份生理盐水，1 份 1.4% 碳酸氢钠溶液），存在明显酸中毒和循环衰竭时，使用 5% 碳酸氢钠溶液，儿童 5ml/kg，成人 250~300ml，快速静脉滴注。根据患者的具体病情并参照血液生化测定结果补充碱性溶液。其后用低分子右旋糖酐，儿童 10~20ml/kg，成人 500ml/次，静脉滴注。若血压不回升，可静脉滴注 20%甘露醇，每次用量 1g/kg，可以防止脑水肿发生。休克改善后维持输液以葡萄糖为主，与含钠液体比例为 3∶1~4∶1，24 小时维持量为 50~80ml/kg 体重，缓慢静脉滴注。同时注意补钾，浓度不超过 0.3%。

（2）血管活性药物：中毒性菌痢主要是低排高阻型休克，可给予山莨菪碱儿童 0.5~1mg/kg，成人 20~40mg，静脉注射，1 次 5~15 分钟，病情严重者可加大剂量。直至周围循环衰竭改善，可暂停使用，严格掌握停药指征。若效果不佳，可改用酚妥拉明（剂量为 0.5~1.0mg/kg，加入 5%葡萄糖注射液内静脉滴注)加去甲肾上腺素或异丙肾上腺素 0.1~0.2mg 加入 5%葡萄糖注射液 200ml 内静脉滴注，对低排高阻型休克有一定效果。使用血管扩张药和强心剂等综合治疗后，血压仍不稳定者，可用间羟胺或多巴胺，剂量均为 10~20mg 加入生理盐水或10%葡萄糖注射液 250ml 静脉滴注。具体液体浓度及速度根据患者病情决定。

（3）其他治疗：发热患者降温处理，早期 DIC 患者可给予肝素抗凝治疗，肝素用量为 4000~6500U 加入生理盐水或 10%葡萄糖注射液稀释静脉滴注，每 6 小时 1 次。防止呼吸衰竭需保持呼吸道通畅、吸氧，呼吸衰竭患者可使用洛贝林等药物，必要时呼吸机支持治疗。保护心、脑、肾等重要器官功能。

2. 脑型　可给予 20%甘露醇每次 1~2g/kg 快速静脉滴注，每 4~6 小时注射 1 次，以减轻脑水肿。应用血管活性药物以改善脑部微循环，同时给予肾上腺糖皮质激素有助于改善病情。防止呼吸衰竭，需保持呼吸道通畅、吸氧，必要时可应用呼吸机。

3. 抗菌治疗　药物选择基本与急性菌痢相同，但应先采用静脉给药，可采用环丙沙星、左旋氧氟沙星等喹诺酮类或第三代头孢菌素。病情好转后改为口服。

（三）慢性菌痢

由于慢性菌痢病因复杂，可采用全身与局部治疗相结合的措施。

（王纯睿　袁　喆）

第十节　流行性感冒所致休克

流行性感冒（以下简称流感），是由流感病毒引起的一种急性呼吸道传染病，曾多次引起世界范围内暴发和流行，为致死性疾病之一。尽管多数流感呈自限性病程，但仍有部分人群可发展至重症流感，少数重症患者病情进展迅速，多因 ARDS 和（或）多器官衰竭、脓毒血症死亡。重症流感主要发生在老年人、年幼儿童、孕产妇或有慢性基础疾病等高危人群，亦可发生在一般人群。重症流感疾病进展迅速，患者从早期流感症状，到并发 ARDS、急性肾损伤、淋巴细胞显著减少等情况仅需 1 周左右。及时识别，紧急正确的诊治，是提高重症流感患者生存率的关键。本节重点讨论流感所致休克的诊断和治疗。

一、病因

流感病毒属于正黏病毒科，单股、负链 RNA 病毒。根据核蛋白和基质蛋白分为甲、乙、丙、丁四型。甲型流感病毒常引起大流行，病情重，乙型和丙型流感相对病情较轻，丁型是否可使人类患病尚不明确。目前感染人的主要是甲型流感病毒中的 H1N1、H5N1、H1N1 亚型，乙型流感病毒中的 Victoria 和 Yamagata 系，以及 H7N9 和 H3N2 等流感亚型。禽流感病毒属于正黏病毒科甲型流感病毒，以 H5N1 型致死率高，病情重，故称为高致病性禽流感病毒。

二、发病机制

流感病毒通过血凝素侵入呼吸道上皮细胞后，病毒基因组在细胞核内进行转录和复制，生成大量的子代病毒颗粒，这些病毒颗粒经呼吸道黏膜扩散并感染其他细胞。侵犯下呼吸道后引发原发性病毒性肺炎。病毒刺激抗原呈递细胞产生趋化因子和促炎因子。重症流感患者，病毒载量高，可以过高激活干扰素-α/β 等致炎因子，促进炎性级联反应，导致免疫损伤，诱发细胞因子风暴，导致全身炎症反应综合征，在肺部表现为肺泡腔内充满纤维蛋白渗出物和红细胞，弥漫性肺泡损伤和透明膜形成，以及肺出血等使肺弥散功能产生严重障碍，极易发生 ARDS，加之发热耗氧增加，全身组织细胞严重缺氧。细胞缺氧进而导致细胞膜离子泵功能障碍、细胞内水肿、细胞内容物渗漏至细胞外间隙，内皮功能损伤，造成血管通透性增加和外周血管舒张，呈脓毒症分布性休克表现。此外，重症流感可引起心脏损伤，出现心肌炎和心包炎，重症并发心力衰竭呈现心源性休克表现。高热、退热药物使用引起皮肤水分丧失，经口摄入减少、部分患者合并呕吐及腹泻，常同时合并低血容量性休克。因此，重症流感并发的休克多为复合型休克，需识别休克类型。

三、临床表现

1. 具备流感的临床特点

（1）有流行病学史：发病前 7 天内在无有效防护下与疑似或确诊流感患者有密切接触，或为流感样病例聚集发病者，或有明确传染他人的证据。

（2）典型流感的症状：主要以发热、头痛、肌痛和全身不适起病，可呈高热、畏寒、寒战，多伴有全身肌肉关节酸痛、乏力、食欲缺乏等全身感染中毒症状。伴有咽痛、干咳，局部卡他症状轻微。并发症的表现：并发病毒性肺炎可闻及肺部湿啰音；并发神经系统损伤表现为脑膜炎、脑炎等脑病表现及吉兰-巴雷综合征，累及心脏损害表现为胸痛和心悸、心力衰竭表现。

（3）外周血白细胞总数一般不高或降低，重症者淋巴细胞计数明显下降。继发细菌感染时白细胞总数可升高。

（4）流感病原学检测阳性：病毒核酸检测阳性；病毒抗原检测阳性；病毒分离培养阳性；急性期和恢复期的双份血清的流感病毒特异性血清学 IgG 抗体水平升高≥4 倍。

2. 急性呼吸衰竭和（或）急性呼吸窘迫综合征的症状和体征　干咳少痰、肺部啰音等病毒性肺炎的症状和体征。呼吸频率快，呼吸困难，口唇发绀，氧合指数下降。谵妄、精神错乱等缺氧性脑病表现。

3. 休克表现　可表现为脓毒性休克、心源性休克、低血容量性休克。常为复合型休克。

四、诊断

1. 流感的诊断　具有流行病学史，流感的临床表现，且排除其他引起流感样症状的疾病，即为临床诊断病例；如同时伴有一项或以上流感病原学检测结果阳性，即为确诊病例。

2. 重症、危重症流感的诊断

（1）重症流感：当出现以下情况之一，即为重症流感。①持续高热＞3 天，伴有剧烈咳嗽，咳脓痰、血痰，或胸痛；②呼吸频率快，呼吸困难，口唇发绀；③神志改变：反应迟钝、嗜睡、躁动、惊厥等；④严重呕吐、腹泻，出现脱水表现；⑤合并肺炎；⑥原有基础疾病明显；⑦需住院的其他临床情况。

（2）危重症流感：当出现以下情况之一，诊断为危重症流感。①呼吸衰竭；②急性坏死性脑病；③脓毒性休克；④多脏器功能不全；⑤出现其他需进行监护治疗的严重临床情况。流感并发休克多为脓毒性休克，早期可存在低血容量性休克，并发心肌损害时可合并心源性休克。

3. 休克的诊断　具有上述休克的临床表现。

五、治疗要点

1. 病因治疗　一旦判断为疑似或临床诊断重症流感，需即刻给予经验性抗流感病毒药物治疗。抗流感病毒药物主要有神经氨酸酶抑制剂类药物、金刚烷胺类药物及血凝素抑制剂阿比多尔（表 6-2）。金刚烷胺类药物耐药率高，不建议使用。不推荐双倍剂量或联合应用两种神经氨酸酶抑制剂类药物。

表 6-2　抗流感病毒药物种类及用法

抗病毒药物	适应人群	剂量	注意事项
奥司他韦（口服，疗程 5 天，重症可适当延长；肾功能不全者根据肾功能调整剂量）	成人	75mg bid	不良反应：恶心、呕吐偶发短暂的精神神经事件
	1 岁以上儿童	30mg bid（<15kg） 45mg bid（15～23kg） 60mg bid（23～40kg） 75mg bid（>40kg）	
	<1 岁儿童	一次 3.0mg/kg bid（0～8 月龄） 一次 3.5mg/kg bid（9～11 月龄）	
扎那米韦（疗程 5 天）	成人及 7 岁以上青少年	10mg 吸入，q12h	慢性呼吸道疾病患者可诱发支气管痉挛，不推荐
帕拉米韦（疗程 1～5 天）	成人	300～600mg 静脉滴注 qd	支气管炎、咳嗽及中枢神经系统不良反应
	91 天～17 岁儿童	10mg/kg　静脉滴注 qd	
	31～90 天婴儿	8mg/kg　静脉滴注 qd	
	<30 天新生儿	6mg/kg　静脉滴注 qd	
阿比多尔（疗程 5 天）	成人	200mg　tid	数据有限，应密切观察不良反应

注：bid，每天 2 次；q12h，每 12 小时 1 次；qd，每天 1 次；tid，每天 3 次。

引自《流行性感冒诊疗方案（2020 年版）》

2. 氧疗及呼吸支持治疗　流感的病死率与氧合指数直接相关。应依据患者的缺氧和呼吸衰竭的程度，选择不同的呼吸支持方式：轻症可采用鼻导管或面罩吸氧的方式氧疗。对于呼吸衰竭等重症患者应及时给予经鼻高流量吸氧（HFNC）或无创机械通气，一旦无创机械通气无效，应及时改为有创机械通气进行呼吸支持，并积极进行肺复张、俯卧位通气等促进肺泡复张，改善氧合。对于极重度 ARDS 患者，在严格把握适应证的条件下可采取 ECMO 予以支持治疗。

3. 抗休克治疗　一旦并发休克，即需予以液体复苏（补充血容量），患者未合并 ARDS 和重度心肌损害，建议在最初的 3 小时，可积极液体复苏（静脉输注 30ml/kg）作为初始治疗，但必须密切评估患者的临床和血流动力学反应，以及是否有肺水肿发生。充分液体复苏后患者仍存在低血压，或者发生心源性肺水肿，则应限制补液数量，减慢滴速，静脉给予升压药，偏向于将去甲肾上腺素作为首选药物。

4. 液体管理　休克并有 ARDS 的患者，为减轻肺水肿，需在保证充足血容量维持有效循环的基础上，合理限制液体入量。在 ARDS 的早期，除非合并低蛋白血症，不宜输注过多的胶体液，可采用安置中心静脉导管的方法进行血流动力学监测，更精确地进行液体管理。

5. 合理使用抗菌药物和激素　继发细菌或真菌感染，留取标本送检，并予以合理的抗细菌或抗真菌治疗。对于经液体复苏和使用血管活性药物仍难以纠正的休克，可考虑使用糖皮质激素，但不推荐使用大剂量激素拮抗炎症综合征。

6. 高热的处置　物理降温为主，不用解热药物，以免出汗过多，加重脱水。儿童忌用含阿司匹林的药物及其他水杨酸制剂，避免发生瑞氏反应。

7. 隔离和防控院内感染　对重症流感患者，隔离治疗及控制院内感染至关重要。危重症的患者本身的防御能力下降，可能产生细胞免疫的严重缺陷。隔离治疗可以防止病毒扩散，也可以保护其他患者免受院内感染。

六、　鉴别诊断

1. 普通感冒　多以上呼吸道卡他症状为主，而流感的全身症状更严重；流行病学史有助于鉴别；普通感冒的流感病原学检测阴性。

2. 与新型冠状病毒肺炎鉴别　两者临床表现相似，需结合流行病学史和病原学检测进行鉴别。

3. 其他类型上呼吸道感染　包括急性咽炎、扁桃体炎、鼻炎和鼻窦

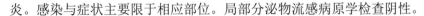

炎。感染与症状主要限于相应部位。局部分泌物流感病原学检查阴性。

4. 需与其他下呼吸道感染鉴别　流感合并气管支气管炎时需与急性气管支气管炎相鉴别；合并肺炎时需要与其他肺炎，包括细菌性肺炎、衣原体肺炎、支原体肺炎、病毒性肺炎、真菌性肺炎、肺结核等相鉴别。根据临床特征可做出初步判断，病原学检查可资确诊。

七、　预防

1. 接种流感疫苗　接种流感疫苗是预防流感最有效的手段，可显著降低接种者罹患流感和发生严重并发症的风险。老年人、儿童、孕妇、慢性病患者和医务人员等流感高危人群，应每年优先接种流感疫苗。

2. 药物预防　不能代替疫苗接种，只能作为没有接种疫苗或接种疫苗后尚未获得免疫能力的重症流感高危人群的紧急临时预防措施。可使用奥司他韦、扎那米韦等。

3. 一般预防措施　保持良好的个人卫生习惯是预防流感等呼吸道传染病的重要手段，包括增强体质和免疫力；戴口罩，勤洗手；保持环境清洁和通风；尽量减少到人群密集场所活动，避免接触呼吸道感染患者；保持良好的呼吸道卫生习惯，咳嗽或打喷嚏时，用纸巾、毛巾等遮住口鼻，咳嗽或打喷嚏后洗手，尽量避免触摸眼睛、鼻或口；出现呼吸道感染症状应居家休息，及早就医。

（陈　涛）

第十一节　病毒性脑炎所致休克

病毒性脑炎是由传染性和非传染性病毒引起的脑实质炎症。我国病毒感染的主要病毒是乙型脑炎病毒、肠道病毒、单纯疱疹病毒。我国儿童中最常见的病毒性脑炎病原体是肠道病毒。病毒性脑炎病情轻重差异较大，轻者预后良好，重者可留有后遗症甚至死亡。病毒性脑炎所致休克较少见，以神经源性休克和心源性休克居多。流行性乙型脑炎（乙脑）

所致休克与内脏淤血、胃肠道出血、心功能不全、脑疝等并发症有关。

一、病原学

目前国内外报道有 100 多种病毒可引起脑炎（表 6-3）。不同脑炎有不同流行特点。如乙脑，由蚊虫传播，主要发生在夏秋季节，患者多为儿童。我国肠道病毒脑炎最常见，主要发生在夏秋季，大多数患者为小儿。单纯疱疹病毒脑炎则高度散发，一年四季均可发生，且可感染所有年龄人群。

表 6-3　可引起急性病毒性脑炎的病毒

分组	病毒	特点
人与人之间传播病毒		
疱疹病毒（疱疹病毒科）	单纯疱疹病毒Ⅰ	最常见的散发性脑炎病原体
	单纯疱疹病毒Ⅱ	导致成人性脑膜炎
	水痘-带状疱疹病毒	可致感染后小脑炎，或急性感染性脑炎
	巨细胞病毒	免疫功能低下人群易感
	EB 病毒	免疫功能低下人群易感
肠道病毒（小核糖核酸科）	肠道病毒	伴无菌性脑膜炎
副黏病毒（副黏病毒科）	腮腺炎病毒	腮腺炎可在脑膜脑炎之前、期间或之后发生
	麻疹病毒	引起急性感染后脑炎、亚急性脑炎和亚急性硬化性全脑炎
其他	流感病毒	罕见
	腺病毒	
	风疹病毒	
	痘病毒	
	微小病毒	
虫媒病毒		
黄病毒（黄病毒科）	乙脑病毒	亚洲多发，松弛性瘫痪和帕金森病运动障碍
	蜱传播脑炎病毒	东欧旅行者多发，上肢松弛性瘫痪

二、 发病机制

病毒可通过肠道、呼吸道、结膜等途径入侵机体，是否进入中枢神经系统取决于病毒的性质、病毒寄生部位及机体对病毒的免疫反应。病毒大量增殖，直接侵袭神经组织，引起神经细胞变性、坏死和胶质细胞增生与炎症细胞浸润。同时病毒具有较强的免疫原性，诱导机体产生免疫应答，剧烈炎症反应可导致脱髓鞘病变及血管损伤，进一步影响脑循环，加重脑组织损伤。严重脑损伤导致血管运动中枢发生抑制或交感缩血管纤维传出受阻，小血管因紧张性的丧失而发生扩张，外周血管阻力降低，大量血液淤积在微循环，回心血量急剧减少，血压下降。

部分病毒如风疹病毒、虫媒病毒和腺病毒等大量复制可直接损伤心肌细胞，同时也可通过 T 细胞介导的免疫反应在攻击杀伤病毒时造成心肌坏死，引起心肌炎。大量心肌坏死，导致心力衰竭，心排血量急剧减少，血压降低。交感神经-肾上腺系统被激活，儿茶酚胺大量释放导致毛细血管前阻力明显升高，微循环灌流量急剧减少，毛细血管的平均血压明显降低，只有少量血液经直捷通路和少数真毛细血管流入微静脉、小静脉，组织因而发生严重的缺血性缺氧。此期称为微循环收缩期，特点与低血容量性休克相似，但在早期常因缺血、缺氧死亡。

乙脑所致休克的因素为综合性。多为内脏淤血，胃肠道渗血、出血，导致有效循环血容量减少；毒血症状加重，代谢紊乱，毒素吸收产生血管麻痹性扩张，有效循环血容量进一步减少；病毒大量增殖导致血管舒缩中枢损害，血管舒缩功能障碍；另可累及心肌导致心肌病变产生心功能不全，从而引起休克发生。

三、 病理特征

病毒性脑炎主要病变在中枢神经系统，脑组织的病理改变是由免疫损伤所致，从大脑到脊髓均可出现病理改变。镜下可见如下改变。

1. 细胞浸润和胶质细胞增生，脑实质淋巴细胞及单核细胞浸润，聚集在血管周围形成血管套，胶质细胞弥漫性增生形成结节。

2. 血管发生病变，脑实质及脑膜血管扩张、充血，血管内皮细胞肿胀、坏死、脱落，血液循环受阻，脑组织微动脉供血障碍。

3. 神经细胞发生病变，神经细胞变性、肿胀、坏死，严重者形成坏死软化灶，少数融合成块状。

4. 部分病例病变累及心肌时，可出现心肌细胞变性坏死及间质内中性粒细胞浸润。淋巴细胞、巨噬细胞浸润及肉芽肿形成。光镜下，可见心肌细胞水肿、肌质溶解和坏死或间质内炎症细胞浸润。

四、临床表现

病毒性脑炎病变部位和轻重程度差别很大，临床表现多种多样，轻重不一。轻者1~2周恢复，重者可持续数周或数月，甚至死亡。

1. 前驱症状　可有发热、呕吐、精神萎靡、恶心、腹痛、肌痛等。

2. 神经系统症状及体征

（1）颅内压增高：主要表现为头痛、呕吐、血压升高、心动过缓、婴儿前囟饱满等，严重时表现为去大脑强直状态。

（2）意识障碍、惊厥：轻者无意识障碍，重者可出现不同程度意识障碍、精神症状和异常行为。可出现全身性或局灶性抽搐，可伴有意识障碍，频繁发作可导致脑缺氧、脑水肿、呼吸暂停发生。

（3）病理征和脑膜刺激征可呈阳性：常有浅反射减弱或消失，深反射先亢进后消失，病理征阳性，出现不同程度脑膜刺激征。婴幼儿多无脑膜刺激征，但有前囟隆起。昏迷时可出现肢体强直性瘫痪，偏瘫较单瘫多见。

（4）局灶性症状体征：如肢体瘫痪、失语、脑神经障碍等。一侧大脑血管病变为主者可出现小儿急性偏瘫；小脑受累明显可出现共济失调；脑干受累明显可出现交叉性偏瘫和中枢性呼吸衰竭；后组脑神经受累明显则出现吞咽困难，声音低微。

3. 呼吸衰竭、循环衰竭　发生在极重型病例，脑实质炎症、脑水肿、脑疝、低血钠脑病都会引起呼吸中枢损伤，导致中枢性呼吸衰竭。表现为叹息样呼吸、潮式呼吸及下颌呼吸等。另外，也可由肺炎或脊髓受侵犯引起呼吸肌瘫痪而发生周围性呼吸衰竭。循环衰竭少见，常伴随呼吸衰竭出现，表现为血压下降、脉搏细速、肢端冰凉、伴或不伴有呕吐咖啡色液体等胃肠道出血症状。

4. 其他系统症状　如单纯疱疹病毒脑炎可伴有口唇或角膜疱疹，柯萨奇病毒脑炎可伴有心肌炎，腮腺炎脑炎常伴有腮腺肿大。

五、　实验室检查

1. 脑脊液检查　外观无色透明，压力增高，白细胞（50～500）×10^6/L。以淋巴细胞为主。蛋白质水平轻度增高，糖水平正常或偏高，氯化物水平正常。涂片或培养均无细菌发现。

2. 病毒学检查　从脑脊液、脑组织中分离出病毒具有确诊价值，但需要的时间长；采用双份血清法或早期 IgM 测定进行血清学检查，有利于早期诊断；采用 PCR 技术从患者呼吸道分泌物、血液、脑脊液中检测病毒 DNA 序列，可确定病原体。

3. 其他检查　血常规常有白细胞增高，中性粒细胞百分比增加。严重病例 CT 和 MRI 可显示大小不等、界线不清的炎性病灶，轻度患者无明显改变。部分患者脑电图可有癫痫样放电波，对诊断有参考价值。

六、　诊断

依据流行病学史，如夏秋季 10 岁以下儿童就诊患者。出现突起高热、头痛、呕吐、意识障碍、抽搐等症状，而脑膜刺激征较轻，伴有其他神经系统体征。早期血象变化，脑脊液检查呈现病毒性脑炎脑脊液特点，结合血清和脑脊液中特异性 IgM 和抗原测定或者分离出病毒可做出诊断。

出现四肢冰冷，脉搏细速，甚至无脉，血压下降，收缩压低于90mmHg，甚至为 0，脉压小于 20mmHg，即可做出休克诊断，立即进行抢救。

七、治疗

尚无特效治疗方法，以对症支持治疗为主。重点处理好高热、抽搐、脑水肿、呼吸衰竭和循环衰竭等危重症状。

1. 一般治疗　重型患者需静脉补液，成人 1500～2000ml/d，儿童每日 50～80ml/kg。

2. 对症治疗

（1）控制高热：乙脑患者多为稽留热，采用物理降温、药物降温和亚冬眠疗法综合降温措施。

（2）控制惊厥：适当应用止惊药如地西泮、苯巴比妥等，同时分析惊厥原因，如脑水肿、高热、缺氧等引起，对因处理。

（3）及时处理颅内压增高：可使用 20%甘露醇每次 1～2g/kg 快速静脉滴注，重症者每次 2～4g/kg 或更大剂量，每 4～8 小时注射 1 次，必要时联合应用呋塞米、白蛋白、激素等。

（4）呼吸衰竭的治疗：分析呼吸衰竭原因是中枢型或外周型。处理原则是改善肺泡通气，促进气体交换，解除缺氧及二氧化碳潴留，去除脑水肿、脑疝等危急症状。保证患者呼吸道通畅，预防缺氧，必要时行气管插管，使用呼吸机。中枢型呼吸衰竭可使用呼吸中枢兴奋剂。改善微循环，减轻脑水肿可用东莨菪碱、山莨菪碱或阿托品，对抢救乙脑中枢型呼吸衰竭有效。

（5）休克的治疗：重型乙脑患者后期循环衰竭（休克）常与呼吸衰竭同时出现，根据机体情况补充血容量。如有高热、失水则宜快速补液，高渗性失水时考虑选用 1∶2 液，配制方法：1 份生理盐水与 2 份 5%或 10%葡萄糖注射液混合而成。如有脑水肿则宜进行脱水治疗，可给予 20%甘露醇或 25%山梨醇每次 1～2g/kg 快速静脉滴注，每 4～6 小时注射 1 次，减轻脑水肿。同时予以地塞米松静脉滴注，限制钠盐摄入，可减轻脑水肿。另外，根据病情适当使用强心剂，如毛花苷丙稀释后静脉注射，首剂 0.4～0.8mg，2 小时后可酌情再给 0.2～0.4mg。血管活性药物可使用酚妥拉明（剂量为 0.5～1.0mg/kg，加入 5%葡萄糖注射液内静脉滴注）加去甲肾上腺素或异丙肾上腺素，0.1～0.2mg 加入 5%葡萄糖注射液 250ml 内静脉滴注。使用血管扩张药和强心剂等综合治疗后，血压仍不稳定者，可用间羟胺或多巴胺，剂量均为 10～20mg 加入生理盐水或 10%葡萄糖注射液 250ml 静脉滴注。输液量及速度根据患者病情决定。

3. 其他治疗　尚无有效抗病毒药物，可酌情选用干扰素、静脉注射免疫球蛋白等。重症感染患者早期可短程使用肾上腺糖皮质激素治疗。有其他继发细菌感染者适当使用抗菌药物。

（王纯睿　袁　喆）

第十二节　流行性脑脊髓膜炎所致休克

流行性脑脊髓膜炎（简称流脑）是由脑膜炎奈瑟菌引起的急性化脓性脑膜炎。主要临床表现为突发高热、剧烈头痛、频繁呕吐、皮肤黏膜瘀点、瘀斑及脑膜刺激征，严重者并发败血症休克和脑实质损害，常可危及生命。部分患者暴发起病，可迅速致死。

一、病原学

脑膜炎奈瑟菌（又称脑膜炎球菌）属奈瑟菌属，革兰氏染色阴性，呈肾形双球菌。常呈凹面相对成对排列或呈四联菌排列。有荚膜，无芽孢，不活动。其为专性需氧菌，在普通培养基上不易生长，通常采用巧克力琼脂平板培养。

脑膜炎奈瑟菌按表面特异性荚膜多糖抗原不同分为 A、B、C、D、X、Y、Z、29E、W135、H、I、K、L13 个群，其中90%以上为 A、B、C 3 个群。A 群可导致全球性大流行，B 群和 C 群可引起地区性流行，C 群毒力较强，可导致暴发型流脑。

本菌裂解时可释放内毒素，是重要的致病因子。

二、 流行病学

带菌者和流脑患者是本病的传染源，人是本菌唯一的天然宿主。病原菌主要由呼吸道直接传播。因本菌在外界生活力极弱，故间接传播的机会较少。人群对本菌普遍易感，隐性感染率高。人感染后产生持久免疫力。各群间有交叉免疫，但不持久。本病遍布全球，流行具有明显的地区性、季节性和周期性。

三、 发病机制

细菌释放的内毒素是本病致病的重要因素。内毒素引起全身施瓦茨曼反应，激活补体，血清炎症介质明显增加，引起循环衰竭和休克。脑膜炎奈瑟菌内毒素较其他内毒素更易激活凝血系统，因此在休克早期便出现 DIC 及继发性纤溶亢进，进一步加重微循环障碍、出血和休克，最终造成多器官衰竭。

暴发型败血症（休克型）是一种特殊类型，脑膜炎球菌的脂多糖内毒素引起微循环障碍及内毒素性休克，继而导致 DIC 是其主要病理基础。

四、 病理变化

病理解剖发现，败血症期的主要病变为血管内皮损害。血管壁有炎症、坏死和血栓形成，同时血管周围有出血，皮下、黏膜及浆膜亦可有局灶性出血。暴发型败血症（休克型）的皮肤及内脏血管有内皮细胞破坏和脱落，血管腔内有血栓形成。皮肤、心、肺、胃肠道及肾上腺均有广泛出血，心肌炎及肺水肿亦较常见。

脑膜炎期的病变以软脑膜为主。颅底部由于脓性粘连压迫及化脓性改变的直接侵袭，可导致脑神经损害。此外，炎症可沿着血管侵入脑组织，引起充血、水肿、局灶性中性粒细胞浸润及出血。

暴发型脑膜脑炎的脑组织病变严重，有明显充血和水肿，颅内压明显增高，易产生昏迷及惊厥，部分患者有天幕裂孔疝及枕骨大孔疝，即出现瞳孔改变、偏瘫、去大脑强直及呼吸衰竭等严重症状。

五、 临床表现

潜伏期为 1～7 天，一般为 2～3 天。临床上可分为以下类型。

（一）普通型

普通型约占 90%。按发病过程可分为以下 4 期，但各期之间无明显界限。

1. 前驱期（上呼吸道感染期） 主要表现为上呼吸道感染症状，如低热、鼻塞、咽痛等，持续 1～2 天，因发病急，进展快，此期常被忽视。

2. 败血症期 起病后迅速出现此期表现，高热、寒战、体温高达 40℃以上，伴明显的全身中毒症状，头痛及全身痛，精神极度萎靡。大部分患者皮肤黏膜出现瘀点，初呈鲜红色，迅速增多、扩大，常见于四肢、软腭、眼结膜及臀等部位。严重者瘀斑可迅速扩大，中央呈紫黑色坏死或水疱。本期持续 1～2 天后进入脑膜脑炎期。

3. 脑膜脑炎期 此期症状多与败血症期症状同时出现，患者高热毒血症持续，同时伴有剧烈头痛、喷射性呕吐、烦躁不安及颈项强直，克氏征和布氏征等脑膜刺激征阳性，重者出现谵妄、抽搐及意识障碍。本期经治疗通常在 2～5 天进入恢复期。

4. 恢复期 经治疗体温逐渐下降至正常，意识及精神状态改善，皮肤瘀点、瘀斑吸收或结痂愈合。神经系统检查均恢复正常。患者一般在 1～3 周痊愈。

（二）暴发型

暴发型患者起病急骤，病情变化迅速，病势凶险，如不及时治疗，可于 24 小时内死亡。

1. 休克型 以高热、头痛、呕吐开始，中毒症状严重，精神极度萎靡，可有轻重不等的意识障碍，时有惊厥。常于 12 小时内出现遍及全身的广泛瘀点、瘀斑，且迅速扩大融合成大片瘀斑伴皮下坏死。循环衰竭是本型的主要表现，面色苍白、四肢厥冷、唇及指端发绀、脉搏细速、血压显著下降、脉压缩小，不少患者血压可降至 0，尿量减少或无尿。脑膜刺激征大多缺如，脑脊液大多澄清，仅细胞数轻度增加。血及瘀点培养多为阳性，易并发 DIC。若抢救不及时，病情可急速恶化。

2. **脑膜脑炎型** 主要表现为脑膜及脑实质损伤，常于 1～2 天出现严重的神经系统症状，患者高热、头痛、呕吐，意识障碍，可迅速出现昏迷。颅内压增高，脑膜刺激征阳性，可有惊厥，锥体束征阳性，严重者可发生脑疝。

3. **混合型** 兼有休克型和脑膜脑炎型的症状，常同时或先后出现，是本病最严重的一型。

（三）轻型

轻型多见于流脑流行后期，病变轻微。临床表现为低热、轻微头痛及咽痛等上呼吸道症状，可见少数出血点。脑脊液多无明显变化，皮肤出血点及咽拭子培养可有脑膜炎奈瑟菌生长。

（四）慢性败血症型

慢性败血症型较少见，病程可迁延数周甚至数月。常表现为间歇性发冷、发热，每次发热历时 12 小时后缓解，相隔 1～4 天再次发作。每次发作后常成批出现皮疹，亦可出现瘀点。常伴关节痛、脾大、血液白细胞增多，血液培养可为阳性。

六、 实验室检查

1. **血常规** 白细胞总数明显增加，一般在（10～20）×10^9/L，中性粒细胞升高，在 80% 甚至 90% 以上。并发 DIC 者血小板减少。

2. **脑脊液检查** 是确诊的重要方法。病初或休克型患者，脑脊液多无改变，应 12～24 小时后复查。在脑膜脑炎期，压力增高，外观呈浑浊或脓样；白细胞数明显增高至 $1.0×10^9/L$ 以上，以多核细胞为主；糖及氯化物明显减少，蛋白质含量升高。

3. *细菌学检查* 是确诊的重要手段。应注意标本及时送检、保暖和及时检查。

（1）涂片：皮肤瘀点处的组织液或离心沉淀后的脑脊液做涂片染色。阳性率为 60%～80%。瘀点涂片简便易行，应用抗生素早期亦可获得阳性结果，是早期诊断的重要方法。

（2）细菌培养：取瘀斑组织液、血液或脑脊液进行培养。应在使用抗菌药物前收集标本。如有脑膜炎奈瑟菌生长，应做药敏试验。

七、 临床诊断

（一）疑似病例

1. 有流脑流行病学史，冬、春季节发病。1 周内有流脑患者密切接触史，或当地有本病发生或流行，既往未接种过流脑菌苗。

2. 临床表现及脑脊液检查符合化脓性脑膜炎的表现。

（二）临床诊断病例

1. 有流脑流行病学史。

2. 临床表现及脑脊液检查符合化脓性脑膜炎表现，伴有皮肤黏膜瘀点、瘀斑。或虽无流脑表现，但在有感染中毒性休克表现的同时伴有迅速增多的皮肤黏膜瘀点、瘀斑。

（三）确诊病例

在临床诊断病例的基础上，细菌学检查阳性。

（四）休克的表现

无论是疑似病例、临床诊断病例，还是确诊病例，出现四肢冰冷，脉搏细速，甚至无脉搏，血压降低，收缩压＜90mmHg，脉压＜20mmHg，甚至血压为 0,要立即诊断休克,及时进行抗休克治疗。

八、治疗

(一)普通型

1. 病原治疗 尽早、足量应用细菌敏感并能透过血-脑屏障的抗菌药物。常选用以下抗菌药物。

(1)青霉素:目前青霉素对脑膜炎奈瑟菌仍为一种高度敏感的杀菌药物。成人剂量为 800 万 U,每 8 小时 1 次。儿童剂量为 20 万~40 万 U/kg,分 3 次加入 5%葡萄糖注射液内静脉滴注,疗程 5~7 天。对青霉素过敏者禁用。

(2)头孢菌素:第三代头孢菌素对脑膜炎奈瑟菌抗菌活性强,易透过血-脑屏障,且毒性低,适用于不能使用青霉素患者。头孢曲松成人 2g,儿童 50~100mg/kg,每 12 小时静脉滴注 1 次;头孢噻肟钠剂量,成人 2g,儿童 50mg/kg,每 6 小时静脉滴注 1 次,疗程 7 天。

2. 一般对症治疗 早期诊断,就地隔离治疗,密切监护,是本病治疗的基础。保证足够液体量、热量及电解质摄入。高热时可用物理降温和药物降温。颅内高压时用 20%甘露醇 1~2g/kg,快速静脉滴注,根据病情 4~6 小时 1 次,应用过程中应注意对肾脏的损害。

(二)暴发型

1. 休克型的治疗

(1)尽早应用抗菌药物:可联合用药,用法同前。

(2)迅速纠正休克:①扩充血容量及纠正酸中毒治疗:最初 1 小时内成年人 1000ml,儿童 10~20ml/kg,快速静脉滴注。输注液体为 5%碳酸氢钠溶液 5ml/kg 和低分子右旋糖酐。此后酌情使用晶体液和胶体液,24 小时输入液量 2000~3000ml,儿童为 50~80ml/kg,其中含钠液体应占 1/2 左右,补液量应视具体情况。原则为"先盐后糖、先快后慢"。用 5%碳酸氢钠溶液纠正酸中毒。②血管活性药物应用:在扩充血容量和纠正酸中毒基础上，使用血管活性药物。常用药物为莨菪类，首选不良反应较小的山莨菪碱（654-2），每次 0.3～0.5mg/kg，重者可用 1mg/kg，隔 10～15 分钟静脉注射 1 次，见面色转红，四肢温暖，血压上升后，减少剂量，延长给药时间，一般需维持 6 小时，待病情稳定后逐渐停药。阿托品可替代山莨菪碱。

（3）DIC 的治疗：高度怀疑有 DIC 宜尽早应用肝素，剂量为 0.5～1.0mg/kg，可 4～6 小时重复 1 次。应用肝素时，凝血时间维持在正常值的 2.5～3 倍为宜。多数患者应用 1～2 次即可见效而停用。高凝状态纠正后，应输入新鲜血液、血浆及应用维生素 K，以补充被消耗的凝血因子。

（4）糖皮质激素的使用：适应证为毒血症症状明显的患者。地塞米松，成人每天 10～20mg，儿童 0.2～0.5mg/（kg·d），分 1～2 次静脉滴注。氢化可的松，成人每天 300～500mg，儿童 8～10mg/（kg·d）静脉滴注，一般不超过 3 天。

（5）保护重要脏器功能：注意心、肾功能，根据情况对症治疗。

2. 脑膜脑炎型的治疗

（1）抗菌药物的应用：用法同前。

（2）防治脑水肿、脑疝：治疗关键是及早发现脑水肿，积极脱水治疗，预防脑疝。可用甘露醇治疗，用法同前，此外还可使用白蛋白、甘油果糖、呋塞米、激素等药物治疗。

（3）防治呼吸衰竭：在积极治疗脑水肿的同时，保持呼吸道通畅，必要时气管插管，使用呼吸机治疗。

3. 混合型的治疗　此型患者病情复杂严重，要积极治疗休克，又要注重脑水肿的治疗。因此应在积极抗感染治疗的同时，针对具体病情，有所侧重，两者兼顾。

（王纯睿　袁　喆）

第七章

心源性休克

第一节　急性心肌梗死并发休克

急性心肌梗死（AMI）是临床常见的心血管危急重症，根据心电图的表现分为急性非 ST 段抬高型心肌梗死（NSTEMI）与急性 ST 段抬高型心肌梗死（STEMI）。心源性休克（cardiogenic shock）是急性心肌梗死后左心室功能严重受损的结果。急性心肌梗死一旦并发休克，死亡率可达 70%～80%。尽管近年来大量新的治疗技术用于临床，但除早期再灌注治疗有良好疗效外，其他措施对预后的改善仍不显著。

一、病因及发病机制

1. **急性心肌梗死病因**　在冠状动脉粥样硬化的基础上，发生斑块破裂或糜烂、溃疡，并发血栓形成，完全或接近完全阻塞冠状动脉，导致闭塞远端血管供血区域心肌的供血供氧减少，发生急性心肌梗死。尸检结果显示，急性心肌梗死并发休克的患者中，超过 2/3 患者冠状动脉为多支血管病变（通常包括前降支）。几乎所有急性心肌梗死并发休克患者，梗死相关动脉发生血栓性闭塞，梗死范围超过左心室心肌的 40%。

2. **休克发病机制**　梗死范围超过左心室心肌 40%，是急性心肌梗死并发休克最重要的预测因素，此外，在急性心肌梗死并发休克而死亡的患者中，往往存在心肌坏死由坏死区域向缺血区域的扩展，可能与梗死相关血管未及时再通有关，部分也与休克导致的心肌低血流灌注有关。

部分患者早期心功能的恶化源于心肌坏死区域的扩展，可能为心室收缩产生的流体动力导致坏死的心肌束断裂，使心肌失活区域延展和变薄，即左心室的急性期重构，进一步导致左心室功能的全面恶化，引起心排血量急剧下降。

此外，急性心肌梗死并发休克的其他原因有乳头肌断裂，室间隔、游离壁心肌的破裂（导致心脏压塞）等机械并发症；同时，右心室心肌梗死、低血容量导致的心脏前负荷降低也是休克的促发因素。

二、临床表现

1. **急性心肌梗死的临床表现** 胸痛通常为最先出现的症状，程度可轻可重，部位和性质与心绞痛类似，以胸骨后紧缩感为主，但持续时间更长、程度更剧烈，常伴有烦躁不安、出汗、恐惧或濒死感。少数老年人及糖尿病患者可无明显胸痛，以休克或急性心力衰竭为首发表现。因炎症反应，可以有发热、心动过速、白细胞增高、红细胞沉降率增快等表现，一般在胸痛发生后 24～48 小时出现，程度与梗死范围相关。因迷走神经受坏死心肌刺激，以及心排血量减少、组织血流灌注不足等因素，可伴有频繁的恶心、呕吐和上腹胀痛。可并发各类心律失常，以室性心律失常居多。可出现心力衰竭、低血压甚至休克。

急性心肌梗死一般无特异性体征。心脏可有轻度至中度增大；左心衰竭患者心尖区第一心音可减弱，可出现第三心音或第四心音奔马律；前壁心肌梗死早期因心室壁反常运动可能在心尖区和胸骨左缘之间扪及迟缓的收缩期膨出；少部分患者可能有心包摩擦音；二尖瓣乳头肌功能失调者心尖区可出现粗糙的收缩期杂音；心室间隔穿孔者胸骨左下缘可出现响亮的收缩期杂音并可伴震颤；右心室梗死较重的患者可出现颈静脉怒张；除病程极早期可能出现血压升高外，几乎所有患者均会出现血压较基线下降。

2. **休克的临床表现** 急性心肌梗死患者，出现显著、持续（超过 30 分钟）的低血压状态（动脉收缩压低于 90mmHg）。并出现烦躁不安、神志淡漠、面色苍白、皮肤湿冷、脉细而快、大汗淋漓、尿量减少（<20ml/h）

等休克表现。

三、诊断

1. 急性心肌梗死的诊断　上述典型临床表现、特异性心电图改变，以及血清心肌标志物动态改变等，为诊断依据，上述三项中具备两项者，即可临床诊断急性心肌梗死。其他检查如炎症因子、超声心电图等可辅助诊断。

冠状动脉造影可直接明确梗死相关动脉，所有确诊或疑诊急性心肌梗死患者，均应及早进行冠状动脉造影。临床症状怀疑心肌梗死患者，应尽早完成心电图检查，对于有典型心电图改变者，或虽然没有典型心电图改变，但症状高度怀疑或不能排除急性心肌梗死者，均应及早启动急诊冠状动脉造影流程，尽早明确诊断，启动再灌注治疗。不能因为没有典型心电图改变，或等待心肌损伤标志物检测结果，耽误冠状动脉造影时间。

（1）心电图：大部分心肌梗死患者都有心电图的特异性动态改变。在急性 ST 段抬高型心肌梗死患者中，心电图通常出现宽而深的病理性 Q 波；ST 段抬高呈弓背向上型；T 波倒置；在背向梗死区导联出现相反的改变。其中动态变化表现为极早期可出现异常高大的 T 波，随后出现 ST 段显著的抬高，与 T 波相连，数小时至数天后出现病理性 Q 波，同时 R 波减低，之后 Q 波在 3～4 天后稳定，大部分患者可永久存在。未治疗的情况下，ST 段将逐渐回落至基线，T 波变为平坦或倒置。数周至数月时间内 T 波将可能进一步倒置并稳定，多数患者将永久存在，少数患者可恢复。在急性非 ST 段抬高型心肌梗死患者中，心电图多为持续性 ST 段压低超过 0.1mV 或伴对称性 T 波倒置，通常能持续 12 小时以上，一般不伴有病理性 Q 波。

（2）血清心肌标志物检测：心肌梗死患者通常有以下标志物的改变。①肌钙蛋白（cTnI 或 cTnT），为目前临床中最具有特异性及敏感性的指标，发病 3～4 小时开始升高，2～5 天达峰，持续 10～14 天恢复。②肌酸磷酸激酶及其同工酶（CK/CK-MB），同样具有高特异性及敏感性的指标，发病 4~6 小时开始升高，16~24 小时达峰，持续 3~4 天恢复，其达峰时间是否提前通常作为判断心肌梗死溶栓可否再通的指标。③肌红蛋白，为最早出现的指标，但其特异性较差，发病 30 分钟至 2 小时开始升高，5~12 小时达峰，持续 18~30 小时恢复。④其他指标，包括门冬氨酸转移酶、乳酸脱氢酶等，特异性较低。

（3）冠状动脉造影：可以明确冠状动脉的解剖，梗死相关动脉发生闭塞或接近闭塞的节段和程度。

（4）其他检查：因炎症反应，多有白细胞、中性粒细胞增高，嗜酸性粒细胞减少。红细胞沉降率加快。C 反应蛋白（CRP）升高，多提示预后不良。超声心动图可见缺血部位的室壁运动异常，并可发现室壁瘤、乳头肌功能不全、室间隔穿孔等并发症表现。放射性核素检查可判断是否有存活心肌。心肌磁共振成像可用于评估心肌血流灌注缺损、微血管床堵塞及心肌瘢痕或纤维化。

2. 休克的诊断　急性心肌梗死患者出现血压降低（收缩压＜90mmHg，脉压＜20mmHg），以及其他休克表现，即应考虑心肌梗死并发休克。心导管检查提示左心室充盈压增高，肺毛细血管楔压（pulmonary capillary wedge pressure，PCWP）＞18mmHg 时，心脏指数（cardiac index）仍＜2.2L/（min·m^2），即可诊断为急性心肌梗死并发休克。在确定为左心室功能障碍所导致的休克之前，必须排除二尖瓣反流，以及室间隔穿孔、室壁瘤、假性室壁瘤等机械并发症。对于急性心肌梗死出现循环崩溃的患者，均要怀疑机械并发症的可能性，应立即进行血流动力学、冠状动脉造影、超声心动图检查进行评价，因为这些患者常需要立即行主动脉内气囊反搏等循环支持治疗。

四、 治疗策略

急性心肌梗死并发休克的治疗中，急性心肌梗死是休克的病因，而休克使心肌血流灌注进一步降低，故两者的治疗是密不可分的，应双管齐下，在改善或稳定血流动力学的同时积极进行血流再灌注治疗。

1. 再灌注治疗　多项研究均证实，早期的再灌注治疗是急性心肌梗死并发休克治疗的首选策略，与单纯药物治疗相比，能有效将患者病死率从 70% ～80%显著降低至 40% ～50%，尤其是对于年龄小于 75 岁，发病时间在 6 小时内的患者。综合各国相关指南或共识，推荐以下策略。

（1）STEMI 发病<12 小时的患者，建议进行直接经皮冠状动脉介入治疗（PPCI）。如果在 120 分钟内不能及时进行 PPCI，应考虑立即溶栓治疗，当溶栓失败时，立即进行挽救性 PCI（经皮冠状动脉介入治疗）。对于溶栓成功的 STEMI 患者，建议在溶栓后 2～24 小时转运至有 PCI 能力的医院进行冠状动脉造影和随后的 PCI。

（2）STEMI 发病>12 小时的患者，存在持续症状或动态心电图改变提示进行性缺血、血流动力学不稳定或有致命性心律失常的情况，建议尽快进行 PPCI。

（3）高风险的 NSTEMI 患者立即行 PPCI。包括血流动力学不稳定或出现休克、难治性心绞痛或复发性缺血性胸痛、致命性心律失常或心搏骤停、机械并发症、急性心力衰竭的患者，以及 6 个导联 ST 段压低>1mm 合并 aVR 和（或）V_1 导联 ST 段抬高者。

（4）并发休克患者初次 PCI 期间不应进行非梗死相关动脉病变的常规血供重建。

（5）对于梗死明确，但由于解剖结构不合适且存在大面积心肌受损、严重心力衰竭或休克风险的 STEMI 患者，可急诊行冠状动脉旁路移植术（CABG）。存在急性心肌梗死相关机械性并发症的患者，建议外科修补术同时行 CABG。

2. 补充血容量　约 20%的患者会因呕吐、发热、使用利尿剂等出现血容量不足，需要补充血容量。在中心静脉压 5～10cmH_2O、肺毛细血管楔压 6～12mmHg 以下时，可给予低分子右旋糖酐或 5%～10%葡萄糖注射液。补充至中心静脉压>18cmH_2O，肺毛细血管楔压>15～18mmHg 时补液应停止。由于存在心力衰竭，静脉补液受限，鼓励口服补液，胃肠内营养补充。

3. 药物治疗　对于未合并机械并发症的患者，休克源于左心室功能的下降，正性肌力药物及血管活性药仍是急性心肌梗死并发休克患者治疗的基础。对于外周阻力无显著增高的患者，同时具有 α 受体与 β 受体激动作用的去甲肾上腺素可提升动脉舒张压，维持冠状动脉灌注，改善心肌收缩力。α 受体激动剂（如去氧肾上腺素和甲氧明、间羟胺）一般少用于急性心肌梗死并发休克患者，除非体循环阻力过度降低时。多巴胺、多巴酚丁胺可改善患者的血流动力学，但并不能提升住院生存率。血管扩张剂可以提高心排血量，降低左心室充盈压，但有可能降低冠状动脉灌注压，形成恶性循环，所以该类药物需在联合使用主动脉内气囊反搏或正性肌力药物维持或提高冠状动脉灌注压的同时使用，改善心排血量。此外，钙离子增敏剂（如左西孟旦）有可能改善心血管疾病预后，但仍缺乏随机对照试验支持。

4. 机械辅助循环的治疗　对于药物治疗效果不佳的患者，机械辅助循环（mechanical circulatory support，MCS）可代替心脏泵血或增加冠状动脉血流灌注，降低心肌耗氧量，为患者提供较好的血流动力学支持。但目前无确切证据显示这些措施能改善患者预后。目前有以下几个常用的 MCS 方式。

（1）主动脉内气囊反搏（IABP）：目前最常用的急性心肌梗死并发休克的支持治疗手段。IABP 可降低左心室收缩压和舒张末期压力及总外周阻力，改善冠状动脉的血流灌注，并适度提高心排血量，维持重要器官的血供。由于植入技术相对简单，可于床旁完成操作。虽然临床研究结果显示 IABP 未显著改善患者近期及远期存活率，但实践经验表明，在血流动力学不稳定的患者或高危 PCI 患者中，IABP 能提供较好的血流动力学支持，有助于帮助患者度过危重期或围术期。

（2）静脉-动脉体外膜氧合（VA-ECMO）：主要用于急性心肌梗死或暴发性心肌炎后心源性休克、心搏骤停复苏、极高危复杂冠状动脉介入术、心脏外科术后低心排、大面积肺栓塞、呼吸循环衰竭、心脏移植前过渡治疗、恶性室性心律电风暴导管消融术。虽然长期管理相对复杂，并发症较多，但短期使用成功率很高，已在国内广泛使用。ECMO 优点是即使在心肺脑复苏情况下，也能提供充足的循环支持和供给组织细胞完全氧合的能力，以及左、右心室的联合支持，较常规治疗可减少 1/3以上的死亡率。

（3）经皮左心室辅助装置：Impella 心脏轴流泵是通过将血液从左

心室抽出再泵入升主动脉，而 TandemHeart 则通过将氧合血液从左心房中抽出，通过股动脉再次泵入体循环中。这两种装置均可维持急性心肌梗死并发休克患者的血流动力学稳定，减轻左心室负荷，保护心肌细胞，维持对冠状动脉及终端器官的血流灌注。研究表明，早期使用上述装置均可有效减少死亡率。目前上述两种装置国内应用经验相对较少。

五、预防

对于未发生心肌梗死的患者，良好的生活方式，根据年龄及心脏状况制订规律的运动计划，能有效地预防冠心病及心肌梗死的发生。而已经患有冠心病或已经发生过心肌梗死者，生活方式的改善及 ABECD 综合管理方案可达到有效的二级预防效果。

（何　泉　李润土）

第二节　急性病毒性心肌炎并发休克

病毒性心肌炎并发休克是指病毒感染后心肌的炎症病变，病情逐渐进展，出现心肌弥漫性病变（重症病毒性心肌炎），导致心脏功能下降，有效循环血容量急剧减少，进而出现血压下降，休克，组织血流灌注严重不足，引起细胞缺血、缺氧，以致各个重要生命器官功能及代谢严重障碍。

一、病因及发病机制

1. 病因　多种病毒均可引起心肌炎，其中以引起肠道和上呼吸道感染的病毒最多见。柯萨奇病毒 A 组、柯萨奇病毒 B 组、埃可（ECHO）病毒、脊髓灰质炎病毒为心肌炎的常见致病病毒，其中柯萨奇病毒 B 组是最主要的致病病毒。其他如腺病毒、流感病毒、麻疹病毒、腮腺炎病毒、乙型脑炎病毒、肝炎病毒、带状疱疹病毒、巨细胞病毒和艾滋病病毒等，也可引起心肌炎症。

2. 发病机制

（1）心肌受到弥漫性严重炎症损伤，泵功能严重受损，继而引起血流动力学障碍，休克发生。

（2）全身毒性反应引起血管异常扩张，血压下降，休克发生。

（3）恶性心律失常也会导致血压下降，引发休克。

二、临床表现

1. 休克的表现　血压下降、收缩压＜90mmHg，脉压＜20mmHg，心率增快、脉搏细速、全身软弱无力、面色苍白、皮肤湿冷、发绀、少尿或无尿、神志改变。

2. 病毒性心肌炎的表现　乏力、疲倦、心悸、胸闷、胸前区压榨感、胸痛、头晕、呼吸困难、消化不良。

三、诊断

1. 休克的诊断

（1）低血压，收缩压＜90mmHg，脉压＜20mmHg。

（2）组织器官血流低灌注的体征。

（3）左心室充盈压增高。

（4）心脏泵功能受损。

满足上述四个条件方可诊断为心源性休克。再加下述急性病毒性心肌炎的诊断，即可做出急性病毒性心肌炎并发休克的诊断。

2. 急性病毒性心肌炎的诊断

（1）病史及体征：在上呼吸道感染、腹泻等病毒感染后3周内出现心脏炎症表现，即出现不能用其他原因解释的感染后症状，如重度乏力、胸闷、头晕（心排血量降低所致）、心尖第一心音明显减弱、舒张期奔马律、心包摩擦音、心脏扩大、充血性心力衰竭或阿-斯综合征等。

（2）心电图改变：上述感染后3周内出现下列心律失常或心电图改变。

1）窦性心动过速、房室传导阻滞、束支传导阻滞。

2）多源、成对室性期前收缩，自主性房性或交界性心动过速，阵发性或非阵发性室性心动过速，心房或心室扑动或颤动。

3）2 个以上导联 ST 段呈水平型或下斜型下移≥0.05mV 或 ST 段异常抬高，或出现异常 Q 波。

（3）心肌损伤的参考指标：病程中血清心肌肌钙蛋白 I 或肌钙蛋白 T（强调定量测定）、CK-MB 明显增高。超声心动图示心腔扩大或室壁活动异常或核素心功能检查证实左心室收缩功能或舒张功能减弱。

根据以上 3 项可做出急性心肌炎的临床诊断。

（4）病原学依据

1）在急性期，从心内膜、心肌、心包或心包穿刺液中检测出病毒、病毒基因片段或病毒蛋白抗原。

2）病毒抗体：第二份血清中同型病毒抗体（如柯萨奇病毒 B 组中和抗体或流行性感冒病毒血凝抑制抗体等）滴度较第一份血清升高 4 倍（2 份血清应相隔 2 周以上），或一次抗体效价≥1∶640 者为阳性，抗体效价 1∶320 者为可疑阳性（如以 1∶32 为基础者，则宜以≥1∶256 为阳性，1∶128 为可疑阳性，根据不同实验室诊断标准作决定）。

3）病毒特异性 IgM：以≥1∶320 者为阳性（按各实验室诊断标准，需在严格质控条件下）。如同时有血中肠道病毒核酸阳性者，更支持有近期病毒感染。

在急性心肌炎临床诊断基础上，加上述病毒病原学依据，即可做出急性病毒性心肌炎的诊断。要注意鉴别诊断，除外其他原因引起的心肌炎。

四、治疗

1. 休克的治疗　心肌炎合并休克的病死率较高，因此临床应尽早识别休克，在形成不可逆休克前，开始病因治疗至关重要，目的是使心排血量达到保证组织器官有效血流灌注的水平。

（1）一般性治疗

1）绝对卧床休息，保持安静及情绪稳定。

2）建立有效的静脉通道，必要时行深静脉置管，留置导尿管监测尿量，持续心电、血压、血氧饱和度监测，体温监测，记 24 小时出入量。

3）氧疗：持续吸氧，氧流量一般为 4～6L/min，必要时气管插管，呼吸机辅助呼吸给氧。

（2）补足血容量：首选低分子右旋糖酐 250～500ml 静脉滴注，或 0.9%氯化钠注射液、平衡液 500ml 静脉滴注，最好在血流动力学监测下补液，前 20 分钟内快速补液 100ml，如中心静脉压上升不超过 0.2kPa（2cmH$_2$O），可继续补液直至休克改善，或输液总量达 500～750ml。无血流动力学监测条件者可参照以下指标进行判断：诉口渴，外周静脉充盈不良，尿量<30ml/h，尿比重>1.020，中心静脉压<0.8kPa（8.2cmH$_2$O），则表明血容量不足，要继续补液。急性心肌炎患者心功能不全，补液量不宜过大，滴速不宜过快。静脉补液受限，鼓励患者口服补液，补充流质食物，口服困难者可用胃管喂食。

（3）改善通气及纠正酸中毒：5%碳酸氢钠注射液静脉滴注，据血气分析、酸碱失衡情况决定给药剂量。

（4）血管活性药物的应用

1）多巴胺：增强心肌收缩力，兴奋 β$_1$ 受体，增加心排血量；收缩外周血管，兴奋 α 受体，升血压；扩张肾动脉，兴奋多巴胺受体，保证肾血流量。多巴胺剂量：起始剂量为 1～5μg/（kg·min）；最大剂量为 20μg/（kg·min），大于 10μg/（kg·min）时，以外周阻力增加为主，扩张肾动脉作用消失。

先给予多巴胺治疗，必要时可加少量间羟胺联合升压，以维持基本生命体征，升压药宜短期使用，长期使用可导致组织缺血缺氧加重，甚至造成不可逆器官损害甚至死亡。

2）去甲肾上腺素：多巴胺达最大剂量 20μg/（kg·min）仍不能维持血压时可使用去甲肾上腺素。去甲肾上腺素剂量：起始剂量为 0.02～0.1μg/（kg·min），静脉泵入，据血压调整速度，泵入速度尽量不超过 2μg/（kg·min）。

3）扩张血管的正性肌力药物：多巴酚丁胺、米力农、左西孟旦。适用于心脏射血分数（EF）值低于 45% 的休克患者，可增加心排血量，改善血流动力学。剂量：多巴酚丁胺起始剂量为 2.5µg/（kg·min），之后可据病情调整，一般情况下速度为 2.5～10µg/（kg·min），最大剂量为 15µg/（kg·min）；在低于 15µg/（kg·min）时心率和外周阻力无明显变化；大于 15µg/（kg·min）时可能使心率增加并产生心律失常。米力农：0.125～0.75µg/（kg·min）。左西孟旦：0.05～0.2µg/（kg·min）。

（5）机械辅助治疗

1）快速性心律失常可使用电复律。

2）重度房室传导阻滞或窦房结功能损害，出现晕厥或明显低血压时，可使用临时起搏器（部分患者可能需永久起搏器）。

3）主动脉内球囊反搏（IABP），能迅速改变休克患者血流动力学指标，增加心排血量、心脏指数、动脉灌注及周围血管血流灌注，改善心功能。

4）体外膜肺氧合，严重或顽固性休克患者临时循环支持手段，联用 IABP 可降低左心室压力，改善预后。

5）左心辅助装置：泵血能力达 2.5～5L/min，可使左心室内张力降低 80%，心肌氧需求降低 40%。

（6）精心护理、心理支持。

注意：①除了明显失液外，补液治疗需要渐进，切忌太快。②使用多巴胺也容易导致心率明显加快和室性心律失常如室性期前收缩、室性心动过速甚至心室颤动，增加心脏负担，应予注意，尽量减少使用。③休克期患者禁用非正性肌力药物（肾素-血管紧张素-醛固酮系统抑制剂、β 受体阻滞剂）。

2. 病毒性心肌炎的治疗

（1）一般治疗：避免劳累，注意休息，进食易消化、富含维生素及蛋白质的食物。

（2）药物治疗：出现心力衰竭时酌情使用利尿剂、洋地黄、血管扩张剂、血管紧张素转化酶抑制剂或血管紧张素 II 受体阻滞剂等。出现快速性心律失常者可使用抗心律失常药物。经心内膜心肌活检确诊者无论组织学是否提示炎症活动，均建议使用抗病毒治疗，可选用利巴韦林、更昔洛韦、干扰素、中药黄芪颗粒等。临床上还可应用促进心肌代谢、抗氧化药物：腺苷三磷酸、辅酶 A、腺苷酸、6-二磷酸果糖、大剂量维生素 C、辅酶 Q10、维生素 E、复合维生素 B。

（3）免疫调节：通常情况下不使用激素，对重症或合并心源性休克及严重心律失常（严重窦性心动过缓、高度房室传导阻滞、室性心动过速）者应尽早使用，也可用丙种球蛋白。

（4）机械辅助治疗：给予呼吸支持，并发呼吸衰竭者，可用无创辅助通气呼吸机给氧、气管插管和呼吸机给氧（有创辅助通气）。去除毒素和细胞因子：血液净化和 CRRT。

五、 预防

①均衡饮食，营养充足。②适度体育锻炼，增强体质，增强心肺功能。③充足休息，避免过度劳累。④预防感染，避免呼吸道及肠道感染。⑤保持心情愉悦，避免情绪激动及压力过大。⑥及时就医。

（文 黎）

第三节 严重心律失常性休克

心律失常性休克是由严重的心律失常引起的急性循环功能衰竭，进而全身微循环衰竭，以致氧输送不能保证机体代谢需要，从而出现一系列以缺血、缺氧、代谢障碍及重要器官损害为特征的一种临床综合征。临床上导致休克的心律失常多以快速室性心律失常和缓慢性心律失常为主，心律失常与休克可互为因果，有时很难快速鉴别心律失常的类型，难以分清两者何为因何为果，容易延误诊治。因此，准确判断、及时抢救，是提高抢救成功率的关键。

一、病因

1. **器质性心脏病**　缺血性心脏病如急性冠脉综合征、肥厚型心肌病、扩张型心肌病、心脏瓣膜病、暴发性心肌炎、先天性心脏病等，均可引起恶性心律失常，临床上多以缺血性心脏病最为常见。

2. **严重电解质紊乱和酸碱平衡失调**　低钾血症、低镁血症及酸中毒常可引起快速室性心律失常，高钾血症可引起缓慢性心律失常，即使在无明显器质性心脏病患者中也常诱发心律失常，在器质性心脏病患者中更为多见。临床上心电图多表现为尖端扭转型室性心动过速（TdP）及房室传导阻滞。

3. **药物和毒物作用**　如抗心律失常药物（普鲁卡因胺、奎宁丁、索他洛尔、伊布利特等）、罂粟碱、抗生素（红霉素、克拉霉素、司帕沙星等）、洋地黄类药物、三环类抗抑郁药物、拟交感药物、抗肿瘤药物（三氧化二砷）、乌头碱等，均可诱发快速性室性心律失常。心电图多表现为尖端扭转型室性心动过速。

4. **遗传性原发性心律失常**　长 QT 间期综合征（LQTS）、Brugada综合征、儿茶酚胺敏感性多形性室性心动过速（CPVT）、短 QT 间期综合征（SQTS）、早复极综合征（ESR）、进行性心脏传导障碍性疾病（PCCD）、特发性心室颤动、不明原因心源性猝死等，该类疾病多无器质性病变，发病年龄通常小于 40 岁，有家族聚集倾向，该类疾病患者是发生心律失常性休克的高危人群。心电图多表现为多形性室性心动过速、心室颤动、心脏传导阻滞等。

二、发病机制

引起休克的心律失常的发病机制因是否合并器质性心脏病、心律失常类型不同而有所不同。合并器质性心脏病的快速性室性心律失常的发生机制与自律性增高、触发活动及折返有关。遗传性原发性心律失常多与基因突变相关。如 LQTS 与 *KCNQ1*、*KCNH2*、*SCN5A* 等基因突变有关；Brugada 综合征可能与 *SCN5A* 等基因突变致内向钠离子或钙离子流的减少或外向钾离子流的增加相关。短时间内反复发作的室性心律失常，发病机制与交感神经过度激活、β 受体的反应性增高、希浦系统传导异常、心脏交感神经分布异常、电解质紊乱及酸碱平衡失调、重大心理创伤等有关。缓慢性心律失常多与冲动传导障碍有关。

各种严重心律失常均可引起心肌收缩力减弱，心搏出量减少，血容量锐减，导致循环衰竭，休克发生。

三、 临床表现

各种心律失常引起休克的表现大同小异。主要表现在以下几个方面。

1. 心电图　表现形式多样化，如心房颤动伴快速心室率、持续性单形性室性心动过速、多形性室性心动过速、心室颤动、无脉性室性心动过速、室性心动过速/心室颤动风暴、严重的心动过缓等。

2. 低血压　收缩压<90mmHg 超过 30 分钟；或平均动脉压<65mmHg超过30分钟；或需要应用血管活性药物/循环辅助装置支持下收缩压维持>90mmHg。

3. 器官血流灌注不足征象（至少一项）　①排除其他原因的精神状态改变，早期兴奋、烦躁、晚期抑制，萎靡、淡漠；②皮肤湿冷、发绀、苍白、花斑；③少尿或无尿；④心绞痛、黑矇、晕厥、呼吸困难、昏迷、肢体抽搐、大小便失禁等；⑤代谢性酸中毒，血浆乳酸浓度增高>2.0mmol/L。

心律失常患者，出现四肢湿冷，脉搏细速，甚至不能扪及，血压下降，收缩压<90mmHg，甚至为 0，脉压<20mmHg，提示休克已经发生。

四、 诊断

根据发作时典型心电图表现，结合病史及临床症状，如伴血流动力学障碍、低血压（收缩压<90mmHg，甚至为 0，脉压<20mmHg）、意识状态改变、皮肤湿冷、花斑、少尿、无尿、心绞痛、晕厥、呼吸困难、

肢体抽搐等组织器官血流低灌注表现，即可做出心律失常休克的诊断。

五、　鉴别诊断

临床上引起休克的心律失常多以快速性室性心律失常为多见，主要与宽 QRS 波室上性心动过速相鉴别。可通过询问病史，心电图上寻找房室分离、室性融合波证据，亦可参照 aVR 单导联、Brugada 或 Vereckei 等方法分析心电图进行判断。若短时间无法判断其性质，可按室性心律失常进行处理。

另外需与其他原因引起的休克相鉴别，如与感染性休克、低血容量性休克相鉴别。一般根据患者病史、血液生化指标及有创血流动力学监测指标等进行鉴别。

六、　治疗

（一）治疗原则

稳定血流动力学，纠正诱发因素，病因治疗，恢复内环境稳定，纠正缺氧，改善微循环障碍，预防复发。

（二）治疗措施

一旦发生心律失常性休克，应立刻给予吸氧，监测生命体征、血流动力学（有创或无创），以及监测水、电解质及酸碱平衡，在治疗病因及祛除诱因的同时，应用血管活性药物稳定血流动力学状态。

这里主要从两大方面阐述治疗措施：休克的治疗、心律失常的治疗。

1. 休克的治疗

（1）一般性治疗：体位、静脉通道建立、体温等相关注意事项参见第三章，不再赘述。需要特别强调的是，若合并急性心力衰竭，体位采取半卧位或端坐位，双腿下垂，以减少静脉回流。

（2）病因治疗：病因学治疗是根本性治疗，寻找病因极为重要。如急性心肌梗死在急诊冠状动脉血流重建的时间窗内，需尽快行血供重建，如溶栓、经皮冠状动脉介入或冠状动脉旁路移植术（CABG）；合并心室游离壁破裂、室间隔破裂、严重急性二尖瓣反流等需外科急诊手术治疗；合并急性心脏压塞需紧急行心包穿刺。

（3）血容量的补充：补液原则、补液方法详见第三章。如前所述，休克必然存在绝对或相对有效循环血容量不足，心律失常性休克多为相对性有效循环血容量不足，合并左心衰竭或全心衰竭，需严格控制静脉输液量和输液速度，以缓慢静脉滴注为宜，若为右心室心肌梗死引起右心衰竭伴低血压，而无左心衰竭的表现，宜适当补液扩张血容量。纠正休克需要快速大量补液，但心脏病变对静脉补液需要限制，对休克患者补液总量作出评估，除患者所能耐受的静脉补液量之外，其余部分口服补充，神志清醒者，鼓励多饮水，流质饮食。神志不清醒者，鼻饲营养液。

（4）血管活性药物和正性肌力药物的应用：循环血容量不足者，充分补液后或在紧急处理病因和其他诱因的同时，若收缩压仍＜90mmHg，且 PCWP＞18mmHg，需应用升压药物。以下药物可供选择。

1）多巴胺：中等剂量 3～6μg/（kg·min）改善心肌收缩力，大剂量＞10μg/（kg·min）升血压，剂量甚至可达＞15μg/（kg·min）。

2）去甲肾上腺素：通常剂量 0.02～0.4μg/（kg·min）。剂量＞1.0μg/（kg·min）时心脏毒副作用较为明显和突出，不宜作为首选。对于该药需要强调的是因其渗漏易至皮肤坏死，故建议常规应用深静脉置管。

以往指南强调，多巴胺作为心肌梗死心源性休克低血压患者的首选升压药，然而近年发现多巴胺和去甲肾上腺抗休克的总体死亡率无显著差异。多巴胺大剂量或长疗程应用过程中多出现心律失常，因此多巴胺剂量宜小，疗程宜短，用药过程中若出现心律失常，及时换用其他升压药。

3）血管扩张剂的应用：应用升压药后，收缩压＞90mmHg，PCWP＞18mmHg，可应用血管扩张剂（如硝酸酯类或硝普钠）降低心脏前后负荷，此时选用血管扩张剂治疗是有益的，但因其易导致血压下降，临床上需密切观察血压变化。

4）正性肌力药物的应用：经升压药及血管扩张剂（收缩压＞90mmHg）治疗后，心功能仍改善不佳，微循环仍未见明显改善，需应用正性肌力药物。多巴酚丁胺多为首选，起始剂量2～3μg/（kg·min），静脉应用速度据症状、尿量或临床情况予以调整。其血流动力学作用和剂量成正比，常用剂量为5～10μg/（kg·min），一般情况下＜15μg/（kg·min）时，心率和外周血管阻力基本无变化。＞15μg/（kg·min）可加快心率，患者甚至发生室性心律失常，在该类休克患者中需警惕。

（5）器械辅助循环的应用：主动脉球囊反搏术（IABP）、机械通气治疗及静脉-动脉体外膜氧合。

2. 心律失常的治疗　心律失常性休克因心律失常类型不同，抗心律失常治疗方案也有所不同。主要有以下几个方面。

（1）电除颤、电复律：血流动力学不稳定应尽快电除颤、电复律，选用非同步/同步直流电复律，电量最大可用双相波200J，单向波360J。

（2）常用抗心律失常药物：血流动力学尚稳定，可选用抗心律失常药物治疗，以下药物可供选择，具体用法用量如下。

1）胺碘酮：胺碘酮150mg+5%葡萄糖注射液20ml，10～15分钟缓慢静脉注射，继之1mg/min静脉泵入维持，若有必要，间隔10～15分钟可重复前负荷量1次，静脉维持剂量根据心律失常情况酌情调整。

2）利多卡因：利多卡因50～100mg（1.0～1.5mg/kg）+生理盐水20ml，2～3分钟静脉注射，必要时间隔5～10分钟重复前负荷量，最大负荷量不超过3mg/kg，负荷量后继以1～4mg/min静脉维持。

3）艾司洛尔：负荷量0.5mg/kg，稀释后，1分钟静脉注射，继以50μg/（kg·min）静脉维持，如疗效不满意，间隔4分钟可再次重复前负荷量1次，静脉维持剂量以50μg/（kg·min）幅度逐渐递增。最大维持剂量可达300μg/（kg·min）。

4）美托洛尔：首剂5mg，稀释后5分钟缓慢静脉注射。如需要，间隔5～15分钟，可再给予5mg，直到取得满意疗效，总剂量不超过10～15mg（0.2mg/kg）。

5）异丙肾上腺素用法用量：2.0～20.0μg/min，据心率酌情调整剂量。

前4种抗心律失常药物用于快速性心律失常，第5种用于缓慢性心律失常，均需根据心律失常的类型、病因等进行恰当的选择。

（3）纠正酸碱平衡失调及电解质紊乱：代谢性酸中毒时，建议当 pH＜7.20 时进行补碱治疗，首次碳酸氢钠 1mmol/kg，后据血气分析结果调整用量。强调在积极纠正电解质紊乱时评估是否需要补充硫酸镁。硫酸镁具体用法：硫酸镁 1～2g+5%葡萄糖注射液 10ml，15～20 分钟缓慢静脉注射，后继续硫酸镁 1～2g+5%葡萄糖注射液 250ml（0.5～1.0g/h）静脉滴注，据 TdP 和 QT 间期调整后续用量。

（4）给予适当镇静、抗焦虑等药物，必要时行冬眠疗法。

（5）器械置入：如置入起搏器、除颤器等，若患者已置入器械，应调整相关的程序参数。

总之，心律失常性休克看似简单实则复杂。心律失常、休克与引起心律失常的各种器质性疾病三者之间相互影响，互为因果，在抗休克、抗心律失常的同时，需积极寻找心律失常的诱因及病因，从病因学上解决引起心律失常性休克的可逆性因素。

（袁　伟　王保娟）

第四节　心力衰竭性休克

心力衰竭性休克是指多种因素所致的心脏泵功能衰竭，出现心排血量显著下降，不足以维持组织血流灌注，引起组织缺血缺氧，乳酸水平升高，最终发生多器官功能障碍的临床危急重症。若不能尽早祛除可逆性病因，或处理不及时，可危及患者生命。

一、病因

心力衰竭性休克是急性冠状动脉综合征的严重并发症之一，然而目前约 50%以上的心力衰竭性休克并不是急性缺血性事件所致，下面就相关病因总结如下。

1. 急性冠状动脉综合征　虽然心力衰竭性休克仅占急性心肌梗死

并发症的 5%～10%，但却是急性心肌梗死的首要致死因素。ST 段抬高性心肌梗死并发心力衰竭性休克的风险是非 ST 段抬高性心肌梗死的 2 倍。近 20 年里，尽管院内全因死亡率得到极大改善，但心力衰竭性休克的 6～12 个月死亡率仍维持在 50%左右。

2. 非急性冠状动脉综合征因素   随着血管介入技术的进步及胸痛中心的普及，在过去 20 年里，发达国家急性冠状动脉综合征相关心力衰竭性休克发生率已从 81%降至 50%左右，甚至低至 1/3。然而，与之对应的非急性冠状动脉综合征相关心力衰竭性休克发生率却呈逐年上升趋势。其中缺血性心肌病占 18%，非缺血性心肌病占 28%（如暴发性心肌炎及严重失代偿性慢性心力衰竭），其他病因占 17%（如严重瓣膜性心腔病）。

二、 发病机制

尽管多种致病因素可诱发心力衰竭性休克，但在病理生理学上通常表现为心肌收缩力降低所致心排血量降低、顽固性低血压、全身血管收缩和心肌缺血。由于心搏出量降低和循环失代偿，可表现为外周血管收缩及终末器官损害。外周血管收缩是把双刃剑，其在代偿期虽能够改善冠状动脉及外周器官血供，然而后期也会因心脏后负荷增加，加重心肌损害，并减少进入外周组织和心脏的氧合血流，从而引起恶性循环。

另外，全身炎症反应也会导致病理性血管扩张，激活一氧化氮合成酶和脱氧硝酸盐，从而产生心脏毒性的强心效应。白细胞介素和肿瘤坏死因子的产生会进一步加重全身炎症反应介导的血管扩张和心力衰竭性休克患者的死亡率。

最后，生理情况下，左-右心室的心排血量是相互匹配的。右心衰竭时，右心室搏出量不足以产生足够的前向血流，从而导致左-右心室排血量不匹配，引起终末器官血流灌注不足和静脉压升高。由于右心衰竭导致右心室扩张，室间隔向左心室移位，导致左心室舒张充盈受限，进而加重全身组织器官血流低灌注。

三、临床表现

急性冠状动脉综合征合并心力衰竭性休克的患者，除了急性冠状动脉综合征典型的症状及体征外，通常合并意识改变，低血压，收缩压＜90mmHg，甚至为0。外周脉搏消失，心律失常，呼吸困难，颈静脉充盈扩张及端坐呼吸。

另外，由于心力衰竭性休克发生的血流动力学改变不同，临床表现多样，下面就不同血流动力学改变对应的临床表现总结如下。

1. "湿-冷"型　最常见的类型，患者表现为肢端冰冷和肺淤血，其血流动力学特征是心脏指数降低、外周血管阻力增加和肺毛细血管楔压增加。

2. "干-冷"型　患者有肢端冰冷表现，但无肺淤血表现。与典型的"湿-冷"型比较，该类患者通常存在陈旧性心肌梗死或合并慢性肾脏疾病。其血流动力学特征是心脏指数降低，外周血管阻力增加，而肺毛细血管楔压正常。

3. "湿-温"型　该类患者往往容易被漏诊，其占心力衰竭性休克的总体发病率不到20%。患者表现为全身炎症反应综合征所致血管过度扩张，常为混合性休克，特别是脓毒血症，故死亡风险更高。心动过速、呼吸急促和白细胞增加是死亡的独立危险因素。其血流动力学特征是心脏指数降低，外周血管阻力正常或降低，肺毛细血管楔压增加。

4. "干-热"型　以心脏指数降低，外周血管阻力降低，肺毛细血管楔压正常或降低为特征。

四、诊断

心力衰竭性休克主要基于临床诊断，血流动力学指标并不是诊断的硬性指标。当患者出现低血流灌注的临床表现，如肢端水肿、湿冷，少尿，意识改变，脉压减小。或者有组织血流低灌注的证据，如肌酐水平升高、代谢性酸中毒及乳酸水平升高。若排除其他类型休克后，需考虑心力衰竭性休克的诊断。

目前，对于休克的普遍定义为收缩压＜90mmHg 持续大于 30 分钟，或需要血管活性药物才能维持收缩压＞90mmHg。然而，在休克早期，由于血管代偿性收缩，尽管血压相对正常，但组织缺血缺氧已非常明显。因此，出现组织血流低灌注的患者，并不一定伴随血压降低。通常，患者出现血压降低，但无组织缺血缺氧表现时，预后更好。同时，对于组织血流低灌注证据的收集，有利于早期识别高危患者，所以对心力衰竭性休克的诊断还需关注组织血流灌注情况。

为了早期识别休克，以便于快速消除病因，尽早启动干预措施，根据心力衰竭性休克的临床严重程度和对治疗的反应，进一步将其分为休克前期、休克期及顽固性休克期。上述谈及的血压相对正常，但已存在组织缺血缺氧证据的情况，即属于休克前期。尽管予以两种血管活性药物维持血压，并积极纠正潜在病因的情况下，组织血流低灌注仍持续存在，则称为顽固性休克期。

五、鉴别诊断

心力衰竭性休克需与其他休克进行鉴别，如低血容量性休克、分布性休克和梗阻性休克。值得注意的是，心力衰竭性休克与其他原因所致休克之间并非完全独立，很可能相互关联，互为因果，如有冠心病基础病史的老年患者，可能由感染性休克导致冠状动脉灌注降低，从而诱发急性冠状动脉综合征相关心力衰竭性休克。

六、预防

心力衰竭性休克的预防核心在于可逆致病因素的寻找，以及如何早期纠正上述病因，以防止泵功能及多器官功能进行性衰竭，如急性冠状动脉综合征早期血供重建，以及对于严重瓣膜性心脏病，采取外科手术或介入方法实现瓣膜置换。

七、治疗

1. 内科药物治疗

（1）强心药物

1）多巴酚丁胺：具有双向血管张力调节作用。尽管短期小剂量多巴酚丁胺能改善急性失代偿性心力衰竭症状，但是持续泵入除增加多巴酚丁胺抵抗外，也会进一步增加死亡率。对于晚期心力衰竭患者，联合米力农治疗，与单纯多巴酚丁胺比较，能进一步降低平均肺动脉压、肺毛细血管楔压及全身血管阻力。

2）米力农：最常用的磷酸二酯酶抑制剂。其通过抑制心肌细胞和平滑肌细胞上的肾上腺素受体，从而抑制环磷酸腺苷降解，实现强心、扩血管作用。但与多巴酚丁胺相比，米力农对心率和心肌氧耗影响小。同时，米力农能够减少肺动脉压力，因此可用于肺动脉高压或右心衰竭患者。另外，米力农能通过不依赖 β 受体途径实现控制心率作用，因此较儿茶酚胺类强心药具有更好的耐受性。尽管既往研究提示与多巴酚丁胺比较，米力农能进一步降低死亡率，但是由于其存在扩血管作用，可能进一步加重休克及促进房性心律失常事件发生。故建议在血流动力学监测下使用，以尽量减少其副作用。

3）多巴胺：在中等剂量时[5～10μg/（kg·min）]，多巴胺具有强心及变时作用，大剂量时[10～20μg/（kg·min）]，则表现为缩血管作用。在急性心力衰竭患者中发现，多巴胺联合呋塞米虽然不能减少住院时间及全因死亡率，但多巴胺组中内环境及肾功能更加稳定。然而，针对心力衰竭性休克患者的循证证据较少，因此需个体化运用。另外，多巴胺通过血管扩张及肾保护效应，亦可用于合并充血性肝病的右心衰竭患者治疗。

（2）血管活性药物：应用血管升压药物是维持患者收缩压及终末器官血流灌注的临时策略。由于血管升压药物具有增加左心室后负荷及减少心排血量的潜在风险，仅当合理使用强心药的情况下，仍存在伴随症状的持续低血压时，才具备使用血管活性药物的指征。

（3）利尿剂：对于心力衰竭性休克患者，利尿剂的使用需谨慎。因为利尿剂可能加重休克及减少组织血流灌注。因此，建议在密切血流动力学监测的前提下，动态调整利尿剂和血管活性药物水平，以使患者最大限度获益。若患者存在利尿剂抵抗，则可考虑运用肾脏超滤技术，减轻容量过负荷。

（4）静脉补液：严格控制补液数量和滴速，密切观察呼吸及肺部湿啰音变化，警惕肺水肿发生，并及时处理。补液量不足部分，鼓励患者口服补充（流质饮食），必要时鼻饲。

2. 机械循环辅助策略

（1）IABP：原理是通过动脉系统将一根带气囊的导管置入到降主动脉内锁骨下动脉开口远端，在心脏舒张期气囊充气，以增加冠状动脉及心肌灌注；在心脏收缩期前气囊排气，降低心脏后负荷，从而起到辅助心脏的作用。然而，在急性心肌梗死合并心力衰竭性休克患者中，IABP的短期及长期生存率并不优于内科药物治疗。因此，对于这类患者的证据级别较前下降。另外，对于急性失代偿性心力衰竭合并休克患者，IABP的证据积累不够。

（2）VA-ECMO：原理是将下腔静脉血引出体外，经膜式氧合器氧合后，重新泵入主动脉内，具有直接循环支持作用。对于经积极内科治疗无效的心力衰竭性休克患者，VA-ECMO是一个有效的干预途径。但是需注意其副作用较多，特别是出血风险。即使予以VA-ECMO干预，该类患者死亡率仍高。另外，VA-ECMO的最大缺陷是将回心血流逆向泵入主动脉，可能进一步增加左心室后负荷，加速左心室功能失代偿。因此，临床运用时需权衡利弊。

（3）Impella：左心室-主动脉型轴流式辅助装置，其主要工作原理是经股动脉途径将Impella装置的导管送至左心室，流入口位于左心室流出道，流出口则位于主动脉内；轴流泵运转时能把血液从左心室端流入口抽吸出，再通过主动脉端流出口回输至主动脉，即达到心脏辅助的作用。与IABP相比，Impella出血并发症更高，但也能够提供更高的心脏指数和平均动脉压，以及更低的肺毛细血管楔压。在急性冠状动脉综合征合并心力衰竭性休克患者，围术期使用Impella，较IABP组能够实现更完全的血供重建及更高的生存率。另外，VA-ECMO 联合 Impella 的新策略，有助于降低左心室负担及左心室后负荷，减轻肺水肿，或许能为心力衰竭性休克提供新的救治手段。

（4）CentriMag：通过外科手术将磁悬浮泵置入心脏，实现单室或双室循环辅助。近期，有学者通过微创方法将 CentriMag VAD 置入，并联合 ECMO 对心力衰竭性休克患者进行短期循环辅助。这种策略的疗效与 CentriMag BiVAD 相当，但不需要体外循环，降低了血液制品的需求及出血并发症的风险。

（5）右心衰竭的辅助循环支持：对于右心衰竭患者，由于机械循环辅助装置主要实现左心室辅助，能够在不增加患者死亡率的基础上，改善上述患者的血流动力学。Impella RP 是专为右心室辅助而设计的特殊系统，通过股静脉将微型泵置入右心室，将右心房的血液泵入肺动脉，从而临时替代右心泵功能，使右心有时间休息并恢复其抽血能力。RCOVERY RIGHT 研究表明 Impella RP 对于严重右心室衰竭患者相对安全，能够即刻改善血流动力学。目前，强心药物对原发性右心衰竭的治疗经验较少。小剂量多巴酚丁胺通过降低肺血管阻力，增加右心室收缩，理论上能够改善右心室-肺动脉偶联匹配。

3. 器官支持疗法

（1）机械通气支持：绝大多数患者存在急性呼吸衰竭表现。由于肺充血导致肺内分流，肺容积与通气需求不匹配，以及呼吸中枢血流低灌注导致呼吸驱动力改变等综合因素，患者可表现为低氧血症及高碳酸血症。另外，乳酸酸中毒导致过度通气增加了呼吸代偿负荷，从而进一步加重了机体氧耗。

约 1/3 的患者通过常规吸氧治疗，能够纠正低氧血症。然而 60%~80%患者呼吸衰竭可能进行性加重，需有创呼吸机辅助通气。机械通气的时机个体差异大，需根据血气分析结果、意识状态及所需干预措施，综合判断。

建议对心力衰竭性休克患者采取小潮气量通气（6ml/kg）。另外，右心衰竭患者对于高水平呼吸末正压往往不能耐受。对于这类患者，应避免允许性高碳酸血症/低氧血症所致肺血管收缩及胸腔内正压，从而防止进一步加重右心室负荷。但是，机械通气参数的最终调整需根据不同阶段的治疗目标，充分权衡临床利弊后综合决定。

（2）急性肝损伤的处理：急性肝损伤是常见并发症之一，超过 50% 患者出现肝酶谱升高。然而，急性肝损伤的机制不尽相同。由于心排血量急剧减少引起弥漫性缺血性肝损伤，氨基转移酶升高峰值在 1～3 天出现，血流动力学稳定后 7～10 天逐步恢复正常。因此，若患者出现氨基转移酶升高往往伴随更高的院内死亡率，氨基转移酶逐步恢复正常，亦能够用于预测血流动力学改善情况。另外，右心衰竭所致静脉压升高，也会导致充血性肝损伤，此时表现为直接胆红素、γ-谷氨酰转移酶和碱性磷酸酶水平升高。然而，临床上，上述两种急性肝损伤机制往往合并存在。除了病因治疗外，急性肝损伤并没有特异性的治疗策略。然而，治疗过程中需关注右心室功能，特别是采取降低肺血管阻力和右心房压的措施。

（3）急性肾损伤的处理：约 1/3 的心力衰竭性休克患者会进展为急性肾损伤，许多存活者的后续肾功能恢复较慢（5～20 天）。持续血流低灌注、充血性心力衰竭、肾毒性药物及机械循环辅助均可能导致急性肾损伤。对于严重急性肾损伤[肌酐≥2 倍基线水平或持续 12 小时尿量＜0.5ml/（kg·h）]、危及生命的容量过负荷、电解质紊乱及酸碱失衡，推荐采用连续性血液透析滤过进行肾脏替代治疗。

（4）体温管理：靶向低体温理论上有利于降低机体代谢率和心肌氧耗，带来更好的神经保护效果。但是对于心力衰竭性休克继发心搏骤停患者，低体温疗法积累的经验相对较少。

（郭　睿）

梗阻性休克

第一节　羊水栓塞所致休克

羊水栓塞是指羊水进入母体血液循环引起的肺动脉高压、低氧血症、循环衰竭、弥散性血管内凝血及多器官衰竭的严重分娩并发症。起病急、病情重、难以预测、病死率高。发病率（1.9～7.7）/10万，死亡率高达19%～86%，是孕产妇猝死的首要原因。研究证明，羊水栓塞主要是过敏反应。羊水栓塞引起的休克主要为过敏性休克。

一、羊水栓塞的病因

羊水栓塞的主要病因是羊水中有形物质进入母体血液循环而引起的一系列病理生理变化，因此，任何导致羊水进入母体血液循环的因素均可以导致发病。可能与下列因素有关。

1. **羊膜腔内压力过高**　子宫收缩过强或强直性收缩时，羊膜腔内压力可高达100～175mmHg，当羊膜腔内压力明显超过静脉压时，羊水易被挤入破损的微血管从而进入母体血液循环。可见于急产、经产妇、子宫收缩过强等。

2. **血窦开放**　分娩过程中，各种原因引起的子宫颈和宫体裂伤，血管破损或血窦开放，使羊水进入母体血液循环。可见于宫颈裂伤、子宫破裂、多胎妊娠、胎盘早剥、前置胎盘、剖宫产、人工流产、高龄初产等。

3. **胎膜破裂**　胎膜破裂后羊水可经子宫蜕膜或破损小血管进入母

体血液循环中，大部分羊水栓塞发生在胎膜破裂以后。可见于胎膜早破、人工破膜、手剥胎盘等情况。

二、 羊水栓塞休克发生机制

羊水栓塞所致休克的发病机制尚未完全明确，目前认为与以下机制有关。

1. **过敏性休克**　羊水中的抗原成分进入母血后可引起Ⅰ型变态反应，从而引起过敏性休克的一系列临床表现。

2. **肺动脉高压**　羊水中的有形物质形成小栓子进入肺循环，刺激肺组织产生和释放血管活性物质，使交感神经兴奋，肺血管痉挛。同时激活凝血过程，形成微血栓，阻塞肺血管，从而导致肺动脉高压，使右心负荷加重，出现急性右心衰竭。左心回流减少，左心排血量明显减少。上述因素的综合作用，导致呼吸循环衰竭、休克。

3. **弥散性血管内凝血**　羊水中含有大量促凝物质，进入母体血液循环后，形成大量的微血栓，消耗大量的凝血因子及纤维蛋白原，炎性介质和内源性儿茶酚胺大量释放，触发凝血级联反应，导致弥散性血管内凝血发生。因而大量凝血物质消耗和纤溶系统激活，血液由高凝状态转变为纤溶亢进，血凝障碍，从而引起产后出血及失血性休克。

三、 临床表现

羊水栓塞起病急骤、进展迅速。阴道分娩占70%，剖宫产占19%。大多数发生在分娩前2小时到产后30分钟之内。很少见于中孕引产、羊膜腔穿刺术中和创伤时。

1. **典型羊水栓塞**　以突然出现的低氧血症、低血压、休克（血压与失血量不一致）和凝血功能障碍为特点，称为羊水栓塞三联征。

前驱症状：30%～40%的患者会有非特征性的前驱症状，如呼吸短促、胸痛、憋气、寒战、咳嗽、头晕、乏力、心悸、恶心、呕吐、麻木、针刺样感觉、焦虑、烦躁和濒死感，胎心减速，胎心基线变异消失等，识别前驱症状有助于及时发现羊水栓塞。

（1）心肺衰竭和休克：突发的呼吸困难和（或）发绀、心动过速、血压降低至休克水平、抽搐、意识丧失或昏迷、血氧饱和度骤降、心电图 ST 段改变、右心损害和肺底湿啰音等。

（2）凝血功能障碍：发生以子宫出血为主的全身出血倾向，如切口出血、皮肤黏膜瘀斑、针眼渗血、血尿、消化道出血等。

（3）器官受损：全身各器官均可受累，除呼吸衰竭、心力衰竭及凝血功能障碍等表现外，中枢神经系统和肾脏也常见受累。

羊水栓塞的临床表现复杂多样，不一定按顺序出现。

2. 不典型羊水栓塞　部分羊水栓塞的患者临床表现不典型，仅表现为低血压、休克、心律失常、呼吸短促、抽搐、急性胎儿窘迫、心搏骤停、产后出血、凝血功能障碍或典型羊水栓塞的前驱症状。

四、诊断

（一）羊水栓塞的诊断

羊水栓塞的诊断是基于临床的排除性诊断，目前尚无统一的诊断标准，母血涂片或器官病理检查找到羊水有形成分不是诊断羊水栓塞的必须依据。根据 2018 年我国制定的《羊水栓塞临床诊断与处理专家共识》，全部符合下列 5 项可诊断为羊水栓塞。

1. 急性发生的低血压或心搏骤停。

2. 急性低氧血症，呼吸困难、发绀或呼吸停止。

3. 凝血功能障碍，凝血因子消耗或纤溶亢进的实验室证据，或临床上表现为严重的出血，无法用其他原因解释。

4. 上述症状发生在分娩、剖宫产术、刮宫术或产后短时间内（多数发生在胎盘娩出后 30 分钟内）。

5. 对于上述出现的症状和体征不能用其他疾病解释。

血常规、凝血功能、血气分析、心肌酶谱、心电图、X 线胸片、超声心动图、血栓弹力图、血流动力学监测等，有助于羊水栓塞的诊断及病情监测。

（二）休克的诊断

羊水栓塞患者出现四肢冰冷，脉搏细速，甚至不能扪及，血压下降，收缩压低于90mmHg，甚至为0，脉压小于20mmHg，提示休克已经发生。

五、治疗

羊水栓塞及休克的处理原则是维持生命体征和保护器官功能。

由于羊水栓塞罕见，很多产科医生缺乏救治经验，难以快速地形成适时的处理方案，因此需要多学科联合协作。

应早期识别，一旦怀疑羊水栓塞，立即按羊水栓塞急救流程实施抢救，争分夺秒，启动快速反应团队及多学科密切协作抢救（心血管内科、呼吸科、麻醉科、新生儿科等），这对孕产妇抢救成功及改善预后尤为重要。应发出求救电话，就地抢救，避免转运。羊水栓塞的治疗主要采取生命支持、对症治疗、器官功能保护，各种措施应尽快同时进行。

1. 呼吸支持治疗　应立即保持气道通畅，尽早实施面罩吸氧、气管插管或人工辅助呼吸，或机械通气（呼吸机），增加氧合，纠正和预防缺氧，避免呼吸和心搏骤停。

2. 循环支持治疗　根据血流动力学状态，使用血管活性药物和正性肌力的药物，保证心排血量和血压稳定，适当补液，避免过度输液引起急性肺水肿。

（1）液体复苏：以晶体液为主，对液体的出入量进行管理，避免左心衰竭和肺水肿（补液详见第三章第四节）。

（2）维持血流动力学稳定：羊水栓塞初始阶段表现为肺动脉高压和右心功能不全。对于严重的低血压或补液后血压仍没有恢复者，必须使用有效的血管活性药物治疗。对于低血压、休克，可使用去甲肾上腺素或血管升压素等药物维持。多巴酚丁胺、磷酸二酯酶-5抑制剂兼具强心和扩张肺动脉的作用，是治疗的首选药物。多巴酚丁胺 5～10μg/

（kg·min），静脉泵入；磷酸二酯酶-5 抑制剂首剂 25～75μg/kg 静脉注射，然后 1.2～3mg/h 泵入；去甲肾上腺素 0.01～0.1μg/（kg·min）静脉泵入。根据病情选用一种，最多两种（详见第三章第五节）。

（3）解除肺动脉高压：常用的有磷酸二酯酶-5 抑制剂、一氧化氮（NO）及内皮素受体拮抗剂等特异性舒张肺血管平滑肌的药物，主要作用在于解除肺血管痉挛。用法：前列环素 1～2ng/（kg·h），静脉泵入；西地那非口服，20mg/次，每日 3 次。传统的解除肺血管痉挛的药物有盐酸罂粟碱、阿托品、氨茶碱、酚妥拉明等药物，其作用有限，基本不再推荐使用。

（4）新循环支持策略：对于羊水栓塞孕产妇，血管活性药物治疗无效的顽固性休克，可进行有创性血流动力学支持。有研究报道证明，使用体外呼吸循环支持技术代替心肺功能，维持器官组织氧合和血供，对危重患者有一定疗效。

3. 抗过敏　应用大剂量糖皮质激素治疗羊水栓塞尚存在争议。基于临床实践经验，尽早使用糖皮质激素治疗有一定价值。先使用氢化可的松 100～200mg 加入 5%～10% 葡萄糖注射液 50～100ml 快速静脉滴注，再给予 300～800mg 加入 5% 葡萄糖注射液 250～500ml 静脉滴注，每日总量可达 500～1000mg；或使用地塞米松 20mg 加于 25% 葡萄糖注射液中静脉注射，再给予 20mg 加入 5%～10% 葡萄糖注射液中静脉滴注。

4. 改善凝血功能障碍　羊水栓塞引起的产后出血、凝血功能障碍一般都很严重，应积极处理，给予相应的治疗措施。包括补充凝血因子（血小板、新鲜冷冻血浆、冷沉淀、纤维蛋白原等），维持凝血酶原时间及纤维蛋白原水平；适量给予氨甲环酸抗纤溶治疗，推荐剂量为 1g 每次缓慢静脉滴注。一日用量为 0.75～2.0g。如果条件允许，早期进行大量输血治疗更有效。羊水栓塞常伴有子宫收缩乏力，可给予缩宫素、前列腺素、麦角新碱等治疗，同时排除产道裂伤等原因引起的出血。

由羊水栓塞引起的弥散性血管内凝血高凝状态难以发现，临床上往往错过使用肝素的时机，在继发性纤溶亢进期应避免使用，因此使用肝素治疗争议较大，不推荐使用。

5. 产科处理　当羊水栓塞发生于胎儿娩出前时，在抢救的同时应终止妊娠，阴道助产或立即剖宫产。当孕妇发生心搏骤停应立即实施心肺复苏，复苏 4 分钟后仍无自主心跳可考虑紧急剖宫产。对于妊娠至 23 周以上的胎儿可以挽救其生命，同时解除了对下腔静脉的压迫从而有利于复苏。当出现凝血功能障碍，出血难以控制时，应迅速实施子宫切除术。有研究报道，18 例濒死期孕妇实施剖宫产术后，有 12 例心跳恢复。

6. 全面监测　在抢救的过程中，应全面监测孕产妇的血压、呼吸、心率、血氧饱和度、心电图、中心静脉压、心排血量、动脉血气和凝血功能等。对救治和诊断有重要的意义。

7. 器官功能受损的对症支持治疗　羊水栓塞救治成功后往往会出现器官衰竭，要给予适时的呼吸和循环对症支持治疗。包括神经系统保护、稳定血流动力学、血氧饱和度和血糖维持、肝脏功能的支持、血液透析的适时应用、积极防治感染、胃肠功能维持等。

羊水栓塞的治疗原则是抗过敏、抗休克、解除肺血管及支气管痉挛、改善肺循环及心肺功能、纠正凝血功能障碍、防止肾衰竭、预防感染。

六、 预防

1. 把握缩宫素使用的指征，正确选用缩宫素的浓度，防止宫缩过强，使用缩宫素催产应在产房进行，有助产士看护。

2. 避免在宫缩时破膜，人工破膜应选在宫缩间歇期进行，避免行剥膜术。

3. 产程中尽可能避免子宫破裂、子宫颈裂伤等产伤的发生。

七、 目前存在的争议

1. 诊断方面的争议　羊水栓塞的诊断目前缺乏统一的标准及特异性的实验室指标，根据《羊水栓塞临床诊断与处理专家共识》，羊水栓塞是基于临床表现的排除性诊断，母血中发现胎儿鳞状上皮、毳毛或羊水成分不是诊断的必须依据，不需要依赖实验室及病理检查结果。尽早识别并治疗对改善预后至关重要。对于临床上高度怀疑羊水栓塞者，治疗可以先于明确诊断。

2. 治疗方面的争议

（1）糖皮质激素的使用：参考美国母胎医学会（Society for Maternal-Fetal Medicine，SMFM）和我国《羊水栓塞临床诊断与处理专家共识》，使用糖皮质激素治疗羊水栓塞存在一定的争议。一般认为羊水栓塞是羊水中的抗原成分进入母血后可引起 I 型变态反应，从而引发过敏性休克。鉴于临床实践经验，尽早使用大剂量的糖皮质激素可作为一种有益的尝试。目前尚无研究证实使用大剂量糖皮质激素抗过敏治疗对改善孕产妇及胎儿预后方面的价值。糖皮质激素起效慢，对已经发生的过敏反应无明显作用，并可延误抢救时机。抢救过敏性休克的一线用药并非糖皮质激素。

（2）肝素的使用：临床上对于使用肝素治疗羊水栓塞引起的 DIC 有很大的争议。DIC 分高凝期、消耗性低凝期和继发性纤溶亢进期，在高凝期可以使用肝素治疗。由于羊水栓塞起病急、病情进展迅速，难以及时发现高凝期，常错过使用肝素的时机，不常规推荐使用肝素治疗，除非存在早期高凝状态的依据。

（3）剖宫产术或子宫切除术：当羊水栓塞发生在胎儿娩出前，在抢救孕妇的同时应终止妊娠。当孕妇出现心搏骤停，孕周达 23 周以上，心肺复苏 4 分钟后仍未恢复自主心率，应考虑行紧急剖宫产术。这样不仅可挽救胎儿的生命，而且有利于复苏。但是在孕产妇围死亡期决定是否实施剖宫产术需根据具体情况做出决策，病情的急剧进展及心搏骤停的难以预测使 4 分钟的时间窗难以实现，且缺乏手术实施的器械及场所。预防性子宫切除不是治疗羊水栓塞的必需措施。若出现难以控制的产后出血，危及生命时，迅速切除子宫是有必要的。目前尚无统一的标准。

（杨彩虹）

第二节　重症肺血栓栓塞症所致休克

急性重症肺血栓栓塞症（pulmonary thromboembolism，PTE）所致

休克属于梗阻性休克，这一类患者病情危重、预后差、临床死亡风险高，需要早发现，早诊断，早治疗。

一、病因及发病机制

1. **病因** PTE 的病因可以分为遗传性和获得性两类。存在遗传性因素的患者常以反复动静脉血栓形成为主要症状，部分呈现家族性发病。获得性因素指后天出现的异常病理生理状态，多数是可逆或暂时的。

2. **休克发生机制** 血栓引起血管床的物理性阻塞和因缺氧、炎症诱发的血管收缩，导致 PTE 患者的肺血管阻力（pulmonary vascular resistance，PVR）增加。PVR 的急剧性增加会阻碍右心室血液搏出，致使右心室容量和压力增加，进而导致右心室扩张、需氧量增加、收缩力下降，以及右心室搏出量下降，从而出现左心室前负荷减少、心排血量减少、收缩压下降、右冠状动脉血流灌注减少、供氧不足，继发右心衰竭，这一过程逐渐恶化，导致梗阻性休克，甚至死亡。对于没有心肺基础疾病的患者，当肺血管床梗阻接近 75%时，右心室必须产生超过 50mmHg 的收缩压来保证充足的肺动脉血流量；否则，就会出现右心衰竭，继而发生低血压，休克。但对于合并心肺基础疾病的患者，低血压可以由较小的栓子引起，可能是由于显著的血管收缩反应和（或）右心室不能产生足够的压力来对抗增高的 PVR。

二、临床表现

1. **休克的临床表现** 据 2019 年欧洲心脏病学会的指南定义，肺栓塞合并梗阻性休克表现为血压下降，收缩压<90mmHg，或在血容量充足的情况下，仍需血管活性药物来维持收缩压>90mmHg。同时伴有器官血流灌注不足表现，如精神状态改变、皮肤湿冷、少尿或无尿，血清乳酸水平升高。除外心搏骤停和梗阻性休克外，高危 PTE 的另一种表现是持续低血压，定义为收缩压<90mmHg，或较基础值下降幅度≥40mmHg（除外降压药作用），持续 15 分钟以上。需除外新发生的心律

失常、低血容量或感染中毒性休克所致的血压下降。

2. 肺血栓栓塞症的临床表现 PTE 起病时临床表现多种多样，不具有特异性，轻则无症状，重则出现休克或猝死。呼吸系统最常见的症状、体征：呼吸困难、胸痛、咳嗽、咯血、发绀、肺部哮鸣音和（或）湿啰音。对于合并下肢深静脉血栓（deep venous thrombosis，DVT）形成的患者，有相应症状，如下肢疼痛、肿胀、周径增粗、压痛，可触及条索状物。Homans 征，即直腿伸踝试验可为阳性。皮肤色素沉着、行走后易疲劳或肿胀加重。

循环系统体征有心动过速、肺动脉瓣区的第二心音亢进（P2＞A2）或分裂、三尖瓣收缩期杂音、颈静脉怒张。其他可有发热，多为低热。

三、 诊断

1. 休克的诊断 依据上述休克的临床表现，可做出休克的诊断。

2. 肺血栓栓塞症的诊断 PTE 的诊断分为疑诊、确诊和求因三个步骤。根据危险因素、PTE 相关的症状和体征，初筛为 PTE 疑诊患者。若有完善检查的条件，可通过急诊绿色通道的 CT 肺动脉造影（computed tomographic pulmonary angiography，CTPA）确诊。若患者病情危重，无 CTPA 检查条件，则可行超声心动图检查，若发现右心室超负荷，对 PTE 的诊断有重要提示价值（偶尔可通过超声心动图发现肺动脉内的血栓而确诊），若条件许可再行 CTPA 检查确诊。若无条件行 CTPA，无法确诊者，与患者家属沟通征得同意后，行 PTE 再灌注治疗。

四、 治疗

1. 肺血栓栓塞症的治疗 限制活动，安静休息，避免用力，减少耗氧量、减轻右心负荷、防治猝死。监测呼吸、心率、血压、动脉血气分析，如有异常，需做相应处理。

PTE 所致休克，需进行再灌注治疗，包括全身溶栓治疗、手术治疗和介入治疗。如果没有全身性溶栓的禁忌证且有再灌注治疗的明确指征，患者即可接受全身溶栓治疗，大多数情况下，只应在确诊急性 PTE 后进行全身溶栓治疗。在溶栓之前若需进行抗凝治疗，一般推荐普通肝素持续泵入。

（1）溶栓治疗

1）溶栓治疗的时间窗：最佳时间窗为 48 小时以内，但发病 6～14 天溶栓仍然有效。

2）溶栓治疗的禁忌证：①绝对禁忌证。结构性颅内疾病、出血性脑卒中病史、3 个月内缺血性脑卒中、活动性出血、近期脑或脊髓手术、近期头部骨折性外伤或头部损伤、出血倾向（自发性出血）。②相对禁忌证。包括未控制的高血压[收缩压＞180mmHg 和（或）舒张压＞110mmHg]、近期有颅内出血、侵袭性操作和手术史、3 个月以上缺血性脑卒中、口服抗凝治疗（华法林）、创伤性心肺复苏、心包炎或心包积液、糖尿病视网膜病变、妊娠、年龄＞75 岁。但对于致命性的高危 PTE，以上情况可视为相对禁忌证。

3）溶栓治疗方案：①尿激酶。2 万 U/kg 持续静脉滴注 2 小时；或尿激酶 4400U/kg 负荷剂量，静脉注射 10 分钟，随后 2200U/（kg・h）持续泵入 12～24 小时。②链激酶。25 万 U 负荷剂量，给药时间 30 分钟，然后 10 万 U/h 静脉滴注 12～24 小时；快速给药方式，150 万 U 静脉滴注 2 小时。③重组组织型纤溶酶原激活剂（rt-PA）。美国食品药品监督管理局推荐 100mg 静脉滴注 2 小时，但我国研究发现 50mg 与 100mg 相比疗效相当，安全性更好，故推荐 50mg 静脉滴注 2 小时。④心肺复苏患者的溶栓治疗。目前尚无证据支持或反对在心搏骤停期间常规使用溶栓药物，但对于疑似 PTE 诱发心搏骤停患者可尝试使用小剂量溶栓药物挽救生命，部分患者可能获益，但需充分沟通并知情同意。

4）溶栓后抗凝治疗：抗凝是 PTE 治疗的基础，溶栓后仍需过渡到抗凝治疗。溶栓治疗结束后，每 2～4 小时监测活化部分凝血活酶时间（activated partial thromboplastin time，APTT），当 APTT＜正常值 2 倍以后，启动抗凝治疗。考虑到溶栓后出血风险，建议先使用普通肝素持续泵入抗凝，然后再调整为低分子肝素、磺达肝癸钠或利伐沙班等。

（2）介入和手术治疗：全身性溶栓治疗失败或者如果出血风险高的患者，可行经皮导管介入治疗，或者采用外科手术摘除血栓。若存在下肢近端静脉血栓且存在抗凝禁忌患者，或充分抗凝而反复发生 PTE 者，可安置腔静脉滤器，防止下肢深静脉大块血栓脱落再次阻塞肺动脉。

2. 休克的治疗

（1）解除肺血管梗阻：在支持治疗下，尽早开通肺血管、再灌注治疗，解除肺血管梗阻，是治疗肺栓塞所致休克的根本性措施，栓塞消除，肺循环梗阻解除，休克可随之好转，纠正（详见上述 PTE 的治疗）。

（2）优化容量管理：少量静脉补液会使 PTE 所致休克患者的心脏指数增加，而过量的静脉补液会导致右心室过度扩张、右心室缺血及右心衰竭加重。因此，对于存在低血压或神志改变、尿量减少等其他心排血量的急性减少的 PTE 患者，静脉补液的生理盐水总量通常为 500～1000ml；如果补液后仍存在血流灌注不足症状体征，需要适量继续补液，适量使用升压药物治疗。由于静脉补液限制，液体不足部分和营养物质可口服补充。

（3）血管升压治疗：小剂量去甲肾上腺素有效，且不太可能引起心动过速，去甲肾上腺素是目前在急性 PTE 所致休克中应用最多的升压药物。多巴胺会引发心动过速、进而加重低血压，使用较少。多巴酚丁胺有时用来增加心肌收缩力，但可引起全身性血管扩张、低血压加重，特别是在低剂量使用时。因此，通常先联用多巴酚丁胺和去甲肾上腺素，随着多巴酚丁胺剂量增加，该药物的心肌收缩作用超过其血管扩张作用，然后停用去甲肾上腺素。

3. 并发症的治疗

（1）呼吸衰竭的治疗：应给予机械辅助（呼吸机）供氧，目标血氧饱和度≥90%。若出现严重低氧血症、血流动力学障碍或呼吸衰竭，可使用机械通气（呼吸机）。为减少溶栓治疗过程中的出血风险，病情许可下以无创通气为主，尽量避免气管插管、气管切开、反复血管穿刺等有创操作；但若病情需要气管插管、有创机械通气，需要注意的是合并右心衰竭的患者，在插管后容易出现低血压，避免出现高平台压，即吸气末闭合期间的气道压力小于 30～35 cmH_2O。近年来，ECMO 技术在危重 PTE 甚至出现心搏骤停的 PTE 病例的抢救中，应用逐渐增多。

（2）急性肺源性心脏病的治疗：包括氧疗、监测容量状态、控制补液的量及速度，血流动力学支持等。急性肺源性心脏病、右心衰竭患者可能并发传导系统病和心律失常，需做相应处理。

五、预防

提高对危险因素的认识，针对高危人群进行机械预防和（或）药物预防，可有效减少院内 PTE 的发生。对于已经存在 DVT 但同时合并抗凝禁忌的患者，可安置腔静脉滤器减少致死性 PTE 的发生。

（王晓慧　陈　虹）

第三节　心脏压塞所致休克

心脏压塞是由渗出性液体、脓肿、血液、凝块及气体等物质在心包内缓慢或急性积累所致的，心包内压升高会引起舒张期充盈功能受损及心排血量降低，严重时会引起血压急剧下降、休克甚至猝死。心脏压塞所致休克的患者多急需穿刺抽液或手术引流。

一、病因及发病机制

1. 损伤性心脏压塞　胸部创伤（钝性伤或穿透伤）等外伤性损伤、经皮冠状动脉介入治疗、心脏起搏器置入、心内膜心肌组织活检、近期心脏手术等医源性损伤，均可由心包及心脏的结构损伤，心包积液（血）急剧增多，导致较为严重的急性心脏压塞并发休克。

2. 心脏疾病　急性心肌梗死早期或晚期心包炎（Dressler 综合征）、主动脉夹层或心肌梗死后心脏破裂引起的心包积血、心力衰竭，或肺动脉高压导致的心包渗出物增多，其他心包疾病（胆固醇心包炎、乳糜心包疾病）均可导致心脏压塞，病情控制不佳持续进展可出现休克。

3. 系统性疾病　肿瘤转移、感染（EB 病毒、巨细胞病毒、肠道病毒、HIV、细菌感染）、自身免疫疾病、甲状腺功能亢进或减退等均可因心包炎性渗出，导致心包积液，一般量不大。但如果全身病情未能控制，心包积液量持续增多，也可造成心脏压塞并发休克。

二、临床表现

1. 症状及体征

（1）气促或呼吸困难，甚至端坐呼吸，但肺部无啰音。

（2）胸部心前区疼痛，心尖搏动减弱或消失，心音遥远，可闻及心包摩擦音。

（3）进行性窦性心动过速，除外药物、甲状腺功能亢进等引起。

（4）精神烦躁、皮肤黏膜苍白或发绀、出冷汗、少尿等。

（5）低血压（血压＜90/60mmHg 或高血压患者较基础血压下降30%），颈静脉怒张，奇脉，四肢厥冷等。

2. 心脏压塞的影像学表现

（1）胸部 X 线片示心影扩大、心胸比增大。

（2）心电图示电交替、低电压。

（3）超声心动图直接征象为心包积液，间接征象包括右心房、右心室舒张期塌陷，二尖瓣/三尖瓣反流、心脏摆动等。

（4）心脏 CT、MRI 等检查可见明显心包积液表现。

三、诊断及鉴别诊断

1. 诊断　当患者存在可能发生心脏压塞的诱因或基础疾病，如胸部创伤（钝性伤或穿透伤）、感染、尿毒症、肿瘤等，出现上述心脏压塞及休克的症状及体征，完善胸部 X 线片、心电图、超声心动图或心脏 CT 或 MRI 等影像学检查证实，如可诊断为心脏压塞并发休克，需紧急处理。

2. 鉴别诊断

（1）心脏压塞的鉴别诊断：患者呼吸困难、心前区疼痛、心动过速、心音遥远、奇脉等表现，需与急性冠状动脉综合征、缩窄性心包炎、充血性心力衰竭及肝硬化失代偿期进行鉴别。

（2）休克原因的鉴别诊断：当心包积液量不大、积液产生速度不快或成功穿刺切开引流心包积液后仍有休克表现的患者，需考虑其他原因引起的休克，如感染性休克、失血性休克、过敏性休克等。

四、治疗

1. 心包穿刺术　是借助穿刺针直接刺入心包腔的诊疗技术，必须在无菌技术下进行，可引流心包腔内积液，降低心包腔内压，是急性心脏压塞的主要急救措施。同时还可通过穿刺抽取心包积液，做生化测定，涂片寻找细菌和病理细胞、做结核杆菌或其他细菌培养，以鉴别诊断各种原因的心脏压塞。

（1）适应证

1）确定心包积液性质。

2）解除心脏压塞。

3）心包积脓的治疗。

4）心包开窗的术前判断。

（2）禁忌证

1）重度凝血功能紊乱无法纠正。

2）接受抗凝治疗且国际标准化比值（INR）＞1.5。

3）血小板数＜50×10^9/L。

4）微小、后部或包裹性心包积液。

（3）操作步骤

1）术前宜行 X 线及（或）超声检查，以便决定穿刺部位及估计积液量。积液量少者不宜施术。

2）选择适宜体位。如从心尖部进针常取坐位；如选择剑突下进针常选斜坡卧位，腰背部垫枕。

3）嘱患者于术中勿咳嗽或深呼吸，必要时术前可给予适量的镇静、镇咳剂。

4）常用穿刺方法

①心前区穿刺：于左第 5、第 6 肋间隙心浊音界内侧进针，向后、

向内指向脊柱方向刺入心包腔。穿刺针尖入皮下后，助手将注射器与穿刺针后的橡胶管相连接，并抽吸成负压，当穿刺针入心包腔后，胶管内立即充满液体，此时即停止进针，以免触及心肌或损伤冠状动脉。

②胸骨下穿刺：于胸骨剑突与左第 7 肋软骨交界处之下进行穿刺，穿刺方向与腹壁成 45°，针刺向上、向后、稍向左而入心包腔的后下部。其余操作同上。有条件者可在超声指导下进行。

（4）注意事项

1）术前应完善 X 线或超声检查，条件允许最好在超声引导下进行。

2）消除患者顾虑，避免咳嗽和深呼吸，术前可口服地西泮和可待因。

3）穿刺时患者如有气急、心跳快等不适，应停止操作，给予相应的处理，手术时嘱患者避免剧烈咳嗽或深呼吸。

4）术后应绝对卧床 4 小时，监测心率、血压、脉搏、呼吸，直至病情平稳。

2. 心包切开术　各种原因所致的心包腔中有较大量的积血、积液，出现心脏压塞的患者，也可选择行心包切开引流术，尤其适用于化脓性心包积液、心包内出血、心包积液凝块及胸部状况不理想无法行心包穿刺的患者。

心包切开术的优点包括可以获取心包标本送检，消除积液腔，缓解血肿及放置较大规格的引流管等。其缺点包括如需全身静脉麻醉易致患者休克更加严重；需行气管插管；部分患者需移除剑突等。

术前应全身支持治疗，并积极抗感染处理。心包切开后需进行充分冲洗及留置引流管，注意不要损伤胸膜，如胸膜破损，应尽量修复。术后需继续抗感染治疗及保持引流管，通常直至心包积液明显减少或消失（引流量减少达每日不超过 10ml）。

3. 休克治疗　心脏压塞合并休克的治疗以尽快引流心包内液体，减小心包压力，减轻心脏压迫为主。一般经过心包穿刺术或心包切开术缓解心脏压塞后，心脏功能恢复，休克可逐渐缓解。如考虑心包积血导致失血性休克，必要时需输注血制品如红细胞悬液等补充血容量。

如经上述处理缓解心脏压塞后休克仍存在，需考虑合并其他原因引起的休克，如低血容量性休克、感染性休克等，应积极寻找病因，针对性地进行治疗。必要时予静脉补液、应用血管活性药物、积极抗感染治疗等处理。如因基础心脏疾病合并心脏功能不全，可适当予洋地黄类药物、重组人脑钠肽、左西孟旦等纠正心力衰竭处理。

4. 全疗程氧疗　持续低流量（3～4L/min）鼻导管或面罩吸氧，必要时呼吸机给氧。

五、预防

行经皮冠状动脉介入术、起搏器置入术等心脏介入手术时，需精细操作，避免损伤心脏。如因心脏疾病或系统性疾病出现心包积液，则应积极控制原发疾病，必要时行心包穿刺引流心包积液，避免心包积液持续增多或累积形成心脏压塞，最终导致休克发生，危及生命。

（杨毕君　吴金星）

第四节　自发性张力性气胸所致休克

张力性气胸又称高压性气胸，是指各种原因导致的肺泡破裂，胸膜与肺组织形成单向活瓣样裂口，吸气时空气从裂口进入胸膜腔内，而呼气时活瓣关闭，腔内空气不能排出，致使胸膜腔内压力持续升高，压迫患侧肺使之萎陷，并将纵隔推向健侧，导致呼吸和循环功能严重障碍，引起急性呼吸衰竭和循环衰竭、休克，甚至死亡。该病发展迅速，易危及生命，需要紧急处理。气胸分为自发性、外伤性和医源性三类，本节仅讨论自发性张力性气胸。

一、病因及发病机制

正常情况下胸膜腔内没有气体，这是因为毛细血管血液中各种气体分压的总和为 706mmHg，比大气压低 54mmHg。呼吸周期胸膜腔内压均为负压，系由胸廓向外扩张，肺向内弹性回缩对抗形成负压。胸膜腔内出现气体仅在以下 3 种情况下发生：①肺泡与胸膜腔之间产生破口；

②胸壁创伤产生与胸膜腔的交通；③胸膜腔内有产气微生物。自发性张力性气胸属于第一种情况，即肺泡与胸膜腔之间产生破口。破裂口呈单向活瓣或活塞，吸气时胸廓扩大，胸膜腔内压变小，空气进入胸膜腔，呼气时胸膜腔内压升高，压迫活瓣使之关闭，腔内气体无法排出，致使胸膜腔内空气越积越多，胸膜腔内压持续增高，使肺脏受压萎陷，纵隔向健侧移位，挤压胸内心脏和大血管，影响心脏血液回流。张力性气胸胸膜腔内压测定常超过 10mmHg，甚至高达 20mmHg。

自发性张力性气胸常继发于基础肺部病变，如慢性阻塞性肺疾病、肺结核、肺癌、肺脓肿、肺尘埃沉着病。偶因胸膜上有异位子宫内膜，在月经期胸膜破裂而发生气胸（月经性气胸）。

自发性张力性气胸发病诱因：抬举重物，用力过猛，剧烈咳嗽，屏气，甚至大笑等，均可能促使气胸发生。

张力性气胸导致的休克为梗阻性休克，心脏舒张功能受损，前负荷降低。此型气胸受机械性血管外因素影响，心脏及大血管中的血流量降低，从而导致心排血量和血压快速、大幅度下降，引起微循环血流灌注不良、器官组织缺血缺氧。需紧急处理，若处理不当、不及时，患者常因严重呼吸循环衰竭、休克而死亡。

二、气胸和休克的临床表现

1. 症状　起病急，有提重物、屏气、剧烈活动等诱因，偶有在睡眠中突发气胸者。起病初期：患者突感一侧胸痛、气促、憋气，可有刺激性咳嗽，一般痰少。患者不能平卧，挣扎坐起。起病后期：患者出现紧张、烦躁不安、发绀、冷汗、脉速、虚脱、心律失常、意识不清、无尿或少尿等休克表现。

2. 体征　四肢凉冷，脉搏细速，甚至无脉搏，收缩压<90mmHg，脉压<20mmHg。气管向健侧移位，患侧胸部隆起，呼吸运动与触觉语颤减弱，叩诊呈过清音或鼓音，心浊音界或肝浊音界缩小或消失，听诊呼吸音减弱或消失。

3. 影像学表现

（1）X 线胸片检查：是诊断气胸的重要方法，可显示肺受压程度、肺内病变情况，以及有无胸膜粘连、胸腔积液及纵隔移位等。气胸的典型 X 线表现：外凸弧形的细线条阴影，称为气胸线，线外透亮度增高，无肺纹理，线内为压缩的肺组织。张力性气胸时，胸膜腔压力为正压，肺脏向肺门回缩，呈球形阴影，心脏移向健侧。

合并胸腔积液时，显示气液平面，透视下变动体位、咳嗽时可见液面亦随之移动。

（2）CT 表现：胸膜腔内出现极低密度气体影，伴肺组织严重萎缩，心脏向健侧移位。

三、诊断

（一）气胸的诊断

根据上述气胸的临床症状、体征及胸部影像学表现，气胸的诊断通常并不困难。

患者病情危重，不能搬动，又无床旁照片条件，应立即在胸部患侧气胸体征明显处，诊断性穿刺，抽气减压，这既是诊断又是治疗。穿刺点通常选在锁骨中线外第 2 肋间或腋前线第 4 肋间。局部麻醉时有气体将注射器内栓强力外推，插入胸穿针有喷射状气体排出，即可诊断。排气后，症状好转，不久又加重，抽气后胸膜腔内压降为负压后，不久又升高为正压，有利于气胸类型张力性气胸的判定。在此过程中，应准备好心肺复苏抢救措施。自发性气胸尤其是老年人，原有心、肺慢性疾病基础者，临床表现酷似其他心、肺急症，应注意鉴别。

（二）休克的诊断

1. **动脉血压下降**　血压下降可以是轻中度的，也可是重度的。成人休克的诊断标准是收缩压<90mmHg，脉压<20mmHg。

2. **低灌注临床征象**　①皮肤湿冷伴血管收缩与发绀、花斑。②肾脏：尿量<0.5ml/（kg·h）。③神经系统：神志改变，包括反应迟钝、定向力丧失与神志不清。

3. 高乳酸血症 高乳酸提示细胞氧代谢异常，正常值是 0.5～1.5mmol/L，急性循环衰竭、休克时，可>2.0mmol/L，临床上称为高乳酸血症。

有条件医院可查血乳酸水平，作为诊断参考。无条件检测，仅根据第 1、2 项即可做出休克的诊断。

四、治疗

张力性气胸并发休克，病情危重，进展迅速，抢救必须争分夺秒。临床治疗以病因治疗为主，要实施胸膜腔穿刺抽气和胸腔闭式引流，及时迅速地排除胸膜腔气体，降低胸膜腔压力，解除对肺和纵隔的压迫。在病因治疗的前提下，实施以改善组织器官血流灌注、保护重要器官功能为目的的综合性治疗。

（一）气胸的治疗

1. 紧急简易排气 病情严重可危及生命，必须尽快排气。应行紧急简易排气方法：迅速消毒、局部麻醉，穿刺针在患侧第 2 肋间锁骨中线外侧处刺入胸膜腔，使胸内积气得以排出，缓解呼吸困难等症状。紧急时，亦可临时用大注射器连接三路开关抽气，或经胸壁插针，尾端用胶管连接水封瓶引流，使高压气体得以单向排出。亦可用一粗注射针，在其尾部扎上橡皮指套，指套末端剪一小裂缝，插入胸膜腔进行临时排气，高压气体从小裂缝排出，待胸膜腔内压减至负压时，套囊即塌陷，小裂缝关闭，外界空气即不能进入胸膜腔。特别注意，紧急简易排气是临时急救措施，不能久用。排气减压后，肺复张，穿刺针头可能划破胸膜造成更大损伤。因此，紧急简易排气后，尽快准备胸腔闭式引流。

2. 胸腔闭式引流 张力性气胸，应尽早行胸腔闭式引流。插管部位一般多取锁骨中线外侧第 2 肋间，或腋前线第 4～5 肋间。导管固定后，另一端置于水封瓶的水面下 1～2cm，使胸膜腔内压力保持在 1～2cmH$_2$O以下，插管成功则导管持续逸出气泡，呼吸困难迅速缓解，压缩的肺可在数小时至数天内，胸膜破口愈合，肺复张。未见继续冒出气泡 1～2

天后，患者并不感气急，或经透视或摄片见肺已全部复张时，可以拔除引流管，用消毒油纱迅速封闭伤口。有时虽未见气泡冒出水面，但患者症状缓解不明显，应考虑为导管不通畅，或导管部分滑出胸腔，需及时调整导管深度，冲洗阻塞物，更换导管或其他处理。若经水封瓶引流后未能使胸膜破口愈合，肺持久不能复张，则可在胸壁其他部位插管，或在原先通畅的引流管端加用负压吸引闭式引流装置。由于吸引机可能形成负压过大，用调压瓶可使负压不超过 8~12cmH$_2$O。如果负压超过该限，则空气由压力调节管进入引流瓶，因此患者胸膜腔所承受的吸收负压不会比 8~12cmH$_2$O 更大，可避免过大的负压吸引对肺的损伤。使用闭式负压吸引宜连续开动电动吸引机，如经 12 小时后肺仍未复张，应查找原因。如无气泡冒出，表示肺已复张，可夹住引流管，停止负压吸引，观察 2~3 天，经透视或摄 X 线胸片证实肺已复张，气胸未再复发后，即可拔除引流管，用消毒凡士林纱布迅速覆盖手术切口。水封瓶应放在低于患者胸部的地面，以免瓶内的水反流进入胸腔。应用各式插管引流排气进程中，应注意严格消毒，防止感染。

3. **手术治疗**　引流失败的张力性气胸为手术适应证，可根据患者实际情况，予以经胸腔镜手术或开胸手术治疗。手术治疗成功率高，复发率低。

（二）休克的治疗

排气减压是休克治疗最根本的措施。紧急简易排气和胸腔闭式引流后，肺循环梗阻解除，血压常可回升至正常，休克纠正，无须大量静脉补液。如果血压不回升，则应静脉补液，适量使用升压药物（详见第三章第五节）。

（三）基础疾病的治疗

治疗引起气胸的基础疾病，如慢性阻塞性肺疾病、肺结核、肺癌、肺脓肿、肺尘埃沉着病等，对气胸有预防和治疗作用。

（邬亭亭）

第九章

中毒性休克

第一节　镇静催眠药中毒性休克

镇静催眠药为临床上最常用的一类药物，也是急诊常见的导致药物中毒的药物种类之一。镇静催眠药对中枢神经系统、血管运动中枢具有抑制作用，大剂量中毒后常可发生呼吸、循环衰竭而危及生命。休克是镇静催眠药物中毒后的表现之一，临床症状体征易被其他症状掩盖而被忽视。重视镇静催眠药中毒性休克，早识别、早干预，提高救治成功率。

一、镇静催眠药分类

根据镇静催眠药的作用机制，分为巴比妥类、苯二氮䓬类、新型非苯二氮䓬类及其他镇静催眠药。

1. **巴比妥类药物（barbiturates）**　是巴比妥酸的衍生物，人工合成的巴比妥类药物有 2500 余种，临床应用的有 10 种左右，产生的中枢抑制作用强弱不等。巴比妥类药物是常用的催眠、抗惊厥药物，由于苯二氮䓬类药物的应用，本类药物中毒在临床已经逐渐少见。根据药物的起效时间及作用时间长短不同，又分为四类：长效类，如巴比妥；中效类，如异戊巴比妥；短效类，如司可巴比妥；超短效类，如硫喷妥钠。

2. **苯二氮䓬类药物（benzodiazepine drug，BZD）**　是近年来应用较多的一类镇静催眠药，与巴比妥类或其他镇静催眠药相比，本类药物具有选择性高、安全范围大、对呼吸影响小、不影响肝酶活性等特点，为目前应用最为广泛的镇静催眠药，因而在所有镇静催眠药物中毒中，以本类药物中毒最为常见。根据药物消除半衰期的长短又可分为三类：长效类，如地西泮；中效类，如劳拉西泮；短效类，如三唑仑。

3. 新型非苯二氮䓬类药物（nonbenzodiazepine drug, non-BZD） 作用与 BZD 相似，但其起效更快，作用时间短，发生依赖性的风险较小，如唑吡坦、佐匹克隆、扎来普隆等。

4. 其他镇静催眠药 是指巴比妥类、BZD 及 non-BZD 以外的镇静催眠药，临床相对少用，包括水合氯醛、甲丙氨酯、丁螺环酮等。

二、发病机制

1. 巴比妥类药物 巴比妥类药物具有抑制兴奋细胞活性的作用，尤其是对通过增强 γ-氨基丁酸活性的中枢神经系统兴奋细胞产生作用。巴比妥类药物中毒可产生与剂量相关的抑制效应，大剂量时可直接抑制延髓，抑制呼吸、循环中枢，扩张周围血管，诱发严重低血压、休克。

2. 苯二氮䓬类药物 BZD 是特异性的苯二氮䓬受体激动剂，其中枢抑制作用主要通过加强中枢抑制性神经递质 γ-氨基丁酸（GABA）功能有关。此类药物可通过与 GABA 受体复合物上的苯二氮䓬受点结合，诱发受体构象变化，产生中枢抑制效应，大剂量时还可抑制心血管系统，引起休克。

3. 新型非苯二氮䓬类药物 与 BZD 不同的是 non-BZD 选择性地作用于 BDZ1（ω1）受体亚型，而对 BDZ2（ω2）的亲和力较低，在与 BDZ 结合后选择性激活 GABA 受体上的不同 α 亚基，从而产生中枢抑制效应。

4. 其他镇静催眠药 种类较多，不同种类药物的作用机制也并不完全相同，对心血管系统的抑制作用大小不等。

三、临床表现

休克为镇静催眠药中毒的临床表现之一，多在大剂量口服或注射中毒后发生。由于镇静催眠药的中枢神经系统抑制作用，患者在出现休克前往往会先出现中枢神经系统抑制的相应症状体征，如言语不清、共济失调、嗜睡、昏迷等。故而此类患者休克早期并无典型的烦躁焦虑、精神紧张、面色苍白、出冷汗等表现，可仅表现为血压降低，心率及呼吸的改变也可因镇静催眠药对中枢的影响而不典型。休克中期时，患者可出现血压进行性下降，皮肤湿冷及花斑，少尿或无尿。休克晚期时，患者亦会出现 MODS。不同类型镇静催眠药中毒性休克发生概率及严重程度差异较大，与药物的种类、剂量、作用时间、年龄等因素相关，中毒剂量越大，越容易发生休克，个体差异也较大。

1. 巴比妥类药物中毒　轻度的巴比妥类药物中毒类似于酒精中毒，表现为嗜睡、言语不清、步态不稳等，此时患者血压正常或略低，多不会出现明显的休克症状。重度中毒时可先有一段兴奋期，随后出现中枢神经系统抑制症状，此时患者可能会出现明显的血压下降，休克。

2. 苯二氮䓬类药物中毒　本类药物中枢神经系统抑制相对较轻，轻度中毒患者可仅有头晕、乏力、嗜睡、言语不清等表现，大剂量中毒时患者会出现意识障碍，低血压休克并不常见。

3. 新型非苯二氮䓬类药物中毒　此类药物中毒半衰期短，具有与 BZD 类似的临床表现，但相比较 BZD 而言，其临床表现相对较轻。

4. 其他镇静催眠药中毒　由于作用机制不同，其中枢神经系统抑制症状差异较大，中毒程度深的患者可出现昏迷、休克等严重的临床表现。如水合氯醛中毒后可出现心律失常、低血压、休克、肺水肿、昏迷等；格鲁米特中毒后循环系统抑制作用比较突出，还可出现抗胆碱能症状；甲丙氨酯中毒患者与巴比妥类药物中毒相似，严重病例可出现心律失常、休克、呼吸衰竭、昏迷等。

四、　辅助检查

1. 血气分析　呼吸抑制的患者可出现 PaO_2 降低；休克时血乳酸水平会出现不同程度的增高，血乳酸水平越高，提示患者病情越严重，死亡风险也越高。

2. 肝肾功能测定　多数镇静催眠药物对肝肾功能影响较小，严重中毒病例及休克患者可出现肝肾功能损害。

3. 心电图 可出现心动过速、心律失常、PR 及 Q-T 间期延长、ST 段和 T 波变化等。

4. 胸部 X 线片或胸部 CT 对于存在呕吐误吸或急性肺水肿的患者具有一定的鉴别诊断意义。

5. 实验室检查 血、尿及胃液药物浓度及其代谢产物的测定对此类药物中毒有鉴别诊断意义。

五、 诊断及鉴别诊断

镇静催眠类药物中毒性休克的诊断主要依靠病史及临床表现。由于镇静催眠药物中毒具有中枢神经系统抑制作用，休克的临床表现往往不典型，尤其是老年患者，故而在明确诊断镇静催眠药物中毒的基础上，患者出现血压下降、血乳酸水平增高、酸中毒等情况，应考虑镇静催眠药中毒性休克的可能。此外，由于镇静催眠药物中毒性休克往往发生在中毒后的一段时间，动态监测是及时发现及评估休克严重程度的有效方法之一。同时，由于药物中毒后患者会出现不同程度的呕吐、入量不足等情况，故而也应警惕低血容量性休克的发生。

六、 抢救措施

首要的抢救措施为维持生命体征稳定，纠正休克，在此基础之上进行病因治疗。

1. 维持生命体征稳定

（1）气道：保持气道通畅，防止呕吐误吸，昏迷患者视情况建立人工气道行气道保护。

（2）呼吸：存在低氧血症的患者给予氧疗，呼吸衰竭者尽早给予机械通气，纠正呼吸衰竭。

（3）循环：维持有效循环血容量，积极纠正休克。

2. 严密监测 对于镇静催眠药中毒的患者，应持续监测生命体征，如血压、心率、呼吸、SpO_2 等，动态复查血气分析。伴有低血压休克的患者必要时可进行有创血流动力学监测，如有创动脉血压、中心静脉压等。

3. 休克的治疗　对于存在外源性液体丢失过多、入量不足等情况的患者，先快速补充累积丢失量，若休克得以纠正，则减慢输液速度，补充继续丢失量和生理需要量。在充分补液后若休克依然存在，应考虑镇静催眠药对心血管系统抑制、外周血管扩张的可能，此时可给予血管活性药物（如多巴胺或去甲肾上腺素等）静脉滴注或持续微量泵泵入，泵入剂量依据血压情况动态调节。

补液原则、方法、注意事项，血管活性药物的选择，详见第三章第四节、第五节。

4. 药物中毒的治疗

（1）肠道祛毒：如无洗胃禁忌证，尽早洗胃，原则上越早越好；洗胃后可给予硫酸镁导泻，活性炭片吸附，促进毒物排泄。

（2）促进毒物排泄：可通过补液、应用利尿剂、碱化尿液，促进药物经肾脏排泄。

（3）特效解毒剂：氟马西尼是苯二氮䓬受体特异性拮抗剂，适用于解救 BZD 药物中毒。用药方法：0.2mg 静脉注射，如无反应，重复使用直至患者清醒或达总量 2mg。

（4）血液净化：血液透析、血液灌流可促进巴比妥类药物的清除，对 BZD 药物中毒作用有限，对于危重症患者可考虑应用。

（5）对症支持治疗：包括纠正水电解质紊乱、保护脏器功能等治疗措施。

（吴嘉荔）

第二节　阿片类药物中毒性休克

阿片类药物中毒在临床比较常见，短时间内滥用、误用或故意使用大量阿片类药物，超过个体耐受量，会产生相应的镇痛剂中毒（narcotics intoxication），引起昏迷、呼吸抑制，甚至血压降低、休克，危及患者生命，需积极识别和早期干预。

一、病因

绝大多数镇痛药中毒为过量滥用引起。滥用镇痛药的方式包括口服、吸入（如鼻吸、烟吸或烫吸）、注射（如皮下、肌内、静脉或动脉注射）或黏膜摩擦（如口腔、鼻腔或直肠）。少数中毒者为医疗过程中过度使用阿片类药物导致。目前临床常见的导致阿片类药物中毒的药物包括天然阿片类制剂、半合成阿片类制剂和人工合成阿片类制剂。天然阿片类制剂有吗啡（morphine）、可待因、蒂巴因等；半合成阿片类制剂有海洛因（heroin）、二氢埃托啡（dihydroetorphine，DHE）等；人工合成阿片类制剂有哌替啶（pethidine）、美沙酮（methadone）、芬太尼（fentanyl）等，以及阿片类粗制剂、复方樟脑酊等。

二、中毒机制

阿片类药物进入人体途径不同，其毒性作用开始时间也不同。一般经口服1~2小时产生中毒症状。经鼻腔黏膜吸入10~15分钟、静脉注射10分钟，迅速产生中毒表现，而肌内注射30分钟或皮下注射约90分钟发生中毒。阿片类药物进入人体后在肝脏代谢，绝大部分以无活性代谢物经尿排出，小部分以原形经尿及粪便排出。

体内阿片受体（opioid receptor）主要有μ、κ和δ三类。阿片类药物分为阿片受体激动药和部分激动药。激动药主要激动μ受体，包括吗啡、哌替啶、美沙酮、芬太尼和可待因等。进入体内的阿片类药物通过激活中枢神经系统内阿片μ受体起作用，产生镇静、抑制呼吸、致幻等作用。阿片类药物对呼吸的抑制作用，与其剂量呈正相关。阿片类药物中毒后，患者大脑皮质呈先兴奋后抑制状态，后延及延髓，抑制呼吸中枢和兴奋催吐化学感受区，最后兴奋脊髓。

阿片类药物中毒除对呼吸中枢的抑制外，还可引起内啡肽释放，抑制血管运动中枢而导致外周血管扩张，同时组胺释放，引起休克。此类休克因血管运动中枢受抑制而产生，休克持续时间往往较持久。

三、临床表现

由于阿片类药物的镇静、催眠作用，阿片类药物中毒性休克患者往往伴有意识障碍，患者口渴、焦虑等临床表现并不明显，在体格检查时才发现患者血压降低。同时吗啡中毒患者即使低血压，其心率也不同步增快，有时甚至呈缓慢心率，导致临床判断失误或延迟，延误病情救治。另外，此类中毒性休克患者少见末梢血流灌注不良表现，少有四肢皮肤湿冷、苍白等症状。

急性轻度阿片类药物中毒患者有头痛、头晕、恶心、呕吐、兴奋或抑郁，急性重度中毒者早期多死于呼吸衰竭。阿片类药物中毒除表现为昏迷、瞳孔呈针尖样缩小和呼吸抑制"三联征"外，还伴有发绀、血压降低等循环衰竭表现，吗啡中毒以上表现尤为显著；哌替啶中毒患者有血压降低，还表现为心动过速、瞳孔散大、抽搐、惊厥和谵妄等；海洛因中毒时除具有吗啡中毒"三联征"外，还伴有严重心律失常、呼吸浅快和非心源性肺水肿；芬太尼可引起胸壁肌肉强直；美沙酮可出现失明、下肢瘫痪等。

无论何种阿片类药物中毒，患者血压降低，收缩压<90mmHg，脉压<20mmHg，脉搏细弱，或快或慢，则提示休克已经发生。

四、诊断

1. 休克的诊断　依据患者有阿片类药物中毒的病史，有上述休克的临床表现，即可做出阿片类药物中毒性休克的诊断。

2. 中毒的诊断

（1）应详细询问患者或陪护者有无本类药物应用或吸食史，并询问使用何种药物，摄入量多少。仔细观察患者有无阿片类药物中毒相关表现，结合药物检测（如尿、血液或胃内容物药物检测），帮助确立诊断。

（2）非法滥用中毒者经常隐瞒病史，但在查体时可发现用毒痕迹，如经口鼻烫吸者，常见鼻黏膜充血、鼻腔损伤表现；经皮肤或静脉吸食者可见注射部位皮肤有多处注射痕迹。

（3）完善血液检查：查血常规、血气分析、血糖、电解质和肝肾功能等，了解药物对各器官功能的影响，以及有无水、电解质紊乱及酸碱失衡。

五、治疗

1. 休克的治疗　快速建立两条静脉通道：一条通道快速补液，尽快补足血容量；另一条通道使用各种药物。补液的方法及注意事项，升压药的适当使用，请参见第三章第四节、第五节。

2. 中毒的处理

（1）特效解毒剂（纳洛酮）：在低血压状态下，纳洛酮具有明显的升高血压的功效，能增加心排出量和提高平均动脉压，其效果具有剂量依赖性。阿片类药物中毒者立即静脉注射纳洛酮 2mg。纳洛酮半衰期短，30～81 分钟，作用持续时间短，而阿片类药物作用时间长于纳洛酮，因此需重复给药。阿片类药物成瘾中毒者 3～10 分钟重复用，非成瘾中毒者 2～3 分钟重复应用，保证血压维持在正常范围，纳洛酮总用量可达20mg。长半衰期阿片类药物（如美沙酮）或强效阿片类药物（如芬太尼）中毒时，静脉输注纳洛酮，2～4mg 加入 250ml 液体中静脉滴注，持续静脉滴注，维持血压在正常范围。纳洛酮对芬太尼中毒所致的肌肉强直有效，但不能拮抗哌替啶中毒引起的癫痫发作和惊厥，对海洛因、美沙酮中毒引起的非心源性肺水肿无效。

（2）清除毒物：口服中毒者以 0.02%～0.05%高锰酸钾溶液 5～10L 反复洗胃，洗胃后由胃管注入 50～100g 活性炭悬浮液，或活性炭片液，吸附尚未吸收的毒物，并灌服 50%硫酸镁导泻，促进进入肠道的毒物排出。阿片类药物在体内的分布容积大，增强排泄的作用差，血液净化效果不佳。

（3）其他治疗措施：保持呼吸道通畅，吸氧，应用呼吸兴奋剂，尼可刹米（可拉明）0.375～0.75g（1～2 支），肌内注射或静脉注射，洛贝林 3～15mg（1～5 支），肌内注射或静脉注射。严重呼吸抑制甚至呼吸骤停者，及时气管插管、人工通气，采用正压通气，可有效纠正海洛因和美沙酮中毒引起的非心源性肺水肿。

（4）对症治疗：意识不清时存在误吸情况，视情况预防性抗感染治疗；洗胃后适当抑酸护胃；纠正代谢紊乱；营养支持治疗。

六、预防

1. 加强缉毒、控毒，防止吸毒发生。
2. 加强对麻醉镇痛药品的管控，专人负责。
3. 严格掌握临床用药适应证，避免滥用和误用。

（陈　伟）

第三节　毒蕈中毒性休克

毒蕈中毒是许多地区常见的临床急诊，常由误食毒蕈引起。由于毒蕈种类繁多，所含的毒素类型更是纷繁复杂，各种毒蕈中毒引起的临床症状及引起的器官损害也迥然不同，目前尚无统一的中毒分型及治疗规范。新近国外学者提出按早发（<6小时）中毒型、迟发（6~24小时）中毒型和缓发（>24小时）中毒型分为三型，每型再按不同表现分成若干亚型，并据此提出相应的诊治措施。重症患者可发生休克，甚至死亡。

一、病因及发病机制

毒蕈所含毒素随品种不同而异，其发病机制亦不同。如含毒蕈碱，主要是刺激兴奋神经节后胆碱能神经；含溶血毒素（如马鞍蕈酸等），作用于红细胞使之溶解；含肝毒素（如毒肽和毒伞肽等）则作用于肝细胞，引起肝坏死；而神经毒素（如白菇酸、蟾蜍素等）作用于神经系统，出现神经精神症状；含有吲哚的毒蕈，可致振荡和幻觉，系由致幻素所致。

大量呕吐、腹泻，失液（脱水）达到人体体重的 10%～20%，可引起严重的脱水症状甚至休克，水的丢失过多、过快，摄入不足，引起严重失液（脱水），有效循环血容量急剧减少，急性循环衰竭，出现一系列脱水、休克症状。

二、 临床表现

（一）中毒表现

1. 神经系统表现　中毒表现因毒素的种类不同而不同，中枢神经损害症状可有流涎、瞳孔缩小、精神错乱、妄想、嗜睡、昏迷等。

2. 全身表现　一般早期多为胃肠道症状，轻者胃肠道症状消失后即痊愈，严重者可经 1～3 天的虚假恢复期，除出现神经精神障碍外，还出现广泛出血、肝大、肝坏死、血尿、无尿、肾衰竭、呼吸或周围循环衰竭而死亡。

（二）休克表现

1. 脱水的症状体征　恶心、呕吐，腹泻，口渴，口舌干燥，眼眶凹陷，皮肤干燥、弹性差。神志改变（烦躁，视物模糊，惊厥，昏迷）。尿少，无尿。

2. 休克的症状体征　神志（意识）改变：烦躁，淡漠，模糊，昏迷。脉搏细速，甚至不能扪及。血压降低，收缩压<90mmHg，甚至为 0。尿少或无尿。

（三）实验室检查表现

1. 剩余食物或胃内容物中检出毒蕈，必要时可用胃内容物或剩余食物的抽吸液做毒蕈碱的动物毒性实验。

2. 血常规、尿常规、肝肾功能、血电解质、凝血六项、血气分析等。

三、诊断

（一）休克的诊断

根据误食毒蕈后出现休克的临床表现，即可做出毒蕈中毒性休克的诊断。

（二）毒蕈中毒的诊断

1. 诊断依据

（1）详细询问病史，发病前有进食蘑菇史。

（2）发病情况为多人同食、同时发病。

（3）常在进食后数小时内发病，一般为1～6小时，短者数十分钟，长者10余小时。

2. 临床分型

（1）胃肠型：多见于粉褶蕈属、乳菇属、白菇属等中毒。此型发病多在进食后0.5～2小时。临床表现为恶心呕吐，腹痛腹泻，重者频繁呕吐，剧烈腹痛，大便呈稀水样，可有少量黏液及红细胞，严重者可出现脱水、电解质紊乱、腓肠肌痉挛，甚至休克、肾功能不全等。

（2）毒蕈碱样症状型：多见于捕蝇蕈、斑毒蕈等中毒。在进食后数十分钟至数小时发病。临床表现为内脏平滑肌的痉挛，如腹痛腹泻、恶心呕吐、呼吸困难、流涎、流泪、多汗、喉中痰鸣；瞳孔缩小、视物模糊。重者可出现肺水肿、抽搐、昏迷、脑水肿等危重症。

（3）抗胆碱综合征型：见于斑褶蕈、捕蝇蕈及斑毒蕈等中毒。一般在进食5～6小时发病。患者表现为面色潮红、皮肤灼热、无汗、口干、心动过速、瞳孔散大、烦躁不安等。重者可出现狂躁、谵妄、抽搐、昏迷等。

（4）溶血型：多见于马鞍蕈、死帽蕈等中毒。多在进食后6～12小时发病。临床表现为急性溶血。患者表现为突然寒战发热、头痛、腰痛、血红蛋白尿、溶血性黄疸和急性贫血。重者可出现肾衰竭、急性重型肝炎等危重症状。

（5）神经精神型：多见于角鳞灰伞、光盖伞属、花褶伞属等毒蕈中毒。一般在进食1~6小时发病。临床表现为幻听、幻视等各种幻觉。重者可有迫害妄想、精神类症状，或谵妄、抽搐、昏迷。部分患者可出现步态不稳、共济失调，或末梢神经损害，如四肢远端对称性感觉和运动障碍、麻木或强直、膝反射消失等。

（6）肝损害型：多见于栗茸蕈、斑毒蕈、肉褐鳞小伞蕈、秋生盔孢伞蕈等中毒。本型除对肝脏有严重损害外，对肾、心、脑均有毒害作用，病情严重、凶险，病死率高。此型胃肠道症状缓解后，有一段假愈期，2~3天后突然出现急性肝衰竭表现，甚至出现肝性昏迷。常伴有多器官衰竭，如急性肾衰竭、中毒性心肌炎、中毒性脑病等（此型死亡率高达50%~90%）。

以上6型，因误食毒蕈的种类不同而临床表现各异，临床上常以某一类型症状为主，兼有其他类型症状。

四、　鉴别诊断

细菌性食物中毒：这是由于进食含有大量致病性细菌或细菌毒素的食物后引起的中毒。多发生于夏秋季节，以突然起病、胃肠道症状为主要表现。患者出现腹中绞痛、恶心呕吐、腹泻频作，多为黏液便或水样便。严重者可出现脱水、休克表现。粪便中可检出或培养出致病菌。补液及抗感染治疗有效。预后良好。

有无食蕈类史，是鉴别要点。

五、　治疗

1. 吸氧　心电及血氧饱和度监测，平卧位，头部躯干垫高20°~30°，以利于呼吸。双下肢垫高15°~20°，以利于下肢静脉血回流。有呕吐者，头偏向一侧，以免吸入气道。

2. 纠正休克

（1）建立两条静脉通道：一条通道快速输液，另一条通道输注升压药物及其他药物。静脉输液既可补充血容量，又可加速毒素的排泄。

（2）静脉输液的选择：视脱水性质选择相应的液体。

1）等渗（等张）性脱水伴有代谢性酸中毒者：选用2∶3∶1液，2份生理盐水、3份5%或10%葡萄糖注射液、1份1.4%碳酸氢钠溶液，混合而成。

2）低渗（低张）性脱水伴酸中毒者：选用4∶3∶2液，4份生理盐水、3份5%或10%葡萄糖注射液、2份1.4%碳酸氢钠溶液，混合而成。也可用2∶1液，2份生理盐水与1份1.4%碳酸氢钠溶液混合而成。

3）高渗（高张）性脱水：选用1∶2液，1份生理盐水与2份5%或10%葡萄糖注射液混合而成。

（3）静脉输液量的估算

1）先补累积丢失量：脱水性休克属于重度脱水，水的累积丢失量按成人体重的6%计算，如体重60kg，则为60×6%=3.6L，即3600ml。在治疗首日快速滴入。如患者能饮水，饮水量应当计入补液总量之中。

2）后补充继续丢失量和生理需要量：在补入累积丢失量，脱水和休克纠正后，应当减慢输液速度，只需补充继续丢失量（如呕吐、腹泻或胃肠减压丢失的量）和生理需要量，每日静脉输入维持液和口服补液，鼓励患者进食流质饮食，有盐味的菜汤、肉汤，以补充营养。静脉补液用1∶1维持液，配制方法：1份生理盐水与1份5%或10%葡萄糖注射液混合而成。

（4）血管活性药物的应用：常用的药物有间羟胺、多巴胺、多巴酚丁胺、去氧肾上腺素、去甲肾上腺素等，选择一种。常用多巴胺按2～10μg/（kg·min）微量泵泵入，兴奋β_1受体，使通过正性肌力作用增加心肌收缩力，心搏量增加，血压升高，心率增快，根据血压调整滴速；当多巴胺以0.5～2μg/（kg·min）滴入时，主要作用于多巴胺受体，扩张肾血管，增加肾血流量及肾小球滤过率，尿量增加，但是对血压的升高没有作用；当液体疗法补足血容量后血压升高仍不明显时，多巴胺可调节为10～20μg/（kg·min），兴奋α受体引起血压升高，当然一般＜

10μg/（kg·min）就能达到理想的作用。

（5）纠正酸碱平衡失调：休克时由于微循环障碍组织缺氧，产生大量酸性产物，导致代谢性酸中毒。在休克早期积极扩容、改善微循环障碍情况下，一般酸中毒较易自行纠正。但重度休克时酸性产物产生过多，机体发生严重酸中毒，常用药物 5%碳酸氢钠溶液，具体剂量应视酸中毒程度和血气分析结果来确定。注意事项：①严重酸中毒不宜将 pH 纠正到正常。②过快纠正酸中毒可使 $PaCO_2$ 上升，因 CO_2 很易通过血-脑屏障，使脑脊液中 pH 下降，可加剧中枢神经系统症状，组织缺氧进一步加重。③代谢性酸中毒容易引起细胞内失钾，因此，即使血钾正常仍应注意补钾。

3. 中毒的处理

（1）催吐或洗胃：一旦发现毒蕈中毒，应立即催吐或洗胃，直至呕吐物或洗出的胃液呈清水状为止。这是清除胃内尚未吸收的毒物的重要措施。

（2）导泻洗胃结束时，可在胃管内注入生大黄煎液或 50%的硫酸镁溶液 40～60ml，以清除肠道内尚未吸收的毒物。

（3）血液透析对于毒蕈中毒的作用目前尚存争议。

（4）解毒剂的使用：对于毒性很强的毒蕈中毒，有溶血现象者，有条件可用抗毒蕈血清治疗。

1）巯基解毒药：如二巯基丙磺酸钠一次 5mg/kg，肌内注射，每日 3 次，2 天后改为每日 1 次，连用 5 天。

2）阿托品：对于毒蕈碱样症状可用。一次 1mg 皮下注射，每隔 15～30 分钟一次，直至患者瞳孔散大、皮肤干燥、面色潮红、肺部啰音消失，减量维持 5～7 天。

3）对于抗胆碱综合征者，可用毒扁豆碱或毛果芸香碱皮下注射，直至瞳孔缩小、口腔湿润停药。

（5）肾上腺糖皮质激素：有抗炎、抗毒、抗过敏、抗休克的作用。选择地塞米松 40mg/d 或甲泼尼龙 80mg/d，分 2 次静脉注射，使用 3 天。

（6）维生素 C1000～2000mg/d，静脉滴注，有减轻中毒的作用。

（吴后平）

第四节　细菌性食物中毒性休克

细菌性食物中毒是指摄入含有细菌或细菌毒素的食品而引起的中毒。通常有明显的区域性、饮食习惯、季节性。多发生于气候炎热的夏秋季节，一般 5～10 月份最多。

一、常见的细菌性食物中毒

引起食物中毒的常见细菌：沙门菌、葡萄球菌、副溶血性弧菌、志贺菌、肉毒梭菌、椰毒假单胞菌酵米面亚种、蜡样芽孢杆菌、空肠弯曲菌等。

二、常见细菌性食物中毒表现

常见细菌性食物中毒表现见表 9-1。

表 9-1　常见细菌性食物中毒表现

致病原	潜伏期	临床特点	诊断依据	常见中毒食品
沙门菌属	6～72 小时（一般 12～36 小时）	恶心、呕吐、腹痛、腹泻，黄绿色水样便，便中有时带脓血与黏液，高热，体温大于 38℃，重者有寒战、惊厥、抽搐、昏迷	食品、呕吐物或粪便中检出血清学型别相同的沙门菌	肉、禽、蛋、鱼、奶类及其制品等
副溶血性弧菌（嗜盐菌）	8～12 小时	恶心、呕吐次数不多，腹痛，多在脐部，呈阵发性胀痛或绞痛，腹泻，无里急后重，水样或洗肉水样便，少数便中有黏液，可能发热 38～40℃，重者脱水、虚脱、血压下降、病程 2～3 天	食品、容器、呕吐物、粪便中检出生物学特征或血清型一致的副溶血性弧菌	海产品、卤菜、咸菜等

续表

致病原	潜伏期	临床特点	诊断依据	常见中毒食品
葡萄球菌	一般 2~4 小时，不超过 6 小时	突然恶心、反复剧烈呕吐、上腹痉挛性疼痛、腹泻呈水样便，一般不发热，常由剧烈呕吐导致失水与休克。病程 1~3 天	食品中检出葡萄球菌肠毒素，食品、呕吐物与粪便培养检出金黄色葡萄球菌	奶、蛋及其制品、糕点、熟肉等
肉毒梭菌	1 小时~7 天	头晕、无力、视物模糊、复视、眼睑下垂、咀嚼无力、张口或伸舌困难、咽喉阻塞感、饮水发呛、吞咽困难、呼吸困难、头颈无力、垂头等。病死率较高	食品、血液、粪便中检出肉毒毒素，食品检出肉毒梭菌	发酵豆、谷类制品（面酱、臭豆腐）、肉制品、低酸性罐头等
致泻性大肠埃希菌[产肠毒素型大肠埃希菌（ETEC）、肠道侵袭型大肠埃希菌（EIEC）、肠道致病型大肠埃希菌（EPEC）、肠道出血型大肠埃希菌（EHEC）、肠聚集性黏附型大肠埃希菌（EAEC）]	6~72 小时	ETEC：水样腹泻、腹痛、恶心、低热；EIEC：发热、剧烈腹痛、水样腹泻、粪便中有少量黏液与血，与痢疾相似；EPEC：发热、呕吐、腹泻，粪便中有大量黏液但无血，有类似感冒症状；EHEC：潜伏期长，3~10 天，突发性腹部痉挛，类似阑尾炎的疼痛，水样便继而转为血性腹泻，可引起多器官损害，病死率高；EAEC：成年人中度腹泻，病程 1~2 天、婴幼儿为 2 周以上的持续性腹泻	食品、呕吐物与粪便中检出血清型相同的致泻性大肠埃希菌	熟肉制品、蛋及其制品、奶、奶酪、蔬菜、水果、饮料等
志贺菌	10~24 小时	剧烈腹痛、呕吐与频繁地腹泻、水样便混有血液或黏液，并有里急后重、寒战、高热，体温达 40℃，重者会出现痉挛	食品、呕吐物分离出志贺菌，恢复期血清凝集效价比初期明显升高	含水量高的食品、熟食品，冷盘与凉拌菜等

续表

致病原	潜伏期	临床特点	诊断依据	常见中毒食品
单增李斯特菌	8～24小时	初期为一般胃肠炎症状，重者可表现为败血症、脑膜炎等，有时引起心内膜炎，孕妇可发生流产或死胎	食品与粪便检出单核细胞增多性李斯特菌	禽蛋类、奶、肉及其制品、水果、蔬菜等
变形杆菌	5～18小时	上腹部刀绞样痛与急性腹泻为主，伴有恶心、呕吐、头痛、发热（38～39℃）。病程1～3天	食品、粪便检出血清型相同的变形杆菌；患者急性期与恢复期（12～15天后）的血清凝集效价有4倍增高	动物性食品与豆制品、凉拌菜等
椰毒假单胞菌酵米面亚种	2～24小时	上腹部不适，恶心、呕吐（呕吐物为胃内容物，重者呈咖啡色），轻微腹泻、头晕、全身无力等；重者出现黄疸、肝大、皮下出血、呕血、血尿、少尿、意识不清、烦躁不安、惊厥、抽搐、休克，一般无发热。病死率极高，达40%～100%	食品检出椰毒假单胞菌酵米面亚种或检出其代谢毒物米酵菌酸	玉米面制品、银耳、淀粉类制品等
其他致病性弧菌（河弧菌、创伤弧菌等）	24～48小时	恶心、呕吐、水样便、腹泻，创伤弧菌还有发热、畏寒、肌肉痛、血压下降、血小板减少等	食品、容器、呕吐物与粪便检出生物学特征或血清型相同的致病性弧菌；分离到的弧菌对实验动物具有毒性或与患者血清有抗原抗体反应	生的或未煮熟的鱼、贝类海产品等

三、 细菌性食物中毒的特点

四季都可发生，尤以夏秋季节为主。发病率高，各类食物均可发生，有不洁食物食用史，临床症状分胃肠型与神经型，以消化道症状为主。最严重的后果是发生中毒性休克。中毒性休克是感染性休克的特殊类型，是金黄色葡萄球菌或链球菌产生的外毒素引起的一种少见的急性综合征。临床表现为高热、休克、泛发性皮疹、多器官功能损害（重者可出现昏迷），恢复期可出现皮肤脱屑等。感染性休克，是指病原微生物及其毒素侵入血液循环，激活宿主的细胞和体液免疫系统，产生各种细胞因子和内源性介质，引起微循环障碍和血流动力学异常，导致组织细胞缺血缺氧、代谢紊乱、功能障碍甚至多器官衰竭的严重综合征。临床上主要表现为面色苍白、皮肤湿冷、尿量减少、脉搏细速、血压下降、神志改变等症状。

四、 临床表现

根据休克发展进程，可分为三期。

（一）休克早期

患者呈现寒战高热，个别严重患者体温下降。多数患者由于应激产生大量儿茶酚胺而出现交感神经兴奋症状，如神志清楚，但烦躁、焦虑或神情紧张；血压正常或稍偏低，但脉压小；脉搏细速，呼吸深而快；面色苍白，皮肤湿冷，眼底检查可见动脉痉挛，唇指轻度发绀；尿量减少。部分患者，特别是革兰氏阳性菌感染所致的休克患者，初期可表现为暖休克：四肢温暖、皮肤干燥、肢端色泽稍红、手背静脉充盈、心率快、心音有力。但由于血液大量从开放动静脉短路通过而使微循环血流灌注不良，组织仍处于缺氧状态，有一定程度酸中毒。血压偏低，尿量减少。

（二）休克中期

组织缺氧加重、毛细血管扩张、微循环淤滞、回心血量和心搏出量降低、无氧代谢增加。临床表现为患者烦躁不安或嗜睡、意识不清，脉搏细速，血压下降，收缩压低于 90mmHg，或较基础血压下降 20%～30%。脉压小于 20mmHg，心率增快，心音低钝，呼吸浅快；皮肤湿冷、发绀，常见明显花斑，表浅静脉萎陷，抽取的血液极易凝固；尿量进一步减少，甚至无尿。

（三）休克晚期

可出现 DIC 和多器官衰竭。

1. DIC　表现为顽固性低血压和皮肤、黏膜、内脏等部位广泛出血。

2. 急性心功能不全　呼吸突然增快，发绀；心率增快，心音低钝，常有奔马律。心电图示心肌缺血和传导阻滞等，心律失常。若患者心率不快或相对缓脉，但出现面色灰暗，肢端发绀，常提示将发生急性心功能不全。

3. 急性肾衰竭　尿量明显减少或无尿，尿比重固定。血尿素氮和肌酐水平升高，尿钠排泄增多，血钾水平增高。

4. ARDS　表现为进行性呼吸困难和发绀，常规吸氧不能缓解，继而呼吸节律慢而不规则，肺底可闻及细湿啰音，胸片示斑点状阴影或磨玻璃样病变。

5. 其他　肝衰竭引起肝性脑病、黄疸、消化道出血等。脑功能障碍可致昏迷，一过性抽搐，肢体瘫痪，瞳孔、呼吸改变等。

五、　实验室和其他辅助检查

1. 血常规　白细胞计数大多增高，中性粒细胞增多伴核左移，也有部分患者可出现白细胞总数低下。血细胞比容和血红蛋白增高，提示血液浓缩。晚期血小板下降，凝血时间延长，提示发生 DIC。

2. 病原学检查　根据原发感染部位的不同，在使用抗菌药物前应选择性采集血、尿、粪、痰、脑脊液、体腔液体、皮肤瘀点瘀斑穿刺液或感染灶分泌物等标本进行病原菌的分离培养（包括厌氧菌培养）。

3. **酸碱平衡监测**　二氧化碳结合力为临床常用来判断酸碱平衡的简易指标，但在呼吸衰竭和混合性酸中毒时，必须同时进行血气分析。血乳酸含量高低常和休克严重程度一致，对判断患者病情及预后有一定意义。

4. **血糖和电解质测定**　血糖升高较为常见，血钠水平多偏低，血钾水平高低不一，取决于肾功能状况。

5. **血清酶的测定**　合并肝、心等器官损害者血清丙氨酸氨基转移酶、肌酸磷酸激酶、乳酸脱氢酶同工酶水平升高。

6. **血液流变学和有关 DIC 的检查**　休克时血流速度减慢，血细胞、纤维蛋白、球蛋白等聚集，血液黏滞度增加。故初期血液呈高凝状态，其后纤溶亢进，从而转为消耗性低凝状态。

7. **尿常规和肾功能检查、心电图、X 线胸片等。**

六、治疗

治疗原则：及时纠正休克，恢复有效循环血容量和全身组织器官的血流灌注，维护重要器官功能；积极控制原发性感染、消除病因。治疗措施如下。

（一）一般紧急处理

保持患者温暖和安静；平卧位，下肢抬高 30°；鼻导管或面罩吸氧，保持呼吸道通畅；建立两条静脉输液通道，必要时进行周围静脉切开或深静脉插管，病情严重者进行血流动力学监测等。应密切观察患者生命体征和尿量、组织器官血流灌注情况的变化，并注意皮肤、黏膜是否出现出血点或瘀斑。

（二）抗感染治疗

早期应用抗生素可以尽快控制感染性休克，改善预后，降低病死率。

在病原菌未明确前，可根据原发病灶和临床表现，推测最可能的致病菌，选用强效广谱杀菌剂进行治疗，并以在组织中能达到足够杀菌浓度的抗生素为宜。在分离培养出致病菌后，应根据药敏试验结果选用药物。联合用药的效果优于单一用药。剂量宜大，首次给冲击量，由静脉滴注或缓慢注射。同时，给予血浆、白蛋白等支持治疗以提高机体的抗病能力。

（三）抗休克治疗

1. 补充血容量　微循环障碍导致的有效循环血容量不足是感染性休克发生的中心环节，故补充血容量（扩容）仍是最基本的治疗手段。扩容所用液体应包括胶体液和晶体液。

（1）胶体液：①低分子右旋糖酐（相对分子质量 2 万～4 万）具有提高血浆渗透压、拮抗血浆外渗，从而补充血容量的作用；还可防止红细胞和血小板凝聚，抑制血栓形成，降低血液黏度、疏通微循环，防止 DIC，渗透性利尿等。有严重肾功能减退、充血性心力衰竭和出血倾向者最好勿用，偶可引起过敏反应。②血浆、白蛋白及全血：适用于合并低蛋白血症患者，如肝硬化、慢性肾炎、急性胰腺炎等。无贫血者不必输血。已发生 DIC 者输血亦应审慎。血细胞比容以维持 35%～40% 为宜。③其他：羟乙基淀粉（706 代血浆）亦可提高胶体渗透压，且不良反应小。

（2）晶体液：生理盐水、5%碳酸氢钠溶液、平衡盐溶液（乳酸钠林格液、碳酸氢钠林格液等）、葡萄糖注射液等。其中平衡盐液所含各种离子浓度较生理盐水更接近血浆水平，可提高功能性细胞外液容量，并可部分纠正酸中毒。葡萄糖注射液可供给水分和热量，减少蛋白质和脂肪的分解，25%～50%葡萄糖注射液尚有短暂扩容和渗透性利尿作用，但休克早期有高糖血症，加之机体对糖的利用率较差，且高血糖症能导致糖尿和渗透性利尿带出钠离子和水，故此时宜少用葡萄糖注射液。扩容治疗可遵循"先晶后胶、先盐后糖、先快后慢、先多后少、见尿补钾"等抗休克的一般原则。对有明显脱水、麻痹性肠梗阻及化脓性腹膜炎等患者，补液量应加大；而对有心脏病的患者则应减慢滴速并酌减输液量。在输液过程中应密切观察病情变化，如有无气促、颈静脉充盈和肺底湿啰音等。

扩容治疗要求达到以下目标。①组织灌注良好：患者神情安宁、口唇红润、肢端温暖、发绀消失；②收缩压＞90mmHg、脉压＞30mmHg；③脉率＜100 次/分；④尿量＞30ml/h；⑤血红蛋白恢复基础水平，血液浓缩现象消失。

2. **纠正酸中毒** 酸中毒可使小血管对儿茶酚胺类物质的反应性降低，导致小血管扩张，加重微循环障碍；可使血液呈高凝状态诱发 DIC；可抑制心肌收缩，并可使溶酶体膜破裂损伤细胞。因此抗休克治疗必须纠正酸中毒。根本措施在于改善组织的血流低灌注状态。

3. **血管活性药物的应用** 应用血管活性药物的主要目的：①调整血管舒缩功能、疏通微循环淤滞，以改善组织器官的血流灌注，有利于休克的逆转。②在补足液体而血压不能稳定时，暂时维持或提高血压，以保证重要器官的血液供应。但是休克的机制比较复杂，而血管活性药物的作用又可能具有多重性，因此，必须在充分扩容的基础上根据病情有选择地使用。

常用的药物有间羟胺、多巴胺、多巴酚丁胺、去氧肾上腺素、去甲肾上腺素、阿托品、山莨菪碱等。常用多巴胺按 2～10μg/（kg·min）微量泵泵入，兴奋 β_1 受体，通过正性肌力作用增加心肌收缩力，心搏出量增加、血压升高、心率增快，根据血压调整滴速。当多巴胺以 0.5～2μg/（kg·min）滴入时，主要作用于多巴胺受体，扩张肾血管，增加肾血流量及肾小球滤过率，尿量增加，但是对血压的升高没有作用。当液体疗法扩容补足血容量后血压升高仍不明显时，多巴胺可调节为 10～20μg/（kg·min），兴奋 α 受体引起血压升高，当然一般＜10μg/（kg·min）就能达到理想的作用。抗胆碱能药对细菌性食物中毒性休克效果也比较显著，常用山莨菪碱，成人 10mg/次，静脉注射，小儿 0.3～2mg/次，静脉注射，必要时每隔 10～30 分钟重复给药，病情好转逐渐延长给药间隔直至停药；特点是解除小血管痉挛，升高心率、强心、扩张冠状动脉、改善微循环和心脏功能；对抗乙酰胆碱引起的血压下降；兴奋呼吸中枢，解除支气管痉挛；抑制消化道腺体分泌及扩瞳作用为阿托品的 1/20～1/10，不易通过血-脑屏障，极少引起中枢兴奋症状，引起口干、面红、视物模糊、排尿困难、心率增快的作用较阿托品弱，多在 1～3 小时症状消失。

4. 维护重要器官功能

（1）心功能：重症休克和休克晚期常并发心功能不全，老年人和幼儿尤易发生。出现心功能不全征象时，应严格控制静脉输液量和滴速，并在给予毒毛旋花苷或毛花苷丙等快速强心药时，酌情给予多巴胺等正性肌力药，或早期短程应用肾上腺糖皮质激素。同时给氧、纠正酸中毒和电解质紊乱，并给予能量合剂纠正细胞代谢失衡。

（2）肾功能：休克患者出现少尿、无尿、氮质血症等时，应注意鉴别其为肾前性还是急性肾功能不全所致。

（3）呼吸功能：顽固性休克患者常并发 ARDS。此外，脑缺氧、脑水肿等亦可导致呼吸衰竭。可采取以下措施积极防治：①保持呼吸道通畅，必要时作气管插管或切开，并行辅助呼吸。注意清除呼吸道分泌物，防治继发感染；②充分给氧，纠正低氧血症；③给予血管解痉剂如酚妥拉明、山莨菪碱等以降低肺循环阻力；④限制液体入量，以防止肺水肿，必要时应用强心剂；⑤肺表面活性物质的应用；⑥防治 DIC。

（4）防治脑水肿：脑缺氧时，易并发脑水肿甚至脑疝，出现烦躁、嗜睡、昏迷、瞳孔改变及呼吸衰竭。应及早给予血管解痉剂、渗透性脱水剂（如甘露醇）、呋塞米、大剂量肾上腺糖皮质激素等。并注意头部降温和充分给氧。

（5）DIC 的治疗：DIC 的诊断一经确立后，采用中等剂量肝素，每 4～6 小时静脉注射或静脉滴注 1.0mg/kg，使凝血时间（试管法）控制在正常的 2 倍以内。DIC 控制后方可停药。如并用双嘧达莫剂量可酌减。在 DIC 后期，继发性纤溶成为出血的主要原因时，可加用抗纤溶药物。

（6）肾上腺糖皮质激素的应用：关于肾上腺糖皮质激素在感染性休克中的应用目前意见不一。目前多主张小剂量、短时间使用，并早用早停，以达到尽快控制症状、减少副作用的目的，尤其是对原有肾上腺功能不全者。

七、 预防控制

防止食品被污染，注意个人卫生，避免交叉污染，保持环境整洁，预防鼠、蟑螂等有害昆虫传播。控制细菌繁殖及毒素的产生，低温保藏，盐腌、风干、彻底加热煮透食物。加强卫生宣传教育。一旦发生及时报告调查控制。

（吴后平）

第五节 异烟肼中毒性休克

异烟肼中毒性休克就是指一次性大量服用异烟肼超过 4g 而发生的临床综合征，一般服药后约 1 小时出现症状，致死量约为 200mg/kg。

一、病因及发病机制

1. 异烟肼摄入过量（自杀行为） 常见于结核病患者悲观失望，抑郁，自杀性吞服大量异烟肼，也可见于为弥补漏服而额外摄入药物过量或儿童意外摄入等情况。

2. 发病机制 异烟肼毒性作用主要是导致维生素 B_6 和 γ-氨基丁酸（gamma-aminobutyric acid，GABA）的缺乏。中毒机制主要包括异烟肼代谢产物直接与维生素 B_6 类物质结合并使其失活；还可抑制维生素 B_6 磷酸激酶，减少维生素 B_6 转变为 5-磷酸吡哆醛，导致功能性维生素 B_6 缺乏，从而引起周围神经病变。维生素 B_6 缺乏后，由维生素 B_6 依赖性脱羧反应引起 GABA 缺乏，可表现为癫痫发作，特别是急性过量摄入时。异烟肼通过抑制谷氨酸脱氢酶，减少谷氨酸转变为 GABA，导致中枢神经系统中毒症状。因此，异烟肼急性中毒时先表现为末梢神经兴奋性受抑制，继而引起运动性的过度兴奋，最后可因强直性惊厥、呼吸肌痉挛而窒息、死亡。

呼吸、循环中枢毒性损害，可引起呼吸抑制，呼吸衰竭，循环衰竭，休克发生、发展。

二、临床表现

1. 休克的临床表现 异烟肼中毒引发的休克有一般休克的共有表

现，患者表情淡漠、逐渐出现呼之不应、昏迷、血压下降，收缩压＜90mmHg，脉压＜20mmHg，四肢厥冷，呼吸短促，尿量减少，脉搏细速等。与其他休克相比较，该类患者的休克迅速出现，常是频发的惊厥发作导致代谢性酸中毒和药物中毒继发的休克表现，病情急转直下，血压迅速下降并表现为持续低血压。

2. 中毒的临床表现　异烟肼口服后经肠道吸收，中毒症状一般在误服大量异烟肼后 0.5～2 小时出现，血中浓度在口服 1～2 小时后达最高峰（脑脊液中浓度与血液相仿），6 小时后下降一半。因此口服 2～3 小时后最为严重。突出表现为在清醒状态下突然抽搐或癫痫样发作，初期表现为恶心、呕吐、头痛、动作迟钝、无力、头晕、嗜睡、眼花、眼球震颤、流涎、出汗、惊恐不安、痛觉过敏，之后逐渐出现肌肉纤维性颤动、精神障碍、平衡失调、排尿困难、阴茎勃起等。严重者可发生明显发绀、昏迷、血压下降、休克等表现。

三、诊断

1. 休克的诊断　患者在频发的抽搐后逐渐出现意识淡漠，皮肤湿冷，血压下降，收缩压＜90mmHg，脉压＜20mmHg，需要警惕异烟肼中毒，迅速做出诊断，实施抢救，以免延误抢救时机。因患者反复出现惊厥，予以抗惊厥处理，患者也会出现反应淡漠等表现，此时需要与休克引起的意识减弱进行区别，评估生命体征，及时发现休克，医护人员应提高警惕。应早期发现，尽早治疗，避免漏诊和误诊。

2. 中毒的诊断　根据有异烟肼过量服用的病史、出现上述临床表现，一般诊断不难。但在病史不详的情况下，患者在频发的抽搐后逐渐出现意识淡漠、皮肤湿冷，就需要警惕异烟肼中毒的可能。在实施抢救的同时，迅速追问病史做出诊断，以免延误抢救时机。在有条件的医院，可行血及尿中异烟肼浓度测定后确诊。

四、鉴别诊断

注意与其他原因导致的休克合并癫痫样抽搐进行鉴别，如低血容量性休克、血管扩张性休克、心源性休克等。在此不详述。尤其是初次发生抽搐的患者，当按照常规癫痫大发作处理改善不明显时，一定要追问是否有结核病治疗的病史，有无轻生等抑郁症的表现，是否过量吞服异烟肼。当鉴别困难，又高度怀疑时，可联系结核专科医院，行血或尿的异烟肼浓度测定。

五、治疗

1. 休克的治疗　祛除病因、双通道快速输液补充血容量、稀释并排泄毒物、使用糖皮质激素和血管活性药物等。

2. 中毒的处理

（1）洗胃、导泻：4～6小时大量误服异烟肼超过4g，需立即洗胃，清除毒物（昏迷患者也应洗胃）。在患者抽搐间歇期或停止抽搐后及时插胃管彻底清除胃肠道内残余药物，洗胃、洗肠液选用 2%碳酸氢钠溶液，洗胃量不应少于10 000ml。彻底反复洗胃后并用2%硫酸镁20～30g导泻。此外，还可使用活性炭吸附，1g/kg活性炭口服或经鼻胃管灌入。

（2）大剂量维生素 B_6 解毒（重要措施）：维生素 B_6 可以缓解GABA缺乏引起的抽搐发作，维生素 B_6 的用量与服用异烟肼的剂量以1：1计算，稀释后缓慢静脉注射。如吞服异烟肼剂量不详，可先予以5g维生素 B_6，缓慢静脉注射3～5分钟，间隔5～20分钟，重复使用，直至抽搐停止或神志清楚。即使是暂未发生抽搐的患者也可预防使用。使用维生素 B_6 时避免与碳酸氢钠混合静脉使用，以免酸碱相互影响。

（3）糖皮质激素（地塞米松或甲泼尼龙琥珀酸钠）：有抗毒、抗过敏、抗休克，减少脑水肿的作用。地塞米松40mg/d或甲泼尼龙琥珀酸钠80～160mg/d，短疗程，2～3天。还可提高血管活性药物的升压效果。

（4）大剂量维生素 C 静脉滴注，有助于减轻药物毒性，抗氧化作用。

（5）血容量补足、休克纠正后利尿，促进异烟肼排泄。

（6）吞服剂量特大者，也可选择血液透析或腹膜透析治疗。

3. 其他治疗

（1）昏迷、急性呼吸衰竭：吸氧，使用呼吸兴奋剂，首选尼可刹米静脉注射或滴注，必要时气管插管加用机械（呼吸机）通气。

（2）心力衰竭的防治：警惕大量输液后导致心力衰竭、肺水肿。如发生心力衰竭、肺水肿，立即减慢输液速度，强心、利尿，给予毛花苷丙 0.4mg，呋塞米 20mg，分别稀释后静脉缓慢推注。

（3）监测电解质、肝肾功能，维持水、电解质平衡。

（4）注意心、肝、肺、肾等器官的保护，根据病情变化做相应处理，危重患者记好液体出入量，有利于观察病情变化；密切监测电解质、肝肾功能、动脉血气，异常者及时处理，维持内环境稳定。

（5）脑水肿的处理：血压允许情况下，尽早快速静脉滴注 20%甘露醇或静脉注射呋塞米，不仅治疗脑水肿，同时还可以促进药物排泄。

（6）抽搐的处理：首选地西泮 10mg 静脉注射，辅以苯巴比妥肌内注射或静脉注射，迅速控制惊厥，从而保护脑组织，减轻脑水肿；表现轻微者可予以苯妥英钠及苯巴比妥钠口服。

异烟肼中毒性休克虽然少见，但是一旦出现，危及生命，需尽早发现、早救治，警惕致死性并发症出现。吞服药物剂量越大，服药距离抢救时间越久，死亡率越高。抢救过程中密切监测生命体征，避免重症病例发生，防治呼吸衰竭、心力衰竭、肝肾损害、脑水肿等并发症。在患者脱离危险后，也应保肝治疗半个月。给予高蛋白、高维生素、低脂肪性饮食。

（杨 丽 敖 敏）

第六节　农药中毒性休克

休克是急性有机磷农药中毒（AOPP）的常见并发症，多数患者经治疗后可纠正，但有些中毒患者，由于中毒剂量大，就诊延误等原因，出现休克后治疗十分困难，虽经抢救大多数能挽回生命，但肢体瘫痪率接近百分之百，特别是迟发性周围神经病变发病较多，因此，对农药中毒性休克应予以高度重视。

一、病因

农药种类甚多，以有机磷类农药居多，本节重点讨论有机磷农药中毒问题。有机磷农药中毒主要有以下三种情况。

1. 喷洒农药时，误洒到皮肤上，导致皮肤吸收而中毒，通常为轻度、中度中毒，不引起休克。

2. 部分患者轻生自杀，大量口服有机磷农药，引起中毒性休克，此类中毒比较常见。误服罕见。

3. 喷洒农药时未戴防毒罩，农药经呼吸道吸入中毒，多为轻、中度中毒。

三种有机磷农药中毒情况，以口服最常见，症状也最为严重。不同种类的有机磷农药毒性差异较大，中毒损害也不相同。如果不及时救治，死亡率很高。

二、发病机制

有机磷农药中毒性休克，是由全身各组织器官中毒性损害，如呼吸循环中枢中毒性损害、心血管中枢中毒性损害，心肌收缩力减弱，心搏出量减少，引起有效循环血容量急剧减少，全身微循环功能障碍，重要生命器官严重缺血缺氧，细胞代谢障碍、功能减退，导致休克发生发展。

三、临床表现

1. 休克的临床表现

（1）休克早期：患者神志清醒，烦躁不安，焦虑或激动；面色、皮肤苍白，口唇和甲床发绀；出冷汗，四肢湿冷；可有恶心、呕吐；心跳加快，脉搏尚有力，血压不稳定，可偏高、正常或偏低，脉压减少，尿少等。

（2）休克中期：随着休克的加重，患者意识模糊，表情淡漠，反应迟钝，脉搏细速，收缩压降至 90mmHg 以下，脉压小于 20mmHg，表浅静脉萎缩，口渴、尿量减少至 20ml/h 以下。重度休克时，呼吸急促，甚至昏迷，收缩压可降至 60mmHg 以下甚至测不出、无尿等。

（3）休克晚期：可发生 DIC 和广泛的内脏器质性损害。前者引起出血，可有皮肤、黏膜、内脏出血及消化道出血。后者可有急性心力衰竭、急性呼吸衰竭、急性肾衰竭、急性脑功能障碍和急性肝衰竭等。

2. 中毒的临床表现　AOPP 的临床表现根据发病顺序分为胆碱能危象（ACC）、中间综合征（IMS）、迟发性多发性周围神经病变（OPIDP）。而在临床中更多关注 ACC 和 IMS。

（1）胆碱能危象：主要是有机磷农药（OP）与乙酰胆碱酯酶（ACHE）结合，使其失去水解乙酰胆碱的能力，乙酰胆碱持续作用于胆碱能受体所致。胆碱能危象包括毒蕈碱样症状（M样症状）、烟碱样症状（N样症状）和中枢神经系统症状，这也是诊断有机磷农药中毒的主要临床依据。M样症状临床表现为视物模糊、瞳孔缩小、流涕、流泪、流涎、大汗、咳嗽、胸闷、气短、呼吸困难、发绀、心搏减慢、恶心、呕吐、腹痛、腹泻、尿频、大小便失禁等，在这些症状中以消化道症状为最早临床表现。N样症状表现为皮肤黏膜苍白、血压升高、心率增快、心律失常等。乙酰胆碱在横纹肌的神经肌肉接头处过度蓄积引起肌束颤动，首先发生在小肌群如眼睑、面部、舌肌，逐渐发展可引起躯干及四肢肌肉强直性痉挛或无序颤动，全身紧缩和压迫感，中毒严重或较长时间未得到处理时，肌肉群的上述兴奋症状可转为抑制，临床表现为肌无力、腱反射减弱或消失，呼吸肌麻痹可引起呼吸衰竭。中枢神经系统症状多与中枢神经系统乙酰胆碱受体持续受刺激有关，临床多以有机磷农药中毒性脑病统称。也有学者认为 OP 容易透过血-脑屏障，对中枢具有麻醉作用，其麻醉作用主要临床表现为头晕、头痛、抑郁或烦躁不安、言语不清或谵妄，重者可出现共济失调、阵发性抽搐、惊厥，直至昏迷。特别严重者可出现呼吸循环中枢麻痹，呼吸循环衰竭致死。

（2）中间综合征：多发生在经过治疗胆碱能危象消失后 1～4 天，个别可在中毒后 9 天，以肢体近端肌肉、脑神经支配的肌肉，以及呼吸肌的无力和麻痹为突出表现的综合征。其临床表现为意识清醒、抬头无力、肩外展和屈髋困难、睁眼无力、眼球活动受限、复视、声音嘶哑和吞咽困难，部分患者出现呼吸肌无力和麻痹，开始表现为呼吸浅快的呼吸困难，伴有发绀、烦躁，如不及时有效人工呼吸，患者很快死亡。

（3）迟发性多发性周围神经病变：少数急性中毒的患者，在急性症状恢复后 2～4 周，出现急性进行性的肢体麻木、刺痛，呈现对称性手套袜套样感觉异常，伴有四肢乏力，双手不能持物，双下肢行走困难，肢体萎缩无力。重症患者出现轻瘫或者是重度瘫痪，四肢远端肌肉萎缩，四肢腱反射消失或者是减弱，足背屈无力或者是导致足下垂，下肢病变重于上肢病变，6～12 个月可以逐渐恢复。肌电图提示神经电位及运动神经传导速度的明显减慢，是有机磷农药中毒极常见的临床表现。

AOPP 的临床表现与接触的 OP 毒性、剂量及侵入途径等有密切关系。一般经皮肤侵入吸收中毒者的潜伏期长，大多在毒物接触 2～6 小时后出现症状；口服中毒者潜伏期短，可在 10 分钟～2 小时发病，尤其大量、剧毒类 OP 摄入后病情进展迅速。呼吸道途径与血液途径相似，同样可导致快速发病。毒物接触后到医院就诊时间的早晚对临床表现有很大影响，由于医疗、文化及交通差异等，患者到医院就诊时的表现不完全一致。

中毒性休克早期与普通有机磷农药中毒症状相似，如大汗、口吐白沫、瞳孔缩小等中毒表现，但病情发展迅速，患者常在 1 小时左右血压急剧下降到 90/50mmHg 以下，出现时间为最早 10 分钟，最晚达 2 小时，且持续时间较长难以纠正。

四、诊断

1. 休克的诊断　①有发生休克的病因；②意识异常；③脉搏快，超过 100 次/分，细弱或不能触及；④四肢湿冷，胸骨部位皮肤指压阳性（压后再充盈时间大于 2 秒），尿量小于 30ml/h 或无尿，皮肤花斑，唇舌黏膜苍白或发绀；⑤收缩压小于 90mmHg；⑥脉压小于 20mmHg；⑦原有高血压者收缩压较原有水平下降 30% 以上（除外降压药的作用）。

凡符合上述条件者，休克诊断即可成立。

2. 农药中毒的诊断

（1）急性有机磷农药中毒：包括毒物暴露史、临床诊断、疑似诊断、临床确诊、急性毒物接触反应等，诊断主要依据临床诊断，即根据既往毒物接触史和临床表现，排除其他相似临床表现的中毒和疾病，做出的诊断。一般依据有机磷农药的接触史、临床表现及胆碱酯酶（CHE）活力测定做出诊断，全血 CHE 活力和红细胞 ACHE 水平一直被认为是经典的 AOPP 诊断的特异性实验室指标。《急性有机磷农药中毒诊治临床专家共识（2016）》要求在诊断时要除外其他毒物中毒及疾病。AOPP 的诊断通常还要求包含中毒的途径、种类、程度及并发症如呼吸衰竭、中毒性脑病等。

（2）其他农药中毒

1）氨基甲酸酯类农药中毒：主要机制是氨基甲酸酯类农药与 ACHE 结合，形成氨基甲酸胆碱酯酶，使其失去水解乙酰胆碱的活性，乙酰胆碱持续作用于对应受体，出现 ACC，至于是否发生 IMS 尚有争议。氨基甲酸酯类农药中毒机制与 AOPP 非常相似，只是氨基甲酸胆碱酯酶容易解离，抑制时间相对较短。单从初期临床表现，两者很难鉴别；因此，AOPP 与其他农药中毒进行鉴别诊断时，氨基甲酸酯类农药中毒通常作为首要鉴别药物中毒。由于 CHE 复能剂应用原则的迥异，两者鉴别极为重要，其鉴别主要通过接触史和毒物检测分析，以及后期病情变化及 CHE 恢复情况，至于 OP 有"大蒜样"气味，也是主观感受，与感受人的经历等有关，尽管有学者将其作为诊断和鉴别诊断的依据之一，但尚缺乏足够的循证医学证据支持。

2）沙蚕毒素类农药中毒：沙蚕毒素类农药是仿生类新型烟碱受体阻滞剂农药，市场以杀虫双、多噻烷、杀虫丹等常见，其中杀虫双急性中毒报道多见。该类农药能抑制胆碱能神经受体的神经传导和乙酰胆碱的释放，同时还兴奋M胆碱受体，急性中毒后表现有不同程度M样和N样症状可伴轻度 CHE 活动，小剂量主要引起神经-肌肉接头阻滞表现，严重者也表现为神经中枢损害，如昏迷、惊厥等，死亡原因主要为呼吸衰竭，解毒剂主要为阿托品，但相较 AOPP，用量要小得多，如安全度过 24 小时急性期多能顺利康复。临床表现与 AOPP 极其相似，毒物接触史不明时极易误诊为 AOPP。依据毒物接触史、CHE 活力正常或轻度下降及毒物分析一般可以鉴别。

五、治疗

1. 农药中毒的处理

（1）经口插胃管洗胃，用清水全自动洗胃机彻底洗胃，直至洗出液无药味，清亮为止，并采取综合治疗措施。

（2）快速阿托品化或戊乙奎醚化，氯磷定及早、足量、反复使用。

（3）常规吸氧，必要时气管插管，出现呼吸衰竭或中间综合征时立即给予机械通气，条件允许应尽早脱机。

（4）发生心搏骤停者立即进行胸外心脏按压，维持循环功能，保护心肌，必要时使用对心肌影响小的盐酸戊乙奎醚注射液。心肺复苏详见第三章第十二节。

（5）对昏迷程度深、颅内压增高者，给予 20%甘露醇 125ml 快速静脉滴注，每 8～12 小时 1 次，防治脑水肿。

（6）早期抗炎，营养支持，维持水、电解质及酸碱平衡。注意心、肝、肾功能的监测及保护。

（7）对服药量大、吸收较多者尽早行血液透析。

2. 休克的治疗　快速建立两条静脉通路：一条通道快速补液，补液以晶体为主，同时用适量血浆或白蛋白，应用碱性药物纠正酸中毒。另一条通道输注适量血管活性药物和糖皮质激素，血管活性药物的应用方法：多巴胺 20mg 加入 5%葡萄糖注射液 250ml 中静脉滴注，开始 20 滴/分左右（相当于 75～100μg/min），以后根据血压变化调整。根据血压情况调整滴速，常需 40ml/h 以上才能把血压纠正在 60～90/30～50mmHg，部分患者加用去甲肾上腺素治疗。糖皮质激素的应用方法：甲泼尼龙琥珀酸钠 500mg 静脉注射（注意防止消化道出血），每日 2 次，一般冲击治疗 3 天。其他治疗：血压纠正到正常范围后仍应用多巴胺或间羟胺维持，并逐渐减量直至停药，一般需要 7～10 天后停药血压才得以稳定。纠正酸中毒，大剂量糖皮质激素治疗，血压才能维持在 90～40 /50～30mmHg，长达 6～12 小时，血压恢复后仍需应用小剂量升压药物 1 周以上，用药期间如停用升压药物血压则会再次下降。

　　综上所述，急性有机磷农药中毒性休克，治疗上应该尽快脱离中毒环境，清除胃肠道尚未吸收的毒物或药物；及时应用特效解毒剂、血液净化或替代疗法，积极纠正休克状态，尽早清除血液中毒物及炎性介质，维持内环境稳定，对于急性中毒的危重患者有助于改善其预后。

（周兴强　李　扬）

第七节　亚硝酸盐中毒性休克

　　亚硝酸盐是工业用的化学物质，外观似食盐，有毒性，不能食用。小量长期食用可引起慢性中毒，发生癌症。大量误服，或罪犯投毒，可引起急性中毒，患者呼吸循环衰竭，休克，死亡。

一、病因及发病机制

　　亚硝酸盐是一种工业盐，为用于纺织品的媒染剂、漂白剂、钢材缓蚀剂、实验室分析试剂等，医学上用于氰化物中毒的解毒。可怕的是肉类食品加工业和餐饮商贩将其用作防腐、着色剂，使肉制品颜色鲜艳，有卖相。食盐无毒，为何不用食盐防腐？因为食盐煮制的肉类食品颜色不好看。苦井水、某些蔬菜、隔夜菜也含有亚硝酸盐。

　　亚硝酸盐对人体有害，可使血液中正常的低铁（2 价铁）血红蛋白氧化成高铁（3 价铁）血红蛋白，高铁血红蛋白失去运输氧气的能力，引起全身组织器官缺氧性损害。亚硝酸盐不仅是致癌物质，长期食入可引起癌症发生，也可引起急性中毒。若成人食入0.2～0.5g，小儿食入0.1g，即可引起急性中毒，导致全身组织器官严重缺氧损害，呼吸循环衰竭，休克，死亡。最小致死量为 1～3g。

中毒原因：大量食入含有亚硝酸盐的食物，或把亚硝酸盐误为食盐、味精使用，或罪犯用亚硝酸盐投毒。某医科大学两名研究生到校外饭店购吃面条，服务人员把亚硝酸盐误作味精用，导致两名研究生急性中毒，一人抢救脱险，另一人中毒极为严重，抢救无效死亡。

编者强烈呼吁国家立法，加强亚硝酸盐的管控，严禁作为食品添加剂。

二、临床表现

亚硝酸盐小剂量食入，引起慢性中毒，常无症状。大剂量食入引起急性中毒，患者发病急骤，多在食后 0.5～3 小时发病（短者 15 分钟，长者可达 20 小时），主要表现为缺氧的症状：头晕、头痛、心慌、气急、乏力、恶心、呕吐、发绀（以口唇，指端明显）。继而出现烦躁、惊厥、呼吸困难、脉搏细速、血压下降（收缩压低于 90mmHg，脉压低于 20mmHg）、四肢湿冷等休克表现。

症状轻重程度与高铁血红蛋白浓度有关：高铁血红蛋白占血红蛋白总量的百分比为 10%～15%时，口唇、指甲、全身皮肤黏膜呈紫黑色、蓝灰色或蓝褐色，与呼吸困难不成比例；达 20%～30%时，除上述皮肤黏膜颜色改变外，还出现缺氧症状，如头痛、头晕、耳鸣、精神萎靡、反应迟钝等；达 50%～60%时，上述症状进一步加重，患者出现呼吸浅快、呼吸困难等；大于60%时，患者出现呼吸、循环衰竭，休克，死亡。

三、诊断

1. 病史：误食、误用（包括投毒）亚硝酸盐，过多食入含亚硝酸盐的肉类食品、蔬菜等病史，中毒场所以集体食堂、酒店餐饮店居多。

2. 依据上述中毒的临床表现特点、休克的临床表现进行诊断。严重发绀患者，经高流量高浓度氧气治疗无效，排除心肺疾病，尤其年轻患者，应当高度怀疑亚硝酸盐中毒，需做进一步检查。

3. 血气分析或脉氧仪显示严重的低氧血症，血氧饱和度极度降低，甚至测不出。

4. 抽取的血液呈巧克力色，放入玻璃试管内，暴露于空气中，摇荡几下，血液变为红色，是简单的检查方法。

5. 寻找毒源，对胃内容物，对可疑食品进行毒物分析，亚硝酸盐定性定量检测。

6. 疑诊亚硝酸盐中毒，尚未确诊前，可用亚甲蓝、大剂量维生素 C 试验性治疗，若有效，有验证诊断的意义。

四、治疗

1. **一般处理**　停止食用可疑有毒食品，高流量吸氧，多饮水，绝对卧床休息，轻症患者（高铁血红蛋白占血红蛋白总量 30% 以下者）经过如此处理，可能自行恢复，因为高铁血红蛋白大多能在 24～48 小时转变为正常血红蛋白。

2. **清除毒物**　及早洗胃导泻，食用活性炭吸附毒物。现场无洗胃条件者，刺激咽喉部催吐。中毒时间较长者，可行高位灌肠，清除残留毒物。

3. **补液排毒纠正休克**　立即建立两条静脉通道，一条通道输液，补充血容量，加快毒物排泄，另一条通道使用各种药物。血压降低者使用升压药，纠正休克。

4. **应用特效解毒药**

（1）亚甲蓝（美蓝）：特效解毒药，是一种氧化还原剂，可使高铁血红蛋白直接氧化还原为正常血红蛋白。用法：1% 亚甲蓝 1～2mg/kg 溶入 50% 葡萄糖注射液 20～40ml 中，于 10～15 分钟缓慢静脉注射，如症状仍不缓解，1～2 小时重复用一次。亚甲蓝剂量宜小，注射速度不可过快，注射速度过快可引起恶心、呕吐、腹泻等不良反应。由于亚甲蓝本身的颜色，注射过程中皮肤颜色显得更蓝，不用担心，是短暂的，随着亚甲蓝发挥疗效，高铁血红蛋白氧化还原成正常血红蛋白，发绀消退，皮肤可很快恢复正常颜色。

（2）大剂量维生素 C：维生素 C 有强烈的氧化还原作用，也有促使高铁血红蛋白转变为正常血红蛋白的作用，与亚甲蓝联合治疗，有显著的协同增效作用。用法：维生素 C 1～2g 加 50%葡萄糖注射液 60～100ml 缓慢静脉注射；或维生素 C 2～4g 加入 10%葡萄糖注射液中 500～1000ml 中静脉滴注。

5. 输血　经上述处理仍无好转者，需输新鲜血，或行换血疗法。

6. 心力衰竭、肺水肿的处理　毛花苷丙 0.4mg 加 50%葡萄糖注射液 20ml 静脉缓慢注射，呋塞米 20mg 加 50%葡萄糖注射液 20ml 静脉缓慢注射。各用一次，观察疗效。限制输液的量和速度。

7. 昏迷的处理　用中枢兴奋剂尼可刹米 2～3 支加 50%葡萄糖注射液缓慢静脉注射。或尼可刹米 5 支加 10%葡萄糖注射液 250ml 中静脉滴注。根据病情决定是否重复使用。

8. 高压氧疗　一般氧疗效果不佳者，有条件的医院可用高压氧疗。

9. 应用细胞色素 C　可激活缺氧状态下的能量代谢，改善机体对缺氧的耐受力。30～90mg/d，静脉滴注。

（刘　平　罗永艾）

第八节　酒精中毒性休克

急性酒精中毒，也称醉酒，是指一次大量饮酒导致的急性中毒，中枢神经系统、肝脏和心脑血管等损伤的病理过程。成人饮用酒精（乙醇）的中毒剂量有个体差异，一般认为，一次性酒精摄入致血液内酒精含量峰值达到 0.08%以上即考虑为急性酒精中毒。成人中毒剂量为 70～80g，致死量为 250～500g。小儿的耐受量较低，致死量婴儿为 6～10g，儿童约为 25g。急性酒精中毒是导致休克甚至死亡的重要原因之一。据世界卫生组织发布的《2018 年全球饮酒与健康状况报告》，全球有约 300 万人因有害使用酒精而死亡，占全球死亡总数的 5.3%。其中大部分为男性。

一、 病因及发病机制

1. **病因** 酒精中毒可分为急性酒精中毒和慢性酒精中毒。

急性酒精中毒可导致休克。急性酒精中毒致使中枢神经系统处于全面抑制状态，酒精可以激活 GABA 受体，同时阻断兴奋性 NMDA 受体，最终产生一系列大脑皮质抑制作用，严重者引起休克。

慢性酒精中毒最著名的表现是 Wernicke 综合征和 Korsakoff 综合征。常伴有维生素 B_1 缺乏，导致意识障碍、认知水平下降。

Wernicke 综合征：约占慢性酒精中毒性疾病的 3%，主要表现为眼肌麻痹、共济失调、精神异常三联征。Korsakoff 综合征：主要特点是严重的记忆障碍。

另外，酒精代谢产物乙醛，是已知的有毒活性代谢物，具有神经毒性，乙醛中毒又称为双硫仑样反应，严重者可致呼吸抑制、心肌梗死、急性心力衰竭、惊厥、死亡。

2. **休克发生机制** 酒精引起的休克机制复杂，主要包括以下几种。

（1）酒精代谢产物乙醛在体内与多巴胺缩合成阿片样物质，作用于脑内阿片受体，使患者处于先兴奋后抑制的状态，继之皮质下中枢、小脑、延髓血管运动中枢和呼吸中枢相继受到抑制，患者出现呼吸浅快、肌张力下降、意识恍惚、嗜睡等症状。严重者发生呼吸、循环衰竭，血压下降，休克。

（2）咽反射减弱，呕吐，导致吸入性肺炎。严重者呕吐物吸入气道，窒息死亡。也可刺激气管，通过迷走神经反射，引起反射性心脏停搏。

（3）酒精抑制糖原异生，使肝糖原迅速下降，引起低血糖、低血糖休克、昏迷。

二、 临床表现

1. **酒精中毒的临床表现** 临床症状的轻重个体差异很大，大致分三期。

（1）兴奋期：血液酒精含量 500mg/L 以上，表现为头晕、乏力、自控力丧失，欣快，言语增多，颜面潮红或苍白，呼吸气有酒味。

（2）共济失调期：血液酒精含量 500～1500mg/L，表现为动作不协调，步态蹒跚，语无伦次，可出现眼球震颤、复视、躁动。

（3）昏迷期：血液酒精含量大于 2500mg/L。患者沉睡，颜面苍白，体温降低，皮肤湿冷，口唇发绀，严重者昏迷，出现陈-施呼吸，心率加快，二便失禁，因呼吸衰竭死亡。因咽反射减弱，呕吐物吸入气道，导致吸入性肺炎，严重者窒息死亡。

其他表现有过量饮酒可诱发消化道出血、胰腺炎、心律失常、心肌梗死、脑梗死、脑出血、蛛网膜下腔出血等。急性酒精中毒性肌病：肌痛、肌无力、肌肉肿胀，横纹肌溶解导致急性肾衰竭。

2. 休克的临床表现

（1）神志改变：神志淡漠、烦躁或昏迷。

（2）四肢湿冷，脉搏细速，甚至无脉。血压下降，收缩压＜90mmHg，甚至更低，脉压＜20mmHg。

（3）心率增快，心音减弱。

（4）呼吸加快，通气量增加，$PaCO_2$ 下降。严重时可出现急性呼吸窘迫综合征。

（5）少尿或无尿。

（6）动脉血气分析：可显示代谢性酸中毒。

（7）血乳酸增高，＞2mmol/L。

（8）休克晚期并发多器官衰竭。

三、诊断

1. **酒精中毒的诊断**　有明确的过量饮酒史对于诊断酒精中毒有重要意义，呼出气中有浓厚的酒精味。具备上述酒精中毒的临床表现，诊断较为容易。辅助检查：检测血液及呼出气中酒精含量明显增高。

2. **休克的诊断**　依据明确的酒精中毒病史及中毒症状体征，休克的表现做出诊断。

四、 治疗

1. 酒精中毒的治疗

（1）轻型患者：一般无须特殊治疗。卧床休息、保暖，多饮茶水，可自行恢复。

（2）重症患者：可采取以下治疗措施。

1）清除毒物：2 小时内的重度中毒患者，可用 1%碳酸氢钠溶液或生理盐水洗胃。对昏迷、呼吸抑制、休克的严重病例，或同时服用甲醇或其他可疑药物时，尽早行血液透析治疗。

2）纳洛酮：有催醒作用，也可促进酒精在体内的转化，降低血液酒精浓度。用法：0.4～0.8mg 加入 50%葡萄糖注射液中静脉注射，必要时 15～30 分钟重复用一次。或用 1.2～2mg 加入 5%或 10%葡萄糖注射液 500ml 中静脉滴注。直至患者清醒停用。

3）醒脑静：具有活血消肿、开窍醒脑、清热止痛的功效。20～40ml 加入 5%～10%葡萄糖注射液 250ml 中静脉滴注。

4）胞磷胆碱：0.5～1g 加入 5%～10%葡萄糖注射液 500ml 中静脉滴注。

5）门冬氨酸鸟氨酸：直接作用在肝细胞代谢中，清除有害自由基，加强肝脏排毒功能，控制血氨水平，加快肝细胞修复及再生。10～15g 门冬氨酸鸟氨酸注射液加入 5%葡萄糖注射液 250ml 中静脉滴注。

6）促进酒精氧化代谢：50%葡萄糖 100ml 静脉滴注，维生素 B_1、维生素 B_6、烟酸各 100mg 肌内注射。

7）心电监护仪监测各种生命指标，监测电解质、血糖、动脉血气分析，针对异常情况，进行相应处理。

8）对症支持治疗：吸氧，流质饮食。

2. 休克的治疗

（1）酒精中毒性休克的治疗，目前缺少权威指南及专家共识，可参考脓毒症与感染性休克的液体复苏治疗。尽快补充血容量，3 小时内至少按 30ml/kg 晶体液静脉输注；如有条件，可监测每搏量、每搏量变异、脉压变异或应用心脏超声等动态监测手段，评估和指导液体复苏；同时，建议监测血乳酸水平。初始收缩压设定在 90mmHg 以上。

（2）血管活性药物，容量补足而血压仍不回升者，可选择多巴胺。用法：多巴胺 20mg 加入 5%葡萄糖注射液 250ml 中静脉滴注，开始 20 滴/分（相当于 75～100μg/min），以后根据血压变化调整。

（张桂娟）

第九节　溶血性休克

溶血是指由各种原因导致红细胞过早、过多破坏，从而导致一系列病理生理变化。根据溶血的发生速度、程度、部位和患者的代偿能力，患者的临床表现轻重不等。溶血性休克是溶血患者的急危重症表现，它是以溶血作为始发因素，继之出现严重的贫血、代谢性酸中毒、血压下降、组织器官血流灌注不足，最终发生休克，如未能及时救治可导致死亡。

一、病因及发病机制

1. 病因　溶血性疾病病因可分为红细胞内在缺陷和红细胞外部因素。溶血性疾病可按照红细胞破坏场所分为血管内溶血和血管外溶血；按照发病的快慢可分为急性溶血和慢性溶血，溶血性休克多发生在急性血管内溶血患者中。

溶血性休克最常见最严重的病因是血型配型错误的输血（同种免疫性溶血性贫血），其次是某些药物如伯氨奎、磺胺甲基异噁唑等，毒物如蛇毒、蜂毒、毒蕈等，食物（蚕豆等），感染如疟疾等造成。

2. 溶血引起休克的机制　急性、严重的溶血会导致红细胞快速、大量破坏，激活补体、凝血及神经内分泌三大系统，导致大量补体激活，过敏毒素、炎症介质及细胞因子释放，启动内源及外源性凝血，酸性代谢产物堆积，出现严重的代谢性酸中毒，导致血压下降、休克、支气管痉挛、发热及急性肾衰竭、DIC等。另外，急性大量的红细胞破坏，可导致机体出现严重贫血，组织细胞的氧输送下降，双重因素导致组织细胞缺血缺氧、微循环障碍及休克发生。

二、临床表现

1. 溶血的临床表现　急性溶血患者以寒战、高热、黄疸、面色苍白、肌肉关节酸痛、酱油色尿、气促、乏力、烦躁为主要临床表现。亦可出现恶心、呕吐、腹痛等胃肠道症状。严重者可出现少尿、无尿，甚至急性肾衰竭。如ABO血型不合输血造成的溶血，在输注50ml血液时即可出现溶血症状，输注200ml血液可造成严重溶血反应，患者休克，甚至死亡。

2. 休克的临床表现　急性严重溶血可导致患者周围循环衰竭，出现脉搏细速，血压降低，收缩压<90mmHg，脉压<20mmHg，四肢肢端和皮肤湿冷、皮肤花斑、神志淡漠或昏迷、尿少及急性肾衰竭等表现。

三、诊断

1. 溶血的诊断　依据病史如正在输血、蛇咬伤及其他；症状如突发寒战、高热、呼吸困难、腰痛及酱油色尿等，体征如面色苍白或苍黄等。辅助检查有如下证据：①有红细胞产生和破坏过多的证据，如贫血、胆红素升高、网织红细胞升高等。②有贫血但是无失血的证据。③贫血发展迅速。④有血红蛋白尿或血管内溶血如血浆游离血红蛋白水平升高的证据。

2. 休克的诊断　依据上述休克的临床表现可做出休克的诊断。

3. 寻找病因　急性溶血常见的病因：血型不合或错误输血、吸入砷化氢气体、蚕豆病、服用某些药物、严重感染、严重烧伤、蛇咬伤等。

四、治疗

1. 立即去除溶血性休克的病因　对于能够明确病因的溶血患者，特别是一些急性溶血的患者，需要及时消除病因才能根治。因输血错误导致的溶血、休克，应立即停止输血，更换输血导管，用生理盐水维持静脉通道，同时，保留原血袋并与输血科联系，进一步核对血型及发血信息。药物诱发的溶血者立即停用相关药物。感染所致的溶血需要及时控制感染。中毒所致的溶血主要及时脱离中毒环境并用解毒药，中和或排出毒物。

2. 一般治疗　建立静脉双通道、吸氧、腰部热敷，动态监测生命体征及患者血红蛋白水平、肝肾功能、电解质、乳酸水平及凝血等指标。

3. 抗休克

（1）补液，维持血容量：早期以晶体液为主，可输注血浆及白蛋白补充血容量，维持尿量大于 100ml/h。

（2）碱化尿液、纠正酸中毒和电解质紊乱：溶血性休克患者常合并严重酸中毒，同时合并高钾血症等电解质紊乱，可输注 5%碳酸氢钠 250～500ml，根据血气分析，必要时重复输注，碱化尿液（使尿 pH8～9），增加病变血红蛋白的排出，纠正严重酸中毒，必要时行连续性肾脏替代治疗，以清除酸性产物和纠正电解质紊乱。

（3）应用升压药：如患者为急性输血性溶血反应，立即予以肾上腺素 0.5～1mg 皮下注射或肌内注射；如患者血压低、器官灌注差，需要应用血管活性药物，如去甲肾上腺素或多巴胺。

（4）血浆置换：溶血性休克患者，血液中存在大量溶血代谢产物，同时血液中可能存在导致溶血的抗体，需行血浆置换治疗。

4. 应用激素　对于急性输血性溶血、免疫性溶血和严重休克时，应用糖皮质激素可减轻炎症反应，可根据不同的病因给予不同剂量及疗程的糖皮质激素。

5. 输血纠正贫血　溶血性休克的部分原因是溶血发生速度快导致急性严重贫血。尽管输血可能导致再次溶血，有时还可能促进血栓形成，但是在急性大量溶血导致休克时只有依靠输血才能纠正严重贫血。通常选择输注洗涤红细胞。

6. 防治并发症　保护及维持器官功能并及时支持治疗，并发呼吸衰竭和肾衰竭，给予呼吸支持和肾脏替代疗法，根据凝血功能障碍情况，给予抗凝或补充凝血因子。

7. 其他治疗　对免疫性溶血，可考虑使用不低于 0.4g/（kg·d）的静脉用丙种球蛋白（又称免疫球蛋白），连用 5 天。

（高玉春　龙怀聪）

第十章

创伤性休克

第一节 胸部创伤性休克

胸部创伤性休克可以由创伤出血所致的血容量减少，也可以由呼吸功能障碍所致的严重低氧血症，还可能由心脏静脉血回流障碍或心脏舒缩功能受损所致的有效循环血容量减少导致。胸部创伤可能单独存在，也可以是全身多发创伤的一部分。分析各类致死性创伤性休克患者，超过 50%病例的死亡原因是直接与胸部创伤或是与胸部创伤并发症有关。严重胸部创伤所致的休克，来势凶猛，需紧急抢救。有的创伤种类只能在接诊现场进行紧急处理后才有进一步救治可能，有的创伤则需要在抗休克的同时急诊手术才可能纠正休克。因此，对于胸部创伤性休克的预防与成功救治，早期的接诊现场判别与紧急处理，十分关键；全程密切监护下的抗休克治疗措施、器官功能支持，以及必要、及时的手术，亦是患者转危为安的重要环节。

一、病因

严重胸部创伤，如主动脉夹层破裂、胸部大血管损伤、心脏破裂、心脏穿通伤、外伤性气胸、连枷胸、创伤性窒息、胸部爆震伤等，如果没有及时处理，即便是单独存在，都可以引起休克的发生。

二、 发病机制

创伤性休克是由机体遭受剧烈的锐性或钝性暴力打击所致的休克。其病因明确，就是严重的外伤，或大手术，但导致休克的机制却十分复杂。外伤可以导致血浆或全血直接丧失至体外，引发血容量减少；创伤部位局部的出血、水肿和组织液渗出到组织间隙后，液体不能参与循环，亦可导致机体循环血容量减少；受伤组织细胞的坏死或分解，可产生具有血管抑制作用的蛋白质降解产物，如组胺、蛋白酶等，引起微血管扩张和管壁通透性增加，也可使有效循环血容量进一步减少，加剧组织缺血；部分蛋白降解产物还可以有抑制心脏舒缩功能，从而增加休克的心源性因素；创伤后的剧烈疼痛、恐惧等因素还可致血管活性物质大量释放，形成机体内环境紊乱综合征；创伤创面污染、肺部自主排痰功能弱化、免疫力下降，易于并发感染等，亦可能共同参与休克的发生从而让其发生机制更为复杂。可见创伤性休克的发病机制并非就是一般单纯的失血性休克，其发生与致伤物性质、致伤环境、损伤部位、致伤能量、作用时间、失血程度、患者平时生理状况，甚至也和伤后早期自救与医疗处理等均有关。胸部是火器、车祸、暴力犯罪等所致创伤的好发部位，而这些原因所致的机体多发伤，在创伤性休克病因中占比超过50%。

胸部创伤性休克的发生，除了上述导致休克发生的一般严重创伤可能带来的相关机制以外，根据不同的胸部创伤种类，还有一些特殊机制可以导致休克，或让休克的发生更为迅速。

主动脉夹层破裂、胸部大血管损伤，可以在极短的时间内导致血容量的急剧降低而引发休克；心脏破裂、心脏穿通伤除了可导致血容量迅速减少以外，短期内因为血流入心包导致心脏压塞与心脏压塞所致的静脉血反流与动脉血泵出障碍也会急剧加重有效循环血容量的减少，加快休克的发生。对主动脉夹层破裂、胸部大血管损伤、心脏破裂、心脏穿通伤所致的休克，只有及时、迅捷、有效地进行手术，修补破裂口，在有效止血的同时进行积极的抗休克治疗，患者才有获救的机会；由于此类伤病所致的休克，无论是大血管还是心脏存在裂口，休克的发生与恶化都会十分快速,除非破裂口很小、伤病者能很及时地到达设备、技术等各方面条件都十分完备的医院,否则,伤病者难有生还的机会。

外伤性血胸,可以因为血液积存在胸膜腔导致内失血而使有效循环血容量减少引发休克;同时还会因为胸膜腔积血对同侧肺组织的压迫而使肺通气功能受损甚或障碍,进一步降低血液的氧输送与组织的氧供应,让休克的进展更为恶化。

外伤性气胸,即便是没有合并血胸,也可以导致休克的发生。张力性气胸随着胸膜腔内的积气不断增多,压力不断升高,可以压迫患侧肺使之逐渐萎陷,并可挤压纵隔将之推向健侧,挤压健侧肺。肺受压可引起呼吸功能严重障碍、呼吸衰竭而致血液的氧输送与组织的氧供应更为降低;胸膜腔内压增高、纵隔受压可影响静脉血回流,心脏射血减少。开放性气胸由于气胸的漏气通道呈持续开放状态,气体随呼吸较为自由地进出胸膜腔,导致正常负压消失,造成肺压缩、肺通气功能障碍;双侧肺内压随呼吸运动变化而不平衡,导致低氧空气在双侧肺内重复往来而发生残气对流,进一步加重低压氧空气的重复换气;纵隔摆动会严重影响心脏静脉血回流而带来心脏泵功能障碍。前两者加重机体缺氧,后者则会导致机体有效循环血容量减少。

多根多处肋骨骨折出现胸壁浮动时,又称连枷胸。伤者吸气时,胸膜腔负压增加,软化部分胸壁向内凹陷;呼气时,胸膜腔压力增高,损伤的胸壁浮动凸出,浮动胸壁与其他胸壁的运动相反,此即称为反常呼吸运动。反常呼吸运动可使两侧胸膜腔压力不平衡,纵隔随呼吸而向左右来回移动,即纵隔摆动,影响血液回流,造成循环功能紊乱,是导致和加重休克的重要因素。连枷胸不但会严重破坏胸廓稳定性,而且因为胸痛和反常呼吸运动,也会更加使呼吸运动受限、咳嗽无力、肺活量及功能残气量减少、肺顺应性和潮气量降低,由此带来肺通气功能降低,所以常伴有严重的呼吸困难及低氧血症而加重休克。

外伤所致的血胸或气胸,可以合并存在。连枷胸更是常合并血气胸。胸部损伤还可以伴有肺挫伤而表现为肺泡和间质出血、水肿,肺泡破裂和不张,从而影响肺的换气功能,这也是引起呼吸功能障碍、低氧血症加重休克的重要原因。胸部损伤也可合并心肌挫伤而表现为心肌缺血、心脏舒缩功能障碍，从而以心源性因素促进休克的发生。

创伤性窒息与胸部爆震伤这两种特殊的胸部创伤，因为可能有相对特定的合并伤会对胸廓或肺组织带来特殊影响，造成严重的低氧血症，从而会加快或促进休克的发生。

可见，胸部创伤性休克的发生机制相较于一般的创伤性休克，更为复杂。事实上，对于致死性创伤性休克，超过一半的原因是胸部创伤或是与胸部创伤并发症有关。而胸部创伤早期的致死性伤情，如果能够在现场进行紧急快速的正确判别与精准处理，多数患者的病情是有机会获得很好的控制。因此，胸部创伤性休克的现场紧急判别与紧急处理，极为重要！对张力性气胸、开放性气胸、连枷胸反常呼吸运动、心脏压塞等伤情，现场的急救评估必须要像心肺复苏抢救时对气道开通的重视程度一样，需要立即紧急处理加以控制，然后才在抗休克治疗的同时进行转运、手术，或进一步进行其他处理。

三、 现场紧急处理

须要现场紧急处理胸部外伤的判别与急救原则，对不同类别胸部外伤的早期临床表现，可以有显著的不同紧急处理方法，亦存在明确的差异。

1. **主动脉夹层与胸部大血管损伤** 一旦发生血管破裂，患者会在数分钟内失去生命体征而死亡，基本没有生还的可能性。明确为主动脉夹层或胸部大血管损伤，除非破裂口很小，或者是在先兆破裂时即在医院内明确了诊断及破裂口的精准定位，可以立即实施紧急手术修补或者是在影像引导下实施血管介入腔内支架隔绝术，通过消除患者血管病灶突然发生大破裂的机会而挽救患者生命。

2. **严重的心脏破裂与心脏穿通伤** 患者往往也会因为出血或心脏压塞而很快丧失生命。现场查视患者，如果患者还有生命体征，则可能会有心包积血、心脏压塞所致的典型贝克三联征表现，即"动脉压降低、静脉压升高、心音遥远"三联征。动脉压一般会低于 90mmHg，脉搏细弱；在外伤出血、面色苍白的情况下，颈静脉却怒张、充盈。结合患者邻近心脏部位的伤口或受伤机制,一般都可以在现场做出心包积血、心脏压塞的诊断。严重的心脏压塞,病情危急,可以很快造成心搏骤停,常来不及或没有条件去完成相关辅助检查,即须床旁或现场开胸实施胸内心脏按压或缝合心脏创口,再转送手术室进一步做积极的处理。

3. 张力性气胸 是指胸膜腔的漏气通道呈单向活瓣状,吸气时胸膜腔内压降低,活瓣开放,气体进入胸膜腔;呼气时胸膜腔内压升高,活瓣关闭,气体不能排出。创伤性气胸的肺、支气管,胸壁损伤创口均可能呈现单通道活瓣样作用。张力性气胸患者在临床上表现为极度呼吸困难、端坐呼吸。缺氧严重者,发绀、烦躁不安、昏迷,甚至窒息。体格检查可见伤侧胸廓鼓胀隆起、肋间隙增宽、呼吸动度减低,可以扪及皮下气肿,气管偏向健侧;叩诊呈高度鼓音;听诊呼吸音消失。患侧胸膜腔穿刺有高压气体向外冲出,抽气后,症状可以立即有好转,但停止抽气不久又可见加重。根据以上临床特征,即可做出张力性气胸的诊断。张力性气胸的紧急救治措施就是立即进行胸膜腔穿刺排气,以此降低胸膜腔内压力。条件允许的情况下,如果进行胸部 X 线检查,可以显示胸膜腔内存在大量积气,肺完全萎陷,气管、纵隔、心脏受压偏移至健侧。在紧急状况下,可用粗针头在伤侧第 2 肋间锁骨中线处刺入胸膜腔,见有喷射性气体排出,即可达到排气减压效果;然后在插针的接头处,缚扎一橡胶手指套,将橡胶指套末端剪一 1cm 开口,即可发挥活瓣作用,使胸膜腔内气体易于排出,而外界空气不能进入胸膜腔;或用长橡胶管或塑料管一端连接插入的穿刺针接头,另一端放在无菌水封瓶水面下进行单向排气,然后可对伤员进行转送。

4. 开放性气胸 是指外伤致胸膜腔与外界大气直接相交通,空气可随呼吸自由进出胸腔。此时的伤侧胸膜腔压力与大气压基本相等或接近;肺受压萎陷;健侧胸膜腔仍为负压,但低于伤侧,致使纵隔向健侧移位对健侧肺带来一定程度的压迫;双侧胸膜腔压力差随呼吸周期的改变而有所增减,又可引起纵隔摆动和残气对流,导致严重的肺通气、换气功能障碍和心脏大血管来回扭曲及胸膜腔负压受到破坏所致的静脉血回流受阻、心排血量减少。开放性气胸患者常会在伤后迅速出现严重呼吸困难、发绀和休克。体格检查可见胸壁有明显创口与胸腔贯通,并可听到空气随呼吸进出的"嘶-嘶"声；伤侧胸壁叩诊鼓音，呼吸音消失。外伤史结合上述临床特征，一经发现，诊断即可明确。必须立刻急救，尽快封闭胸壁创口，同时进一步检查和弄清伤情，安放胸腔闭式引流。尽快封闭胸壁创口，变开放性气胸为闭合性气胸，可用多层清洁纱布块或厚纱布垫暂时封闭伤口，如有大块凡林纱布或无菌塑料布则更佳，目的是避免局部漏气持续存在而让气体进入胸腔。

5. 连枷胸　是指严重的胸部损伤导致多根多处肋骨骨折，使局部胸壁失去肋骨支撑而软化，并出现反常呼吸。所谓反常呼吸运动，即吸气时软化区胸壁内陷，呼气时外突的这种伤情。连枷胸常合并有肺挫伤，不及时处理一定会诱发急性呼吸窘迫综合征。连枷胸的诊断与评估凭借望诊即可明确，其急救处理原则就是加压包扎固定，消除胸壁的浮动。但对面积较大的软化或浮动胸壁，则只有尽早使用机械辅助呼吸通气纠正低氧血症、同时抗休克治疗，继后再积极采取有效的胸壁成形固定措施，才会获得较好的康复机会。

胸部创伤性休克患者，一旦接诊，都要在确保气道通畅、开展呼吸循环稳定性评估的同时，明确有无张力性气胸、开放性气胸、连枷胸等病情并进行紧急处理。转运途中即须给予补液、吸氧等治疗，到达医院则更要首先给予输血、补液抗休克处理，纠正呼吸和循环功能紊乱，同时进一步检查、评估和明确伤情的基本诊断。明确有血气胸则要立即安放胸腔闭式引流，以利于肺的复张、改善呼吸和循环状况，同时观察胸腔内有无活动性出血和持续的漏气，为是否进一步行手术治疗提供依据。如果有肺、支气管、心脏和血管等胸内脏器的严重损伤，则应尽早行剖胸探查处理。

四、救治原则与抢救措施

（一）救治原则

消除创伤不利因素，弥补创伤所致的机体代谢紊乱，动员机体潜能，加强重要器官功能支持。

（二）抢救措施

1. 有效止血和补充血容量必须同步进行　对体表出血，要给予加压包扎或积极缝合止血。内脏出血，则需在大量输血输液的同时，积极准备剖胸探查、手术止血。

2. 补充血容量　最好使用新鲜全血，紧急时可快速输入 300～600ml，以后再逐渐补足；鲜血浆、代血浆均可选用；右旋糖酐可以快速扩容，也可选用，但 24 小时以内一般不要超过 1000ml；在紧急情况下，可先用 50% 的葡萄糖注射液 60～100ml 静脉注射；晶体液如乳酸钠溶液、复方氯化钠溶液或生理盐水均可选用，可以供给电解质。

补液的速度和补液量的多少，要根据伤员的个体情况而定。在输液过程中，结合中心静脉压监测则较为准确。中心静脉压超过 12cmH$_2$O，则可能存在心脏功能不全，需要减慢和控制输液。由于低血容量并非胸部创伤性休克的唯一机制，还可能存在微循环紊乱引起的微血管通透性增加等因素，所以单纯的补液治疗有时候效果可能并不理想，甚至在给予大量补液复苏治疗的情况下，仍然会发生多器官功能不全。因此，如有条件，胸部创伤性休克常需要实施有创的肺毛细血管楔压监测来判断输液量是否足够。如无条件，也可根据症状、体征的改善来判断输液量是否足够。详见第三章第四节表 3-2，表 3-3。

如何根据患者临床表现，结合血压、中心静脉压、肺毛细血管楔压监测结果，来调整输液的总量及输液速度。详见第三章第四节。

输血、输液补充血容量之后，若休克情况未能改善，则应考虑是否存在潜在的活动性出血、代谢性酸中毒、细菌感染、心肺功能不全或弥漫性毛细血管内凝血等因素，从而进行针对性的处理。

胸膜腔内如果存在活动性出血，则需要行紧急剖胸探查止血手术。胸膜腔内存在活动性出血的判断标准：①脉搏逐渐增快，血压逐渐下降；②经输血、补液等措施治疗休克不见好转，或暂时好转后不久又恶化；③动态观察检测红细胞、血红蛋白、血细胞比容，呈进行性持续下降；④胸腔闭式引流每小时血液引流量超过 200ml，连续 3 小时以上；⑤连续 X 线检查胸部阴影逐渐扩大。

3. 血管活性药物治疗　应用血管活性药物多巴胺、多巴酚丁胺等，维持有效血液灌注；纠正酸中毒，维持酸碱平衡。如何选择和使用血管活性药物，以及如何根据动脉血气监测结果来维持水、电解质代谢与酸碱平衡，详见第三章第五节。

4. 一般处理　患者平卧，保持安静，避免过多的搬动，注意保温和防暑；创口清洁包扎换药，防止再污染；骨折的初步固定；镇痛对症治疗；吸氧、控制感染等。

密切观察患者的精神状态、肢体温度与色泽、血压、脉率、尿量等指标。

5. 器官支持治疗　胸部创伤性休克患者，常需要人工机械辅助通气维持肺呼吸功能；如有必要，则需要血液透析维持肾脏功能，甚至需要 ECMO 维持器官组织的血供与氧供等。较长时间气管插管、人工机械辅助通气的患者，则可能需要行气管切开。

创伤性窒息与胸部爆震伤的治疗，就是以治疗并发症及器官支持为主。

6. 剖胸探查手术　除了胸膜腔内有活动性出血需要行急诊剖胸探查止血以外，对于胸腔插管后持续大量的漏气、心脏大血管损伤、胸腹联合伤、胸腔内存在异物的患者，也需要行急诊剖胸探查手术，以修补处理肺、支气管、血管的裂伤，还纳腹腔脏器并修补膈肌损伤、清除异物等。急诊手术时，亦可固定处理手术同侧的肋骨骨折。在没有急诊手术探查指征的情况下，对于可致连枷胸的肋骨与胸骨骨折，则需要在患者全身情况稳定后，进行切开复位内固定。

（蒋迎九）

第二节　多发骨及关节骨折并发休克

随着城市化进程的加快，交通的高速发展，工厂的增多，特别是作坊式的企业增多，高处坠落伤、重物砸伤、机械卷入或绞伤、交通事故伤的发生率，必然增多。因受伤机制复杂，大多属高能量损伤，伤处往往不止一个部位，不仅有躯壳的损伤导致多发骨与关节骨折，还常累及内脏和大血管损伤，引起休克等严重的并发症。多发骨及关节骨折，即使对"身经百战"、经验丰富的骨科专家，也非常具有挑战性。倘若还合并其他系统的内脏和大血管损伤，还需要其他科室的协作处理。仅靠骨科的单打独斗，处理起来有相当难度。

一、病因及受伤机制

1. 高处坠落伤　患者从高处不慎坠落或跳楼自杀，下落时的加速度，在落地的瞬间，给患者造成突然的减速性损伤。如伤及头部，不但受着力部位损伤，而且可引起头部对冲伤。如是双腿先落地，反作用力向上经上肢、脊柱传至颅底，引起下肢骨折、骨盆骨折、脊柱骨折伴脊髓损伤、颅底骨折伴脑挫裂伤等多个部位骨折和多个部位的内脏损伤。这类损伤凶险而复杂，救治难度大。

2. 重物击伤　常见部位是头颈、脊柱胸腰段、下肢，是一种高能量的加速性损伤，伤及部位为着力部位。常造成头颅骨折伴脑伤、上颈椎骨折伴"四瘫"、胸腰段骨折伴脊髓损伤、股骨骨折及胫腓骨骨折。

3. 绞窄伤　多见于机械操作者，特别是作坊式企业，因机械老旧，加之农民工安全意识不强，违反操作程序导致。临床常见手被机械切割、碾压、绞伤，引发多处骨折伴周围神经血管损伤、头皮撕脱伤、手足脱套伤。

4. 交通事故伤　随着汽车工业的飞速发展，大量家庭购入了小汽车，大型货车数量也在增加，我国的交通事故伤已成为威胁人民生命安全的元凶或重要死因。据统计，创伤骨科患者，多数是由交通事故伤所致。交通事故伤有两种受伤机制，一是车人碰撞的高能量损伤，二是碾压伤。

二、休克的发生机制

无论哪种休克，共同的病理生理基础都是有效循环血容量锐减及组织血流灌注不足。微循环障碍是各类休克共同的病理生理特点。多发骨与关节骨折及合并伤所致休克，既属创伤性休克，也属失血性休克，或者说具有此两类休克共有的特征，即因剧烈的疼痛刺激和恐惧，引起神经-内分泌系统反应，影响心血管功能和内环境紊乱；又有大出血和重要器官损伤，导致有效循环血容量减少，全身组织器官血液灌注不足，引起微循环障碍，组织细胞缺血缺氧，器官衰竭。

三、 失血量的估计

多发骨关节骨折失血量判断的准确与否，是决定抢救休克成败的关键。但是，多发骨与关节骨折失血量的判断比较困难。难在此类骨折引起的内脏器官损伤出血量的估计。

如果是单纯的闭合性骨折，除骨盆骨折外，鲜有引起休克的严重出血。虽然股骨单处骨折出血量可达 300～2000ml，但临床上很少见到单根单处股骨骨折出血而导致休克。如果双侧肱骨、双侧股骨、双侧胫腓骨多处骨折（两处以上），即使是闭合性，也可能因出血量大而导致休克。

如果是开放性骨折，四肢主要大骨的单处骨折出血均有可能导致休克。常见骨折的出血量估计如下：肱骨骨折 100～800ml，尺桡骨骨折 50～400ml，股骨 300～2000ml。

四、 并发内脏器官损伤

诊断多发骨与关节骨折所致内脏损伤，骨科医生需要具有脑外科、胸外科、腹部外科、肝胆外科、泌尿外科等的知识。只有骨科知识是不够的。

1. 肺损伤出血 肋骨骨折，特别是多根多处肋骨骨折，胸廓的反常呼吸运动引起连枷胸、浮动胸，可引起心肺挫伤，导致血胸、气胸、血气胸，或呼吸窘迫综合征。还可由纵隔摆动引起严重的呼吸、循环功能障碍。这些因素均可引起休克。

2. **肝脾破裂出血**　下胸壁损伤，除引起肋骨骨折外，还可引起肝脾破裂大出血，发生休克。

3. **骨盆骨折**　多为高能量损伤。出血，是骨盆骨折最严重的并发症，可引起巨大的腹膜后血肿，出现休克，是导致患者死亡的最重要原因。合并低血容量休克的患者，其死亡率可高达 43%。骨盆骨折还可引起膀胱、尿道和直肠的损伤。骨盆骨折后，深静脉血栓形成的发生率，国外报道可以高达 35%～50%，这与创伤后血液处于高凝状态有关。

4. **颅骨骨折**　可引起严重的颅脑损伤、颅内血肿，导致中枢性呼吸循环衰竭。

5. **脂肪栓塞综合征**　骨折后，血液中出现脂肪栓子，栓子通过血液循环进入各组织器官，引起血管栓塞，如肺脑脂肪栓塞。

6. **下肢深静脉血栓形成**　创伤后血液处于高凝状态，易发生血栓。多见于髋部骨折和人工关节置换术后。深静脉血栓形成易引起心肺脑栓塞。

五、休克的诊断

除掌指骨等小型骨折外，凡伤及两个或两个以上部位者才可诊断为多发骨关节骨折。多发骨关节骨折引起的出血和内脏损伤，出现四肢冰冷，脉搏细速，甚至不能扪及，血压下降，收缩压低于 90mmHg，甚至为 0，脉压小于 20mmHg，提示休克已经发生。

多发性骨与关节骨折的诊断存在一定的难处，因为此类患者，受伤机制复杂，患者主诉不清，病情危重，医生面对此类患者，也感到情况紧急，希望以最快的速度明确诊断，容易出现漏诊。正确的诊断方法是病史询问要抓住要点，一是强调了解受伤全过程，特别是对受伤机制的了解；二是强调体格检查要抓重点。

体格检查抓重点：按 Freeland 的"CRASHPLAN"方案（C=心脏，R=呼吸，A=腹部，S=脊髓，H=头部，P=骨盆，L=四肢，A=动脉，N=神经）或程序进行检查。同时监测生命体征，评估失血量。

随后做 X 线、CT 或 MRl 检查。对骨盆骨折，必须把 CT 三维重建视为必做项目。怀疑内脏损伤，视情况加做彩超检查。

实验室检查：查血常规，了解红细胞、血红蛋白水平、血细胞比容。

六、 休克的治疗

多发骨及关节骨折及其并发症所致休克，除自身的特殊性外，与失血性休克的治疗原则基本相同（详见第五章第二节），而此类休克难以纠正。因为它损伤范围广、创面大、失血多，创伤后应激反应剧烈。

1. 快速补充血容量　尽快补充血容量是扭转组织血流低灌注和缺氧的关键。特别是低血容量性休克，理所当然要快速补充血容量。建立两条以上的静脉通道，以便快速补液和使用血管活性药物等。

判断此类血容量降低的程度较困难，因为除可见的外出血之外，创伤区的组织内出血、水肿和渗出都可以引起血容量降低，而这是很难估计的。这就导致对失血量的估计不足。故应对补充血容量后的结果进行监测。例如，及时了解血常规、血细胞比容、血压、血生化等。血红蛋白<70g/L，血细胞比容低于 0.2～0.25 是绝对输血指征。输血时最好与血浆并用。

输血前，先静脉快滴等渗盐水或平衡盐溶液 1000～2000ml（40 分钟内）。其后可输入人工胶体（羟乙基淀粉）500～1000ml，以快速补充血容量。急性出血量＞总血容量的 15%（约 750ml），血红蛋白<70g/L，立即输注血制品（包括全血或浓缩红细胞）。输血的原则是失多少，补多少。但现在血源紧张，患者血压能维持在正常范围，血细胞比容超过 0.25，血红蛋白超过 70～80g/L 便可。应该强调的是，失血性休克的治疗，并非只输血液制品，还必须输入等渗盐水和平衡盐溶液，其好处是可以快速补充有效循环血容量，因盐水的进入可增加细胞外液，降低血细胞比容，降低血黏稠度，改善微循环的灌流。这对抢救休克有极大的好处。

2. 呼吸支持　对颅脑损伤、胸部损伤患者，确保呼吸道通畅。气管切开或气管插管，进行呼吸机支持。有颅内占位性病变者，及时开颅清除血肿。有连枷胸、浮动胸壁者，及时用肋骨爪或肋骨环抱器予以手术固定。该手术简单，效果肯定，能即刻固定肋骨骨折，纠正连枷胸，重建胸廓的稳定性。胸腔积血量大者，进行胸腔闭式引流。否则无法保持呼吸道通畅。注意全病程吸氧。

3. 及早控制活动性出血　骨折的局部伤口加压包扎。对肝、脾等内脏破裂出血者，请肝胆外科医生先行处理。然后再处理多发骨及关节骨折的出血。

4. 骨与关节骨折的处理　对常见的四肢骨折，处理不难。对于能引起休克的骨折，用小夹板和石膏外固定，大多是一种临时措施。行切开复位、内固定手术，既达到止血，又达到对骨折进行根本治疗的目的。

对于骨盆骨折的治疗，首先必须有 CT 三维重建的骨盆影像片（CT 三维重建，已不仅在骨盆骨折中采用，在四肢骨折中也已广泛采用），以明确诊断。CT 三维重建影像摄片能更直观、立体地显示骨折情况，以便制订缜密的手术方案。依据普通的 X 线片，对骨盆骨折只能做出大致的诊断。

骨盆骨折的早期治疗，当然是以抢救患者生命为主，首先治疗危及患者生命的颅脑、胸腹损伤。对骨盆骨折本身而言，其治疗目的是恢复骨盆环的完整性和稳定性。骨盆外固定架和 A0 新型骨盆 C 型钳，可作为急救或临时使用。行数字减影血管造影（DSA）检查，观察髂内外动脉及其分支的形态改变，判断出血，并采取栓塞止血。但这种检查对操作者的专业技术要求很高。

骨盆手术由于解剖结构复杂，手术难度极高，可谓专家级手术。编者的体会是，只要具备扎实的普外和骨科"三基"知识，对腹股沟解剖和骨盆解剖很熟悉，对神经血管的解剖操作技能娴熟，二级医院是能够成功开展的。用重建钢板等器械行内固定手术，不但可以恢复骨盆的稳定性，而且其是最根本的止血措施。手术时机，最好选在受伤 5 天后进行。骨盆骨折引起的大出血，造成后腹膜血肿，无须打开血肿，无须引流血肿。原则上以非手术治疗为主，大量输血、补液，以形成张力性血肿，压迫止血。

对脊柱骨折伴脊髓损伤的处理，特别强调上颈髓损伤和脊髓休克的处理。上颈髓损伤患者，会出现"四瘫"，C_4（颈 4）以上颈髓损伤，因膈肌等呼吸肌瘫痪，呼吸极度困难，出现发绀，需及时行气管插管或切开，畅通气道，缓解呼吸困难，必要时给予呼吸机支持，否则将危及患者生命。

脊髓与高级中枢的联系中断后，断面以下的脊髓反射丧失，处于无反应状态，称为脊髓休克。断面以下脊髓所支配的感觉、运动均丧失，外周血管扩张，血压下降，心动过缓，心排血量下降。脊髓休克是暂时现象，最先恢复的是球海绵体反射和肛门反射等原始简单的反射，其是脊髓休克结束的判断标志。

对多发骨及关节骨折及并发内脏损伤所致休克的抢救治疗，骨科有其特殊性，即强调手术止血，及时手术才是最根本性的处理。休克状态下进行手术，肯定有危险性。但不及时进行手术（如肝脾破裂大出血的止血），则无法止血，休克不可能纠正。骨科医生应在补充血容量的同时，积极实施手术止血，不能等待血压稳定后才进行手术。哪怕血压不稳定，也具有手术指征。

（肖启伟）

第三节　电击伤性休克

电击伤性休克是指电流通过人体后，造成严重呼吸抑制和（或）循环衰竭，从而危及患者生命的临床急症。迅速脱离触电环境，及时进行灾害现场救援，以及合理急诊处置，是提高抢救成功率的关键。

一、病因

1. 成人触电　多为误触，呈散发报道，亦偶有自杀个案。
2. 儿童触电　多发生在家庭环境，常见于儿童误咬电线，将非绝缘体插入插线孔内，接触了暴露的低压电线或设备，以及户外触摸高压线。

二、发病机制

人体平均电阻约 500 欧姆，不同部位的电阻不同。其中皮肤、骨骼和脂肪的电阻较高，干燥皮肤电阻的个体差异大，常波动在 40 000～100 000 欧姆。因此，皮肤往往是电击伤的天然屏障，可保护深部器官受损，但也是浅表损伤的主要部位。而神经和血管的电阻较小，因此通常是电流传导的天然通路，亦是最易受损的部位。除了电阻，电击伤的严重程度，还与电能、电压、电流类型、接触时间及电流通过途径等因素有关。

患者触电或被电弧波及后，可由电流所致细胞膜破坏、细胞去极化、电穿孔等效应，或电流途经人体过程中转变成的热能造成直接损伤。另外，电击伤也可造成继发性机械创伤，如摔倒及高处坠落伤。同时，电火花也可致局部皮肤烧伤，或引燃患者衣物造成间接烧伤。

严重电击伤可导致急性呼吸衰竭、循环衰竭，休克，严重者引起呼吸和心搏骤停，其中可能的机制如下。

1. 呼吸骤停的机制　①电流通过脑部，导致延髓呼吸中枢抑制；②触电过程中膈肌和胸壁肌肉强直性收缩；③即使脱离触电环境数分钟，呼吸肌仍存在持续性麻痹。

2. 心搏骤停的机制　①持续呼吸骤停诱发缺氧性心搏骤停；②恶性心律失常；③心肌组织损伤；④严重冠状动脉痉挛。

三、临床表现

电击伤性休克的临床表现多样，轻则可出现因低电压、休克（收缩压低于 90mmHg），短暂感觉异常，重则可由高压电所致心搏呼吸骤停。下面按照心源性损伤及非心源性损伤，对电击伤性休克的临床表现进行分类阐述。

1. 心源性损伤表现

（1）心律失常：电击伤最常见的心脏并发症，其中窦性心动过速和室性期前收缩较为常见。当接触高压电或直流电时，易诱发室性停搏。即使暴露于低压交流电，也可由心室颤动导致心搏骤停。如果患者暴露于 50～60Hz 交流电环境，可出现类似 "R-on-T" 现象，诱发心室颤动。大多数心律失常发生在触电瞬间，但也有报道在触电 8～12 小时后出现迟发性心律失常。

（2）心肌损伤：最常见于电击伤通过电-热转换和电穿孔效应对心肌的直接损伤，由于没有典型胸痛表现，诊断较为困难，心电图只出现非特异性的表现。也有报道由于冠状动脉痉挛和冠状动脉内血栓形成诱发心肌梗死，此时，患者可出现典型的胸痛表现及典型的心电图改变。另外，部分患者可表现为一过性射血分数正常性心力衰竭，但也有个案报道患者存留持续性的心功能异常。

（3）其他：由于心脏传导束损伤，患者可出现窦性心动过缓、心脏停搏、束支阻滞和不同程度房室传导阻滞表现。此外，出血性心包炎及一过性高血压也有个案报道。

2. 非心源性损伤表现

（1）皮肤烧伤：常见并发症，可以导致脱水、继发感染及多器官障碍。当湿度增加时，皮肤电阻减小，电流可进入深部组织，而不遗留显著皮肤烧伤，因此，皮肤烧伤程度不能作为电击伤性休克严重程度的评判指标。

（2）呼吸系统损伤：电击伤性休克可导致呼吸骤停，但器质性肺损伤相对较少。另外，气道灼热伤、吸入有毒烟雾或炙热碎片也时有报道。

（3）中枢及外周神经损伤：可出现多种非特异性的临床表现，部分患者由于可逆性的自主神经紊乱，出现瞳孔固定或散大。

（4）骨坏死：由于骨骼电阻最大，在高压电条件下可发生。

（5）颈椎损伤：由强直性肌肉收缩或继发性创伤所致。

（6）骨筋膜室综合征：肢端血管损伤，局部水肿形成压迫血管或组织坏死所致。

（7）急性肾损伤：由电击伤性休克所致肾脏缺血缺氧，或肌肉坏死，肌红蛋白入血，出现少尿及无尿表现。

四、 诊断及鉴别诊断

患者意识清楚时，结合病史询问，诊断较为容易。

有休克的临床表现：神志（意识）改变，如烦躁，淡漠，模糊，昏迷。肢体冰冷，脉搏细速，甚至不能扪及，血压降低，<90mmHg，甚

至为 0。脉压＜20mmHg 少或无尿。

然而，对于意识障碍患者，爆炸继发高处坠落伤，患者远离第一触电现场；或皮肤无明显电灼伤情况下，医护人员均应提高警惕，尽量寻找目击者收集相应证据，还原现场环境，明确受伤机制，避免漏诊和误诊。

五、　预防

电击伤性休克极为凶险，早期预防以最大限度降低触电风险是最好的治疗方法。

1. 远离触电环境　严格遵循安全工作准则，遵守设备操作说明，保持用电设备的安全距离，定期检查电器设备，组织用电安全定期培训，下班后关闭电路，是避免电击伤性休克的首要措施。

2. 尽量减小通过人体的电流　如在高危用电环境，穿阻燃防护服，使用绝缘梯子或绝缘毯，安装自动跳闸系统。

3. 定期电击伤标准救治流程演练　高危用电环境，开展全员心肺复苏培训，配备急救物品，如保温毯、颈托及自动除颤仪。

4. 家庭触电预防措施　遵守相应电器安装规程，普及公众应急救援知识，加强儿童监管。消除用电隐患，如安装插头保护套，消除裸露电线，避免潮湿皮肤接触电器。

六、　抢救措施

电击伤性休克的首要抢救措施是脱离触电环境，避免施救者二次损伤。重点关注危及呼吸、循环的病因，及时处置；全面查体，了解完整受伤机制，避免漏诊；动态监测器官功能变化，给予相应器官支持措施，以尽量减少相关并发症，提升救治成功率。

1. 脱离触电环境　立即关闭电闸。若无法快速关闭电闸，需采取谨慎措施帮助患者脱困，避免施救者的二次损害。当电压大于 30 000V 时，即使干树枝也会传导较大电流。尽管绝缘手套具有防触电功能，但是由于其含有许多微孔，并不推荐直接戴绝缘手套移除触电线。采用干燥聚丙烯绳索移除电线是相对安全的措施。

2. 及时开展现场救援　当患者脱离触电环境后，应迅速评估呼吸、循环功能。当评估发现心肺骤停时，及时启动紧急救援系统，开展高质量心肺复苏，快速获取自动体外除颤器，迅速识别及处理无脉性室性心动过速及心室颤动。另外，需要注意的是，强直性肌肉收缩、跌倒及继发创伤，可导致颈椎骨折，因此在能够评估颈椎稳定性前，复苏期间需要保持颈椎固定。

3. 全面检查及评估　因为电击伤性休克可能存在隐匿性及继发性损伤，如高压电弧生成的灼热、有毒气体造成的气道损伤，爆炸引起的听力损伤。因此，对于清醒患者，完整的病史询问及全面查体极为重要。对于昏迷的患者，尽量寻找目击者，获取客观受伤经过，以期明确及推导受伤机制。另外，有必要进行全面皮肤检查，评估皮肤烧伤情况，寻找电击伤的皮肤入路和出路。最后，需动态监测器官功能变化，特别关注肌红蛋白，心肌损害标志物，肾功能及十二导联心电图。

4. 液体复苏　有利于纠正电击伤所致低血容量性休克。另外，对于高肌红蛋白血症患者，水化及碱化尿液，有助于降低肌红蛋白相关肾损伤的发生。液体复苏推荐运用乳酸钠林格液，补液速度存在个体差异，一般情况，以达到每小时尿 1ml/kg 为佳。若充分补液情况下，患者仍持续无尿，需考虑血液净化清除肌红蛋白。血容量如何补充，血管活性药物如何选择、使用，详见第三章第四节、第五节。

5. 伤口处理　根据伤口暴露情况，选择破伤风抗毒素肌内注射。对于皮肤烧伤，早期手术清除坏死结痂组织。电击伤后 8～10 天，通过血管造影和神经传导检查，动态评估组织损伤及血管坏死情况。

6. 骨筋膜室综合征的监测及处置　对于肌红蛋白尿患者，需警惕骨筋膜室综合征可能。动态监测血管开通及患肢组织肌张力情况，早期和完全筋膜切开减压是预防肌肉和神经缺血坏死的唯一有效方法。

7. 心功能监测　对于意识丧失，心律失常，异常心电图，高压触电（≥1000V）及显著肌钙蛋白水平升高患者，建议心电监护至少 24 小时。

8. 弥散性血管内凝血的处理 早期清创及补充新鲜血浆，使用抗凝药物等。

（郭　睿）

第四节　胸膜腔穿刺术所致休克

胸膜腔穿刺术是胸膜腔积液或积气的常用诊疗手段，准备不充分或操作不规范可能会引起各种各样的并发症，严重时可出现休克，了解胸膜腔穿刺所致休克的病因、发生机制、临床表现及防治措施，有重要的临床意义。

一、病因及发生机制

1. 胸膜反应 部分患者在胸膜腔穿刺时可发生反射性引起迷走神经兴奋，导致呼吸抑制、心率减慢、血压下降甚至休克、心搏骤停；患者在饥饿、体质虚弱等状态下发生概率更高；因患者对操作目的、过程不了解导致紧张、恐惧等情绪，或穿刺疼痛（麻醉不充分）等，均可导致胸膜反应的发生率增高；此外，年轻患者对疼痛更加敏感，故更易发生胸膜反应，休克。

2. 复张后肺水肿 胸膜腔积液、积气过多或时间过长，快速大量抽液或抽气（通常一次超过 1000ml），使压缩的肺组织突然复张，短时间内大量血液流向复张的肺组织，液体通过毛细血管渗漏至肺间质和肺泡，形成急性肺水肿，严重时可引起全身性循环功能障碍，甚至休克。

3. 损伤肺血管、肋间血管 因穿刺过深或误穿健侧胸膜腔损伤肺血管、肋间血管，引起咯血、血胸，出血量较大或未及时发现时，可能出现血压下降甚至休克发生。

4. 肝损伤 右侧胸膜腔穿刺时盲目增加进针深度、改变穿刺针方向，划破肝脏，可引起大出血，导致休克。

5. 其他 对自发性血气胸的患者进行穿刺时，导致胸膜腔内压力快速降低，可能使本已受损的胸膜血管再次破裂，甚至胸膜粘连带撕裂引起大出血，导致休克；胸膜腔穿刺后胸腔内压力骤降，引起纵隔移位，影响机体呼吸循环功能导致休克；部分患者对麻醉药过敏，可引起过敏性休克。

二、 临床表现

胸膜腔穿刺时各种原因引起休克的临床表现有所不同，根据原因分类阐述如下。

1. 胸膜反应　穿刺过程中出现连续咳嗽、头晕、胸闷、心慌、出冷汗、面色苍白、脉搏细弱、肢端发冷、血压下降、收缩压＜90mmHg，虚脱，甚至意识障碍等。

2. 复张后低血压　继发于复张后肺水肿，大量快速抽液、抽气后（数分钟至数小时内）出现呼吸困难、剧烈咳嗽，肺部可闻及湿啰音，严重者可出现休克表现。

3. 穿刺损伤引起的休克　损伤肺血管后患者可出现咯血，损伤肋间血管、胸膜血管后患者可出现血胸、穿刺针可回抽出鲜红色液体，损伤肝脏后患者可有腹痛、腹胀表现，可有腹腔积液的体征；上述情况若出血量较大，均可出现休克的表现，心慌、冷汗、面色苍白、脉搏细速，血压下降，收缩压＜90mmHg。

4. 麻醉药过敏引起的休克　大多数发生在注射麻醉药后数分钟至半小时内，少数发生在数小时内，通常先出现头晕、胸闷、气短、心慌等先兆表现，注射部位出现红斑、瘙痒，而后出现典型休克表现：脉搏细速，血压下降，收缩压＜90mmHg。病情恶化迅速。

三、 诊断

胸膜腔穿刺过程中或之后出现休克表现，一般不难诊断，重点在于如何及时发现各种原因所致休克的先兆表现，早期予以干预。胸膜反应、麻醉药过敏均可在休克之前出现头晕、胸闷、心慌、气短、面色苍白等先兆表现，应注意鉴别，穿刺前应仔细询问有无过敏史。大量抽液、抽气后出现剧烈咳嗽、呼吸困难提示可能发生复张后肺水肿。若穿刺后出现咯血、血胸、腹痛、腹胀、腹腔积液提示可能损伤血管、肺脏、肝脏引起出血等。

四、治疗

胸膜腔穿刺过程中或之后出现休克，一经查明原因，立即停止穿刺手术操作，进行相应的处理，以免贻误抢救时机。

1. **胸膜反应** 一旦发生胸膜反应，立即拔出穿刺针，停止操作，将患者平卧，注意保暖，予以吸氧，观察患者神志、血压、脉搏的变化。症状轻者，经休息、心理疏导可缓解。对于症状明显的患者，可静脉补充葡萄糖，出现休克表现者立即在上臂三角肌处皮下注射或肌内注射0.1%肾上腺素0.3～0.5ml，观察3～5分钟，若症状不见好转，可再次注射肾上腺素，过程中结合吸氧、补液等抢救休克的综合措施，出现呼吸心搏骤停时立即进行心肺复苏。详见第三章第十二节。

2. **复张后肺水肿** 一旦明确发生复张后肺水肿，取端坐位或半卧位，予以吸氧，呋塞米20mg稀释后静脉注射减轻肺水肿，可应用氨茶碱、甲泼尼龙等平喘药物减轻症状，严重者出现休克时予以静脉输液和血管活性药物升压治疗。

3. **损伤血管、肺脏、肝脏** 发生穿刺损伤时保持制动、安静休息，予以吸氧、安抚情绪等对症处理。少量出血者可应用止血药物，咯血者保持侧卧位及呼吸道通畅，防止窒息。大咯血、大量血胸、肝脏破裂等导致休克时应大量补液、应用升压药物、紧急输血，必要时需介入治疗或外科手术止血。

4. **麻醉药过敏** 若怀疑麻醉药过敏导致休克，立即停止用药，予以吸氧，维持静脉通道，左上臂三角肌处皮下注射或肌内注射0.1%肾上腺素0.5ml，观察3～5分钟，若无效可再注射同剂量的肾上腺素，出现呼吸心搏骤停时立即进行心肺复苏。糖皮质激素是过敏性休克的辅助用药，具有抗炎、抗过敏、抗休克的作用，但4～6小时才能完全起效，应在肾上腺素之后应用。

五、 预防

胸膜腔穿刺前做好充分的准备工作，包括与患者的沟通、询问过敏史等，穿刺过程中严格按照常规进行操作，以减少上述情况的发生。

1. 胸膜腔穿刺前与患者充分解释操作目的、过程，消除紧张情绪，老年患者或氧合功能不好的患者可在吸氧下进行操作。临床常用利多卡因进行局部麻醉，麻醉要充分，先皮内注射形成皮肤发白的皮丘，再从皮丘中心垂直进针，缓慢地边进针边推注麻醉药，逐层充分麻醉。穿刺过程中勿让患者看见穿刺器械和抽出物，以免引起紧张情绪。

2. 胸膜腔穿刺前应进行 B 超定位，了解液性暗区的大小、进针深度、有无包裹、有无胸膜增厚等。气胸患者应有 X 线片了解气胸位置、积气量的多少。根据患者胖瘦估计肋间隙软组织的厚度。用麻醉针局部麻醉时回抽到液体或气体所需的进针长度就是穿刺针进针的深度。局部麻醉后将胸穿针针头刺进皮肤后，左手固定注射器，右手将与胸穿针胶管连接的注射器内栓后拉保持负压，左手持胸穿针垂直缓慢进针，当感到负压突然消失，液体或气体被抽入注射器内，此时的进针深度为最适深度。如果在操作过程中由于牵拉，针头退入肋间隙致使抽液、抽气不畅，只需稍微进针即可抽出液体或气体。以上方法可防止进针过深而导致肺损伤。

3. 胸穿抽液一般选择患侧肩胛线第 8、9 肋间，抽气应选择锁骨中线（乳头垂直线）外侧第 2、3 肋间，或腋前线或腋中线第 4 肋间，无论抽液或抽气，均应沿着下位肋骨上缘垂直（切忌向上方倾斜）进针，禁止从肋骨下缘进针，严格遵守上述操作规程，可避免损伤肋间血管。右侧胸穿特别要防止穿刺过深，术前 B 超定位，避免在右腋中线、腋前线和右前下胸穿刺，以免损伤肝脏。

4. 胸穿抽液、抽气速度应均匀、缓慢，诊断性穿刺抽液 50～100ml，治疗性穿刺首次不宜超过 600～800ml，以后每次不宜超过 1000ml（交通性气胸和张力性气胸不受此限制）。操作过程中应有专人仔细观察患者面色、呼吸、脉搏、血压的变化，如有异常及时做出处理。

（杨欢欢　张　劼）

第五节　胸膜腔闭式引流术所致休克

胸膜腔闭式引流术所引起的休克虽相对比较少见，但其一旦发生，病死率极高，因此积极预防，早期识别并积极抢救处理，是降低病死率的关键。

一、病因及发病机制

1. 胸膜反应性休克　属于神经源性休克中的一种类型。常见于①生理因素：穿刺所致的反射性迷走神经功能亢进，在空腹状态下行胸膜腔闭式引流术，胸膜反应的发生率更高。②心理因素：由于患者对穿刺过程、目的不了解，存在紧张和恐惧的心理。③医源因素：皮肤及壁胸膜麻醉效果欠佳或术前定位不准确，反复穿刺。

2. 复张性肺水肿所致休克　该类型休克属于分布性休克的一种类型。其主要原因：①肺部毛细血管的通透性增加：萎陷肺复张时产生的过氧化物和其他毒性代谢物导致激肽，以及白三烯增多，引起缺血肺组织的再灌注损伤；同时复张肺血管过度伸展，造成毛细血管发生机械性损伤，引起肺毛细血管的完整性受损从而增加毛细血管通透性。②肺泡表面的自身活性物质减少：肺萎缩后肺泡壁与毛细血管内皮受损，缺血缺氧导致肺表面活性物质减少，张力增加，使肺复张后肺毛细血管内液体流向肺间质导致肺水肿。

3. 低血容量性休克　手术损伤肋间血管、肺血管或肝脏，大量出血，血容量急剧减少，导致心排血量下降，组织器官血流灌注不良及功能受损，休克发生。

4. 梗阻性休克　胸膜腔闭式引流术过程中误伤脏层胸膜，或引流管滑脱可能导致患侧气胸急剧加重，纵隔移位，心脏受压，心排血量急剧下降及组织血流灌注不良。

二、 临床表现

胸膜腔闭式引流术引起休克的临床表现因其病因不同存在差异。

胸膜反应所致休克主要表现为在手术过程中或手术结束后，患者出现头晕、面色苍白、出汗、胸痛、血压下降、低于 90mmHg，脉搏细弱、肢体发凉、晕厥甚至意识障碍等。

肺损伤、肋间血管损伤，以及损伤膈肌、肝脏、脾脏等腹腔脏器所引起的失血性休克，主要表现为闭式引流术后胸闷、呼吸困难较前加重，引流管持续引流出鲜红或暗红色血液，腹腔脏器损伤可导致腹部胀痛明显，同时患者出现心率加快、血压下降、尿少等休克样表现，严重者可出现意识丧失等。查体可发现胸腔出血时患者呼吸音降低或消失，叩诊呈实音；损伤膈肌、肝脏时，患者腹部饱满，全腹压痛、反跳痛及肌紧张，移动性浊音视出血量的多少可为阳性，肠鸣音减弱，行 X 线胸片或 CT 检查提示引流管位于腹腔，与脾脏关系密切，诊断性腹穿抽出暗红色不凝血液。

误伤脏层胸膜及引流管滑脱所致休克主要表现为胸膜腔闭式引流术后原有呼吸困难症状加重，继而出现脉搏增快、血压下降等休克样表现，查体气管偏向健侧，叩诊呈鼓音，患侧肺呼吸音显著降低或消失。查看胸腔引流管可见引流管无气泡冒出或无液柱波动。

复张性肺水肿所致休克主要表现为一次性大量排气或排液后出现剧烈咳嗽、呼吸困难、胸痛、烦躁、心悸等，继而出现咳大量白色或粉色泡沫痰，有时伴恶心及呕吐，继而出现血压下降等休克样表现。查体双肺可闻及大量干、湿啰音。

三、 诊断及鉴别诊断

根据病史、临床表现及相应体征诊断较为容易。对于无陪同人员的意识障碍患者，以及隐瞒病史患者，医护人员均应提高警惕，尽量寻找目击者收集相应证据，明确休克原因，避免漏诊和误诊。

四、预防

胸膜腔闭式引流过程中出现的休克表现，因其发生原因不同，其预防手段存在差异。

1. **胸膜反应性休克** 操作前详细询问患者既往史，如手术史及对疼痛的耐受性等，向患者详细讲明此次手术的目的和必要性，详细介绍手术操作步骤，术中注意事项和可能出现的不适反应，消除患者恐惧、紧张情绪，对于精神极度紧张的患者适当使用镇静剂。嘱患者进食，防止发生低血糖反应。操作过程中动作轻柔，避免反复穿刺。

2. **复张性肺水肿所致休克** ①对于胸膜腔积液、积气，尤其大量积液、积气，肺长时间受压萎陷者，胸膜腔闭式引流的速度要慢，并间断夹闭引流管或用输液夹调控引流量，首日排液量≤1000ml，首次排气量≤3/4 压缩容积。②严格掌握胸膜腔闭式引流负压吸引的适应证，若需负压吸引，其压力不超过 8～12cmH_2O。③排气、排液过程中要密切观察，患者凡短时间内发生胸闷、气短、心悸、持续或频繁咳嗽，要高度警惕复张性肺水肿的发生，立即停止有关操作。

3. **低血容量性休克** 胸腔出血，损伤膈肌、肝脏等腹腔脏器，大出血等所致的低血容量性休克：操作前全面评估患者病情，根据胸部 X 线和（或）B 超定位点准确判断膈肌位置，确定穿刺点，测量进针深度，操作过程中应从下肋上缘垂直进针，严格遵守操作规范，局部麻醉要充分，切忌暴力操作，手术刀只能切开皮肤，皮下组织和肋间肌肉只能用止血钳钝性分离，切忌用刀，止血钳要低于引流管前端 0.5cm，要掌握好刺破壁层胸膜的力度和深度，引流管不宜放置过深。术后注意复查胸部影像学检查，确定引流管位置，密切观察引流及液面波动情况。

4. **误伤脏层胸膜或引流管滑脱所致休克** 操作前胸部影像学和（或）B 超检查，了解最佳穿刺位点及穿刺置管深度。操作结束后注意记录引流管置入深度，妥善固定，定期检查引流管位置及通畅情况。

五、 抢救措施

不同原因所致的休克，抢救措施存在一定程度的差异。

1. **胸膜反应性休克**　立即停止操作，平卧位（注意保暖），吸氧，密切观察患者脉搏、血压及神志情况。症状轻者，经休息或心理疏导可自行缓解；症状明显者，左上臂三角肌处肌内注射 1∶1000 肾上腺素 0.3～0.5ml，静脉补液。

2. **复张性肺水肿所致休克**　保持呼吸道通畅，吸氧，补充血容量，监测中心静脉压，使用肾上腺糖皮质激素（如甲泼尼龙琥珀酸钠），同时运用强心剂毛花苷丙 0.4mg、利尿剂呋塞米 20mg，稀释后静脉缓慢注射，氨茶碱 0.25g 加入 100ml 生理盐水或 5% 葡萄糖注射液中静脉滴注，并注意纠正水、电解质和酸碱失衡，控制输液速度，必要时予以呼吸机辅助通气。

3. **低血容量性休克**　胸腔出血，损伤膈肌、肝脏等腹腔脏器出血，所致的低血容量性休克：术中如发现胸腔出血，应立即停止抽液或放液，患者取平卧位，吸氧，监测脉搏、血压、血氧饱和度，建立两条静脉通道，一条通道快速补液（补液方法见第三章第四节），另一条通道用药。止血，输血，必要时外科手术止血处理。

4. **误伤脏层胸膜或引流管滑脱所致休克**　误伤脏胸膜应注意调整引流管位置，保持引流管通畅，持续引流，予以对症，抗休克处理，必要时予以持续负压引流或外科手术处理。引流管滑脱应立即封堵伤口，使开放性气胸变闭合性气胸，抬高床头，吸氧，密切观察患者生命体征，监测氧饱和度，用干净消毒引流管重新置管（注意：切忌将滑出的引流管重新插入胸腔，以免引起胸膜腔感染）。

（冯燕梅）

第十一章

内分泌疾病所致休克

第一节　垂体危象与休克

　　腺垂体（即垂体前叶）可分泌多种促靶腺激素。当各种原因引起腺垂体全部或绝大部分被损坏，则可产生一系列垂体靶腺功能减退的表现，主要累及的靶腺为性腺、甲状腺及肾上腺皮质，称为腺垂体功能减退症。如患者未得到及时诊断和治疗，在遭遇应激时或因严重功能减退则可自发地发生休克、昏迷和代谢紊乱等危急征象，称为垂体危象，常迅速危及生命。

一、病因

　　垂体危象所致休克的基础疾病为腺垂体功能减退症。该病多见于成年（21～40岁）女性。主要由以下因素所致：①垂体本身病变致腺垂体激素分泌减少，如产后垂体缺血性坏死（亦称为 Sheehan 综合征）及垂体瘤；②下丘脑病变导致腺垂体激素释放激素分泌不足；③下丘脑-垂体的联系（垂体门脉系统）中断，以致下丘脑促腺垂体激素不能到达腺垂体而引起功能减退。

　　慢性腺垂体功能减退症的患者常可因一直未得到正确的诊治而到带病数年，处于慢性虚弱状态。一旦遭遇应激因素，就常因垂体危象而到急诊就诊。激发垂体危象的各种因素中，最常见的是感染，尤其是伴有脱水的感染，如急性胃肠炎、大叶性肺炎（呼气排出水分增加、出汗多），其次是滥用镇静药物与使用麻醉剂，以及低温、手术、垂体卒中等。

二、 发病机制

垂体危象导致休克的机制如下。

1. 垂体分泌促肾上腺皮质激素（ACTH）显著不足，导致皮质醇缺乏，进而引起肾小管重吸收钠减少，机体失钠、失水，加之患者食欲缺乏、恶心、呕吐、腹泻等消化道症状，一方面体液丢失增加，另一方面入量减少，从而出现急性循环衰竭及低血容量性休克。这种情况与肾上腺危象引起的休克类似。

2. 若腺垂体功能减退症是由下丘脑疾病所致，患者可能还合并抗利尿激素分泌不足。当发生危象时，机体失水较病变未累及下丘脑时更加明显，导致脱水及休克。

3. 若垂体危象是由垂体卒中所致，患者可突发颅内压增高，压迫下丘脑及血压等生命中枢，引起休克。

4. 在治疗腺垂体功能减退症过程中，若未首先补充糖皮质激素，而首先或单独补充甲状腺激素（尤其用量过大时），由于甲状腺激素促进溶质排泄，也可引起失钠、失水，导致休克。

三、 临床表现

1. 休克表现　　垂体危象导致休克主要与皮质醇缺乏有关，患者失钠、失水，常表现为低渗性脱水，临床特点为：无口渴感而常有恶心、呕吐、四肢麻木、肌肉痉挛（以腓肠肌明显）。神经精神症状以意识淡漠、晕厥、木僵以至于昏迷为突出表现。患者血压≤70/50mmHg，甚至测不出，低血压状态较顽固，但对糖皮质激素有良好反应。

2. 原发疾病表现　　垂体具备很强的储备能力，大多数腺垂体功能减退症的表现隐匿，且缺乏特异性。一般超过 3/4 的腺垂体受损时才会出现典型的临床症状。特点为：畏寒、乏力、乳晕色素减退、阴毛和腋毛脱落、生殖器萎缩、性功能减退、饥饿时易有晕厥倾向等。

3. 伴随表现

（1）低血糖表现：由于皮质醇缺乏，患者可有低血糖，表现为软弱、头晕、目眩、心慌、手抖、出汗、面色苍白，甚至合并头痛、恶心、呕吐、烦躁不安、反应迟钝等，严重时陷入昏迷。

（2）体温异常：若垂体危象为腺垂体受破坏所致，则可能出现促甲状腺激素（TSH）过度释放，患者高热，体温可达 40℃以上；当 TSH 过度释放后耗竭，患者又可出现低体温，体温可在 30℃以下。

（3）垂体卒中表现：若患者休克是由垂体卒中所致，可有突发的颅内压增高表现，如头痛、眩晕、呕吐，继而昏迷，还可出现视力下降、视野缺损；压迫下丘脑时可引起血压降低、体温、呼吸、心律等生命体征异常。

（4）电解质代谢紊乱：患者通常有低钠血症，血钾一般正常。

四、诊断

如果患者出现休克、昏迷，根据腺垂体功能减退症的病史（如产后大出血、垂体瘤术后等）、体征及实验室检查发现垂体激素及靶腺激素（主要是促肾上腺皮质轴和促甲状腺轴）均低于正常，即可明确诊断。如果补充糖皮质激素和甲状腺激素后，患者血压明显上升，症状和体征明显改善，也是诊断支持证据之一。值得注意的是在垂体危象时，促肾上腺皮质激素（ACTH）和促甲状腺激素（TSH）也可以在正常范围低限，但是血浆皮质醇和甲状腺激素肯定低于正常。这是因为靶腺激素严重缺乏的情况下垂体激素不能够充分代偿或代偿性升高，也是垂体功能减退的重要表现。

五、鉴别诊断

患者可以低血压、休克、昏迷为首发表现，需与其他致休克的疾病相鉴别。主要依据病史、体征及实验室检查腺垂体激素及靶腺激素水平鉴别。

六、治疗

1. **补充糖皮质激素**　对于垂体危象所致休克者，补充糖皮质激素即可升高血压，单纯使用升压药物常无效。糖皮质激素首选氢化可的松。一般根据以下几点决定氢化可的松的用量：①生命体征（尤其是血压）；②血容量（尤其是血钠水平）；③心脏功能（尤其是心肌收缩功能）；④脑功能和神志状态（尤其是脑水肿）。常用方法：将氢化可的松 100mg 加入 500ml 葡萄糖氯化钠溶液中静脉滴注，第 1 个 24 小时总量 300mg。通常 24 小时内临床情况显著好转。如果血压仍明显低，则可酌情加用升压药物。第 2 天、第 3 天氢化可的松可依次减量为 200mg、100mg 静脉滴注。若无特殊情况，第 4 天起改为口服氢化可的松片（每日 3 次，每次 20mg）或泼尼松片（每日 3 次，每次 5mg）。一般 7～10 天后可改为生理维持量，即氢化可的松每日 20～30mg 或泼尼松每日 5～7.5mg。

一些患者在使用糖皮质激素数小时后出现兴奋、激动、多语、躁动，甚至谵妄和惊厥等表现，此时需要鉴别神经精神症状的原因是病情恶化所致还是糖皮质激素的不良反应。后者发生的原因未明，可能与急性代谢亢进和兴奋性氨基酸过多有关。处理的基本原则是减少糖皮质激素用量，病情需要继续应用糖皮质激素时，可加用小剂量的短效抗抑郁药物，但禁用强效中枢性抑制剂。

2. **补液及纠正电解质紊乱**　补液有助于快速纠正休克，以 5% 的葡萄糖氯化钠溶液为首选。通常在第一个小时内输注 1000ml，一般在补充糖皮质激素的情况下，24 小时补液 2000～3000ml 是安全的。若患者合并低血糖，可首先静脉注射 50% 葡萄糖注射液 40～60ml。若患者严重失钠，血钠 <110～115mmol/L 则可采用 3% 的浓氯化钠溶液缓慢静脉滴注，以血钠每小时升高 0.5～1mmol/L 为宜，24 小时血钠升高不超过 12mmol/L，48 小时血钠升高不超过 18mmol/L，血钠提高到 120～125mmol/L 则停用，以防止脑桥中央髓鞘溶解。在纠正过程中，需根据患者的入量、呕吐情况、失水体征、心肾功能、电解质、血气分析的结

果来调整补液量及补液种类。

3. **吸氧** 休克全程均需持续低流量（3～4L/min）吸氧。

4. **对症治疗** 应注意对诱因及并发症进行治疗，以免休克不易纠正或即使纠正后不易维持。①有感染诱因者积极采用有效抗生素治疗。②合并低体温者应予保温，注意避免烫伤，给予甲状腺激素口服，不能口服者则鼻饲。用法：口服甲状腺片 30～60mg 或左甲状腺素钠片 20～40μg，每 6 小时 1 次；严重者可静脉注射 T_3 25μg，每 6 小时 1 次。注意需在使用糖皮质激素之后再使用。③垂体卒中者宜急诊手术治疗，慎用镇静催眠类药物。

5. **护理** ①严格监测各种生命指标和重要脏器功能。②消除焦虑，使患者主动配合治疗和护理。③保证机体的营养需要，保持水、电解质平衡，待患者清醒后鼓励患者进食。④帮助患者尽早活动，使患者恢复排便功能。⑤做好健康宣教，预防并发症和再次发生垂体危象与休克。

（常　颖）

第二节　肾上腺危象与休克

肾上腺危象（adrenal crisis，AC），是指在原有慢性肾上腺皮质功能减退症（adrenocortical insufficiency，ACI）的基础上，遇应激、手术、创伤、感染等因素导致皮质醇的需求急剧增加，而机体不能提供足够的皮质醇从而引起以低血压和低血容量为主要特征的临床综合征。患者收缩压小于 100mmHg 或收缩压较平素降低超过 20mmHg。此病病情凶险，进展急剧，如不及时救治可致休克、昏迷、死亡，是严重的内科急症之一。

一、病因

本节所述休克的基础疾病为肾上腺皮质功能减退症。在慢性肾上腺皮质功能减退症的基础上，任何引起皮质醇需要量增多的因素均可诱发肾上腺危象。常见诱因有感染、创伤、手术、胃肠道疾病、妊娠、分娩等。

另外，较长时间（2 周以上）使用外源性糖皮质激素（如泼尼松20mg/d，或相当剂量的其他剂型）可抑制下丘脑-垂体-肾上腺皮质轴，导致机体自身肾上腺皮质激素分泌缺乏，当外源性激素撤退时也可诱发肾上腺危象。

二、发病机制

肾上腺危象导致休克的发生与皮质醇和（或）醛固酮的缺乏有关。由下丘脑、垂体病变所致的继发性肾上腺皮质功能减退症一般只存在皮质醇缺乏，醛固酮正常；而由肾上腺皮质本身的病变导致的原发性肾上腺皮质功能减退症一般病变并不只是局限于束状带，球状带和网状带也会被部分或完全破坏，因此除皮质醇缺乏外，也存在醛固酮缺乏。

在皮质醇和（或）醛固酮缺乏的情况下，一方面，肾小管、唾液腺、汗腺及胃肠道重吸收钠减少、排出钠增多，水及电解质丢失。另一方面，皮质醇缺乏可致胃液分泌减少、胃酸和胃蛋白酶含量降低，肠吸收不良，引起厌食、恶心、呕吐、腹泻等消化道症状，加重失水、失钠，最终导致有效循环血容量减少，发生低血压及休克。另外，皮质醇缺乏还可引起血液中儿茶酚胺浓度降低，加重血压下降。

三、临床表现

1. **休克表现**　为低渗性脱水及低血容量性休克。主要表现：患者无口渴感，口唇及皮肤干燥、弹性差，心率快，心律失常，脉搏细弱，四肢末梢发绀，虚脱，少尿或无尿。神经精神症状特点：患者精神萎靡、嗜睡、烦躁不安、谵妄或神志模糊，重症者可昏迷。血压<90/50mmHg，甚至测不出，低血压状态较顽固，但对糖皮质激素有良好反应。

2. **原发疾病表现**　肾上腺皮质功能减退症的表现是渐进性的，发病初期可不明显。随着病情进展，患者逐渐出现乏力、精神萎靡、食欲缺乏、恶心、呕吐、消瘦。原发性肾上腺皮质功能减退者由于促肾上腺皮质激素（ACTH）水平升高，可有皮肤黏膜色素沉着；继发性者由于 ACTH

水平降低，表现为皮肤黏膜苍白。

当发生肾上腺危象时上述症状明显加重。大多有高热，体温达 40℃ 以上，亦有体温正常或低于正常者。早期有厌食、嗜盐，随之恶心、呕吐、腹泻、低血糖、血压下降、烦躁不安、昏迷等，起病数小时或 1～3 天后病情急剧恶化。

四、诊断

1. 依据病史，休克的症状、体征　若患者及其家属能提供肾上腺皮质功能减退症的病史则容易判断休克的原因。但若既往无慢性肾上腺皮质功能减退症病史，则诊断甚为困难。对于休克合并以下表现的患者应考虑肾上腺危象的可能。

（1）难以解释的发热、厌食、恶心、呕吐、腹泻。

（2）休克经补充血容量、纠正电解质及其他抗休克治疗后，病情仍无好转。

（3）顽固性低钠血症（血钠/血钾＜30）。

（4）反复低血糖发作。

（5）不能解释的神经精神症状。

（6）精神萎靡、明显乏力、虚脱或衰弱，与病情不成比例。

（7）体检发现皮肤黏膜有色素沉着/颜色变浅、体毛稀少、生殖器官发育差。

2. 实验室检查

（1）血生化检查：有低钠血症，可伴随高钾血症、高钙血症、高尿素氮、外周血嗜酸性粒细胞增多等。

（2）血糖降低，糖耐量曲线低平。

（3）血浆总皮质醇、24 小时尿游离皮质醇、24 小时尿 17-羟皮质类固醇（17-OHCS）及 17-酮皮质类固醇（17-KS）降低。

（4）病情好转后行 ACTH 兴奋试验，结果提示皮质醇反应低平或延迟反应。

需要指出的是，在应激、感染、休克等情况下，血 ACTH 和皮质醇测定难以反映真实的肾上腺皮质功能，因此对高度可疑者可在无绝对禁忌证（如未控制的感染、活动性消化性溃疡、近期胃空肠吻合术后、妊娠等）条件下，立即静脉注射 100~200mg 氢化可的松进行治疗性诊断。

五、 鉴别诊断

由肾上腺危象所致休克的临床表现无特异性，且该病可能由感染、心血管事件所诱发，因此可能在诊断感染性休克及心源性休克时漏诊或误诊。另外，感染性休克及心源性休克合并多器官衰竭时，患者也可能出现恶心、呕吐、发热、反复低血糖、低血钠等类似于肾上腺危象的表现，从而忽略了对该病的筛查，也可能造成漏诊。需根据病史、体征及实验室检查进行鉴别诊断。当鉴别困难时可诊断和治疗同时进行，以免错过抢救时机。

六、 治疗

肾上腺危象所致休克的抢救措施是综合性的，补充糖皮质激素和纠正水电解质紊乱是抢救的重点。当临床高度怀疑时，应在及时采取血样标本后立即给予治疗，无须等待实验室检查结果确认诊断。

1. 补充糖皮质激素　对肾上腺危象所致休克的患者来说，补充糖皮质激素本身就可升高血压。方法：先静脉注射氢化可的松 100~200mg，然后每 6 小时静脉滴注 50mg，最初 24 小时总量达 300~400mg。第 2、3 天氢化可的松总量减至 200~300mg，分次静脉滴注，继而每日 100 mg。待患者呕吐症状消失，全身情况好转可改为口服氢化可的松（早上 40mg、下午 20mg），并逐步恢复至平时替代量。

2. 补液及维持血压　肾上腺危象所致休克本质上是低血容量性休克，因此，补液是一项十分重要的治疗。一般认为，肾上腺危象所致休克时，总脱水量很少超过总体液量的 10%，估计补液约为正常体重的 6%。一般采用 5% 葡萄糖氯化钠溶液，可在补充水、钠的同时纠正低血糖。在最初的 15 分钟内可先补液 500 ml，然后在第一个 24 小时内静脉补液

3000～4000ml。补液具体的量及速度应根据失水程度、血压、尿量、心率、年龄等而定。如诊断正确，血压应在使用糖皮质激素及积极补液后4～6小时恢复正常，否则要进一步查找休克的原因，如感染等。补液至脱水、休克和低血糖完全纠正为止。若患者在补充适量的糖皮质激素及充分补液后，收缩压仍不能回升至100mmHg，则需加用盐皮质激素。常用9α-氟氢可的松（盐皮质激素活性为氢化可的松的25倍）替代糖皮质激素，方法：每天上午8时口服0.05～0.15mg。若盐皮质激素过量，患者可出现水肿、高血压，甚至发生心力衰竭，故使用过程中应注意水钠潴留问题。

3. 纠正电解质紊乱　患者的低钠血症若在补充适量糖皮质激素及充分补充钠盐后仍未能纠正，也可考虑加用盐皮质激素。

由于脱水，起病时患者可有高钾血症，但在补液后血钾可急剧下降，需根据电解质及血气分析监测的结果进行纠正。

4. 对症治疗，去除诱因　高热者予以降温；有低血糖时可静脉注射高渗葡萄糖注射液。因患者常合并感染，需用有效抗生素控制。

5. 吸氧　休克全程均需持续低流量（3～4L/min）吸氧。

七、预防

患者教育是预防肾上腺危象所致休克的重要组成部分。慢性肾上腺皮质功能不全的患者除定期随访外，在严重和长期的心理压力或长时间的体育锻炼时，可以考虑增加氢化可的松剂量。轮班工作的患者可能需要根据作息时间调整氢化可的松剂量。在炎热的气候或多汗的情况下，有必要增加氢化可的松剂量或盐摄入量以补偿。存在应激状态时应预防性地补充糖皮质激素，并避免使用有可能诱发肾上腺危象的药物。建议肾上腺皮质功能不全的患者外出活动时携带足量激素及标记有肾上腺功能不全的手环或卡片以便识别及抢救。

（常　颖）

第三节　甲状腺功能亢进症危象与休克

甲状腺功能亢进症（hyperthyroidism），简称甲亢，是指产生和分泌甲状腺激素过多和甲状腺功能过高引起的一组临床综合征。甲亢的病因复杂，以 Graves 病（Graves disease，GD）最常见，约占所有甲亢患者的 85%，多见于成年女性，男性与女性比为 1∶4～1∶6。

若甲亢未能得到及时有效的控制，在某些外界因素刺激下，则可能释放大量的甲状腺激素，诱发甲状腺功能亢进症危象，简称甲状腺危象（thyroid storm）。此时患者可出现休克，数天或数小时内病情可迅速恶化，死亡率接近 30%。

一、病因

本节所述休克的基础疾病为甲亢。诱发甲亢发展至甲状腺危象的因素包括：感染、应激（如精神刺激、过度劳累、高温、饥饿、心脑血管意外）、不适当地使用碘剂（如氨碘酮）、急性创伤、分娩、酮症酸中毒、^{131}I 治疗及甲状腺手术前准备不充分等。

二、发病机制

甲状腺危象引起休克的机制如下。

1. 甲状腺激素可加快心率，增加耗氧量，减少冠状动脉舒张充盈时间，诱发冠状动脉缺血及心肌梗死。另外，甲状腺激素也可降低全身血管阻力，导致舒张压下降及肾脏血流灌注减少，从而激活肾素-血管紧张素-醛固酮系统，引起心脏前负荷增加，心脏扩大；心功能失代偿时即可出现充血性心力衰竭，心脏射血分数下降，收缩压降低。甲状腺危象时，上述表现进一步加重，引起严重心力衰竭及心源性休克。

2. 甲状腺危象时，患者高热、多汗，水分丢失增加，可导致血容量不足，引起低血容量性休克。

3. 甲亢患者肾上腺皮质储备功能不足，在甲状腺危象时易合并肾上腺皮质功能不全，出现恶心、呕吐、腹泻等消化道症状，以及肾小管重吸收钠减少，也可导致血容量不足，低血容量性休克。

三、临床表现

1. **休克表现**　患者收缩压<90mmHg，甚至更低，脉压<20mmHg，脉搏快速，可伴有充血性心力衰竭的表现，如明显喘累、呼吸急促、体循环淤血；也可合并胸闷、胸痛等心肌缺血表现。由于高热、多汗，患者一般无四肢冰凉，可有口渴、多饮。神经精神症状特点：极度烦躁不安、焦虑、幻觉，甚至谵妄、昏迷。

2. **原发疾病甲状腺危象表现**

（1）发热：患者有高热或超高热（常在39℃以上），大汗淋漓、皮肤潮红。

（2）循环系统：患者心动过速（常在160次/分以上），心律失常（常为室上性心动过速、心房扑动、心房颤动），可发展至心力衰竭、休克。

（3）消化系统：患者食欲缺乏、恶心、频繁呕吐，腹痛、腹泻明显，肝脏可增大，肝功能异常。随着病情进展，可出现肝细胞功能衰竭，出现黄疸。黄疸出现预示着预后不良。

（4）电解质紊乱：约50%患者有低钾血症，1/5患者有低钠血症。

四、诊断依据

1. **依据病史，休克的症状、体征**

（1）有甲亢病史，且未得到有效控制。

（2）患者出现高热、大汗淋漓、心动过速、频发呕吐及腹泻、谵妄，甚至昏迷等表现。可根据1993年Burch-Wartofsky提出的半定量甲状腺危象临床诊断标准，通过评分来区别重症甲亢、甲状腺危象前期及甲状腺危象。但在临床上，建议适当放宽甲状腺危象的诊断标准，当难以区分甲状腺危象和甲状腺危象前期时，应按甲状腺危象处理，尽量降低死亡率和致残率。

2. 实验室检查 血清 FT_3、FT_4 升高，TSH 下降；少数患者由于甲状腺结合球蛋白浓度下降使 TT_3、TT_4 下降，此时测 FT_3、FT_4 更有价值。有些患者可能有肝功能异常。

五、 鉴别诊断

需与心源性休克及感染性休克等相鉴别，主要依据病史、临床表现和实验室检查鉴别。

六、 治疗

成功抢救甲状腺危象引起的休克，关键是要早期识别、早期治疗、去除诱因。

（一）抢救休克

1. 补液及纠正电解质紊乱 由甲状腺危象所致的休克可能有心源性休克及低血容量性休克的双重因素，一方面心源性休克需谨慎补液，另一方面低血容量性休克需要快速大量补液，因此补液需在密切监护下进行。一般给予 5% 葡萄糖氯化钠溶液，24 小时内可输入 2000～3000ml。根据尿量、电解质水平监测合理补钾。

2. 升压治疗 甲亢患者一般长期服用 β 受体阻滞剂，可导致肾上腺素能受体下调，因此使用多巴胺、去甲肾上腺素等药物升压效果可能不佳。针对心力衰竭导致的休克，可选用左西孟旦等药物来增强心肌收缩力，必要时可采用 ECMO、IABP、心室辅助装置等技术来改善心功能，赢得抢救时间，并确保各器官在抢救期间得到良好的氧合和血流灌注。

（二）针对甲状腺危象的治疗

休克的纠正除上述治疗外，还有赖于原发疾病甲状腺危象的控制。

因此，针对甲状腺危象的治疗应与抢救休克同时进行。

1. 抗甲状腺药物（ATD）　丙硫氧嘧啶（PTU）可快速抑制 T_3、T_4 的合成，也可抑制 T_4 向 T_3 的转化，因此首选 PTU，首次剂量 600mg 口服或经胃管注入。如无 PTU 时可用甲巯咪唑（MMI），首次剂量 60mg。以后每次 PTU 200mg 或 MMI 20mg，每 8 小时 1 次。待症状减轻后改用常规剂量。对无法口服的患者，建议静脉注射 MMI（30mg/d）。

需要特别指出的是，对于由亚急性甲状腺炎或药物引起的甲状腺炎等甲状腺破坏因素导致的甲状腺危象，禁用 ATD。因为 ATD 并不能有效地预防甲状腺炎发作前储存的甲状腺激素的释放，所以应避免将这类患者暴露于 ATD 不良反应的风险中。

2. 碘剂　可以抑制甲状腺激素释放及 T_4 转换为 T_3，大剂量碘剂还可抑制 T_3 与受体结合，因此碘剂也是治疗甲状腺危象的重要药物。一般采用复方碘溶液（Lugol 液）或碘化钠。复方碘溶液需在服用 PTU 1～2 小时后再使用，首剂 30～60 滴，以后每 6～8 小时 5～10 滴。碘化钠的使用方法为 0.5～1.0g 加入 5%葡萄糖氯化钠溶液 500ml 中静脉滴注 12～24 小时，待病情好转逐渐减量，危象消除即可停用，一般使用 3～7 天。如患者对碘剂过敏，可改用碳酸锂 0.5～1.5g/d，分 3 次口服，连服数日。

3. β受体阻滞剂　可降低周围组织对甲状腺激素的反应，常和 ATD 用作甲亢患者的一线治疗。但在甲状腺危象合并休克的患者不适合再使用 β受体阻滞剂进行传统治疗。

4. 糖皮质激素　除抑制 T_4 向 T_3 转化、阻止甲状腺激素释放、降低周围组织对甲状腺激素的反应外，还可增强机体的应激能力。采用氢化可的松 100mg 加入 5%葡萄糖氯化钠溶液 500ml 中静脉滴注，每 6～8 小时 1 次，危象解除后停用或改为小剂量氢化可的松口服，一般使用 3～5 天即可。

5. 透析与血浆置换　若初始治疗后 24～48 小时病情没有改善，则可考虑使用血液透析或腹膜透析，或血浆置换等措施，迅速降低血液甲状腺激素浓度。

6. 支持和对症治疗

（1）吸氧：休克全程均需持续低流量（3～4L/min）吸氧。

（2）退热：高热不利于水分的保持及休克的纠正，可给予物理降温，禁用退热药降温，以免出汗过多，导致失水，加重休克。应避免使用水杨酸类解热剂，因可使 FT_3、FT_4 升高。

（3）针对中枢神经系统症状的治疗：对于躁动、谵妄患者，可采用利培酮和奥氮平治疗。有报告显示氟哌啶醇可诱发甲状腺危象，导致神经毒性作用，因此氟哌啶醇的使用应十分谨慎。惊厥的患者可采用苯二氮䓬类药物，并注意保持气道通畅。

7. 寻找和去除诱因　例如，感染诱发的甲状腺危象，需积极抗感染等治疗。

七、预防

1. 避免甲状腺危象诱因：指导患者了解加重甲亢的有关因素，避免突然停药，注意劳逸结合。

2. 营造良好家庭氛围：向患者家属提供有关甲亢的知识，让家属理解患者的现状，多关心、爱护和支持患者。

3. 避免不适当的治疗：嘱患者定期门诊复查血常规、肝功能、甲状腺功能，调整服药剂量。对于甲亢病情较重或甲状腺肿大明显患者，应先应用抗甲状腺药物，待病情较平稳后再给予核素或手术治疗，防止大量甲状腺激素突然释放入血，从而引起甲状腺危象及休克。

4. 行甲状腺次全切除术者术前准备要充分，严格掌握手术时机；术后严密观察病情变化，可遵医嘱补充适量的糖皮质激素，并做好甲状腺危象及休克的急救准备。

（常　颖）

第四节 糖尿病酮症酸中毒性休克

顾名思义，糖尿病酮症酸中毒（diabetic ketoacidosis，DKA）性休克是 DKA 所致的休克。DKA 是由于各种诱因加重了糖尿病患者体内胰岛素的不足，或者不恰当地升高了升糖激素（主要是儿茶酚胺、胰高血糖素和糖皮质激素），从而引起高血糖、高血酮、酸中毒的一组临床综合征。它是糖尿病急性并发症之一，以起病急、变化快、病情重为特点，常发生于 1 型糖尿病，2 型糖尿病血糖控制不佳时也可发生。随着患者对糖尿病认知水平的提高，DKA 的死亡率已降至 5% 以下，但是部分重症 DKA 患者，特别是合并休克的 DKA 患者，死亡率仍高，常死于休克、并发脑水肿、多器官衰竭。

一、病因

病因即是 DKA。凡是加重胰岛素缺乏或升高升糖激素水平的因素均可能诱发糖尿病患者发生 DKA，这些因素包括胰岛素突然减量或停用、胰岛素失效、感染、应激、进食过多高糖高脂食物、饮酒等。

二、发病机制

DKA 性休克主要是低血容量性休克。DKA 时，患者肝糖原和肌糖原分解增多，肝内糖异生作用增强，导致血糖显著升高。高血糖可引起渗透性利尿，大量体液随尿液丢失；并且患者通常有食欲缺乏、恶心、呕吐等消化道症状，导致入量不足及体液从消化道丢失。患者失水量可达体重 10% 以上，有效循环血容量严重不足，从而引起低血容量性休克。另外，部分 DKA 患者由于严重酸中毒，也可出现阻力血管扩张及心肌抑制，发生分布性休克。有些由感染诱发 DKA 的患者，也可能合并感染性休克。

三、 临床表现

1. 休克表现　患者眼眶凹陷，口舌、皮肤干燥，少尿、无尿，烦躁或神志淡漠，甚至昏迷。查体脉搏细速，甚至不能扪及。收缩血压下降至 90mmHg 以下，甚至更低。脉压小于 20mmHg。

2. 原发疾病表现

（1）消化道症状：多数患者有不同程度的恶心、呕吐、食欲减退、腹痛。少数患者腹痛剧烈，酷似急腹症，以儿童及老年人多见。

（2）酮症和酸中毒表现：患者呼吸加深、加快，呼气中有烂苹果味。

3. 并发症表现　患者在治疗过程中可能因血糖下降过快、不适当的补碱及使用低渗盐水而出现脑水肿，可表现为头痛、呼吸困难、意识障碍等。若在治疗过程中，患者病情好转后又出现上述表现，无论有无神经系统体征，在排除低血糖反应后均应考虑发生脑水肿的可能。

除此之外，患者还可能合并诱因（如感染、心脑血管意外等）的相关表现。

四、 诊断依据

1. 上述休克的症状、体征。

2. 病史及 DKA 的表现：患者有糖尿病，尤其是 1 型糖尿病病史；以酮症为首发临床表现者常不能提供糖尿病病史。有消化道症状及呼吸加深、加快等表现。

3. 实验室检查：①高血糖：血糖多在 16.7～33.3mmol/L 之间。②尿酮体阳性或血酮、血 β-羟丁酸明显升高（＞3mmol/L）。③一定程度的代谢性酸中毒，阴离子间隙升高（＞10mmol/L），pH 常小于 7.30。④电解质紊乱：血钾水平可正常、升高或降低，可合并高钠高氯血症。

五、治疗

补液是纠正 DKA 性休克的关键。补液除可补充血容量外，也可促进肾脏排泄葡萄糖，即使单纯补液也能明显降低血糖。另外，只有在组织有效血流灌注后，胰岛素的生物效应才能充分发挥。补液原则是"先盐后糖、先晶后胶、见尿补钾"。

（一）补液及血管活性药物的应用

1. 补液方式、补液量及补液速度　补液量可按发病前体重的 10%估计。补液速度应先快后慢，至少建立两条静脉通道，有条件时最好建立中心静脉通道，如建立锁骨下中心静脉通道。经静脉补液联合胃管补液与单纯静脉补液的患者病情好转率相当，但前者发生脑水肿、低血钾、心力衰竭的风险相对低；不过患者也可能因存在消化道症状，胃肠吸收能力差，影响补液效果。因此，选用何种补液方式需根据患者的具体情况来确定。如无心力衰竭，在开始 2 小时内输入 1000~2000ml，输液速率 10~20ml/（kg·h），以便较快补充血容量，改善周围循环和肾功能；但补液过快又会导致渗透压及电解质浓度波动过快，引起严重并发症。因此，临床上需要一些简易指标来判断血容量情况。这些指标包括心率、平均动脉压、血细胞比容和尿量。若以下四项指标中有两项或两项以上符合则提示有效血容量开始恢复，可减慢输液速率：心率<120 次/分，平均动脉压 65~85mmHg、血细胞比容≤35%、尿量≥1ml（kg·h）。每 4 小时评估 1 次。通常在第一个 4 小时内补液量不超过 50ml/kg；在第一个 24 小时内应当补足患者总液体丢失量的 50%加生理需要量，总补液量一般不超过 100ml/kg。老年或心力衰竭患者，应在中心静脉压监测下调节输液量及输液速率。

2. 补液种类　目前主张治疗开始时使用等渗盐溶液，如生理盐水，但也有报道指出补充平衡盐溶液比生理盐水更为适宜。若入院时血钠大于 150mmol/L 或补液过程中血钠逐渐升高（>150~155mmol/L）则不用或停用等渗盐溶液。绝大多数 DKA 性休克患者输入等渗盐水 1000~

2000ml 后，血压上升。如果血压仍低于 90/60mmHg，可给予天然胶体（如白蛋白、血浆）或其他人工胶体溶液 100～200ml 扩容。首选天然胶体，在纠正血液浓缩或尿量超过 30ml/h 时开始使用，避免因加重血液黏度升高而增加心、肾负荷。如果效果仍差，可适当予以血管活性药物（推荐使用去甲肾上腺素），同时纠正酸中毒。患者能口服后则鼓励饮水。酮体消失或患者能够进食即可停止静脉输液。

（二）治疗原发疾病

除上述补液外，还应积极控制血糖、纠正电解质及酸碱失衡、去除诱因及治疗并发症。控制原发疾病有利于休克的纠正。

1. 合理补充小剂量胰岛素　DKA 发病的主要病因是胰岛素缺乏，血糖控制不佳不利于纠正渗透性利尿及休克。一般采用小剂量胰岛素治疗方案，既能有效抑制酮体生成，又可避免血糖、血钾和血浆渗透压下降过快带来的各种风险。最常采用速效胰岛素加入生理盐水持续静脉微量泵泵入的方式。方法：速效胰岛素 40U 加入生理盐水 39ml 中，1ml/h 即 1U/h，开始以 0.1U/（kg·h）的速度泵入。每小时测指血糖，根据血糖下降情况调整胰岛素用量，以血糖每小时下降 3.9～6.1mmol/L 为宜。当血糖降至 13.9mmol/L 时，每 2 小时测指血糖，胰岛素剂量减至 0.05～0.1U/（kg·h），并将生理盐水改为 5% 葡萄糖注射液。在 5% 葡萄糖注射液中，按（4～6）：1[葡萄糖（g）：胰岛素（U）]的比例加入中和胰岛素。酮体消失或患者能够进食后静脉胰岛素可改为皮下注射。在停止静脉胰岛素前 1～2 小时，可据血糖情况皮下注射短效胰岛素一次，以避免血糖反跳。

2. 纠正电解质紊乱　DKA 时机体钾丢失严重，但由于血液浓缩，血清钾浓度高低不一，经补液及胰岛素治疗后可加重钾缺乏。一般在开始补液及胰岛素治疗后，只要患者的尿量大于 30ml/h、血钾低于 5.5mmol/L 即可静脉补钾，以预防低钾血症的发生。若治疗前已有低钾血症，或尿量≥40ml/h，则在补液及胰岛素治疗同时必须补钾。严重低钾血症（<3.0mmol/L）可危及生命，因此应立即先补钾，当血钾升至 3.5mmol/L 后再开始胰岛素治疗，以免发生心律失常、心搏骤停和呼吸

肌麻痹。每4~6小时监测一次血钾。每日补钾总量为4~8g。根据电解质监测的情况决定补钾的时间。补钾方法：静脉滴注，禁止静脉注射。常规静脉补钾浓度不超过0.3%，也就是说，在250ml液体中加入10%氯化钾注射液7.5ml，或在500ml液体中加入10%氯化钾注射液15ml。如果钾离子浓度过高，输注过快，可引起一过性高钾血症，导致心动过速，甚至心搏骤停。因此在治疗过程中要密切监测电解质。

若开始补液时血钠高，计算渗透压大于350mmol/L，则不采用生理盐水补液，而是改用适量5%葡萄糖注射液加中和胰岛素。

3. 纠正酸碱失衡 DKA经补液和胰岛素治疗后，酸中毒一般可自行纠正，不必补碱。但合并休克时，通常存在严重代谢性酸中毒（pH<7.1mmol/L、HCO_3^-<5mmol/L），此时外周血管扩张，心肌收缩力降低，可导致低体温及加重休克，并降低胰岛素敏感性，同时可抑制呼吸中枢，诱发心律失常，引起脑损害，此时应予补碱治疗。补碱宜少、宜慢，可静脉滴注5%碳酸氢钠溶液100~125ml。当血渗透压很高时，可采用1.25%碳酸氢钠溶液的等渗溶液（3份注射用水加1份5%碳酸氢钠溶液配制而成）输注。监测血气分析，了解酸碱失衡情况，指导补碱。

4. 去除诱因及治疗并发症 感染是DKA性休克的最常见诱因，应对患者进行血常规、尿常规、大便常规、床旁胸片等检查，同时结合临床表现判断是否存在感染。一旦明确存在感染，则及时使用有效抗生素治疗。若患者有脑水肿的表现，可给予20%甘露醇快速滴注，一般不使用糖皮质激素。

5. 吸氧 休克全程均需持续低流量（3~4L/min）吸氧。

（常　颖）

第五节　低血糖休克

低血糖是由多种原因引起血糖浓度过低的状态，血糖降低并出现相应的症状及体征时，称为低血糖症。严重低血糖可并发休克，危及生命。

应当早发现，早诊断，早治疗。

一、 病因

可导致严重低血糖症和低血糖休克的常见病因如下。

1. 药物因素　常见糖尿病患者胰岛素、磺脲类和非磺脲类胰岛素促泌剂等药物剂量过大，引起低血糖，临床上也常见禁食的患者使用生长抑素而发生低血糖症。

2. 重症疾病伴饥饿　如食管癌、贲门癌、胃癌、肠梗阻、肝衰竭、脓毒症、肾衰竭及心力衰竭等疾病，长时间未进食或进食太少。

3. 升糖激素缺乏或不足　见于肾上腺皮质功能不全等。

4. 降糖激素分泌过多　见于胰岛 β 细胞肿瘤。

5. 自然灾害原因　因为地震、水灾等自然灾害原因，无食物摄入或长时间食物摄入不足。

6. 医源性原因　对于饮食摄入极少的衰竭或重症患者，如果没有从胃肠外补充营养，只输生理盐水，不输糖水，也可导致严重低血糖甚至并发低血糖休克。

二、 发病机制

低血糖发生后，如未能及时纠正，会引起全身各个组织器官的能量供应减少，器官功能下降。心肌能量供应减少，心肌收缩力减弱，心排血量下降；血管平滑肌细胞收缩力下降，不能维持足够的血管张力，血管广泛扩张，血液大量淤积于毛细血管网中，有效循环血容量急剧减少，组织器官血流灌注减少，休克发生。中枢神经系统因低血糖，能量耗竭，调节心血管的功能抑制，又加重休克的发生和发展。

三、 临床表现

1. 低血糖的临床表现　低血糖患者常见交感神经兴奋的表现，如进行性的饥饿感、大汗、焦虑、躁动、心悸、手足抖动，面色苍白等；如果未能及时纠正低血糖，患者可出现脑功能障碍表现，如乏力、倦怠、步态不稳、视物不清、幻觉、怪异行为及瘫痪等；如果血糖下降严重且历时较长，可因脑细胞损伤加重出现神志障碍、抽搐或昏迷。

合并多种基础疾病的老年患者，在发生低血糖症时表现可以极不典型，易被漏诊，从而导致严重的脑功能障碍或出现休克表现，临床中遇到该类患者，应该注意监测血糖，危重患者应将监测血糖列为常规检查。

血糖测定显示血糖降低，如下述诊断部分所述。

2. 休克的临床表现 除上述低血糖的临床表现外，四肢湿冷、皮肤花斑、脉搏细速，甚至无脉。血压下降，收缩压低于 90mmHg，甚至为 0，脉压小于 20mmHg，尿少或无尿。

四、诊断

1. 休克的诊断 根据上述低血糖的病史、症状体征、血糖测定，以及休克的临床表现，即可做出低血糖休克的诊断。

2. 低血糖症的诊断 诊断依据是 Whipple 三联征。①有低血糖的症状；②症状发作时的血糖低于正常（对非糖尿病患者血糖<2.8mmol/L。而接受药物治疗的糖尿病患者，只要血糖<3.9mmol/L 就属于低血糖）；③增加糖类的供给后低血糖相关的症状迅速缓解。

3. 查明低血糖病因 详见病因部分。

五、治疗

1. 尽快纠正低血糖 是治疗低血糖症和纠正休克的根本性措施，血糖回升正常，休克常可随之好转和纠正。补充糖源的具体方法：如果患者神志尚清楚，可嘱其进食含糖饮料或食物；如患者症状重，有意识障碍，立即给予 50%葡萄糖注射液 60ml 静脉注射；如患者血糖上升不明显或者仍未清醒，可反复多次静脉注射 50%葡萄糖注射液，同时给予 5%或 10%葡萄糖注射液静脉滴注，维持至患者血糖稳定，能自主进食为止。

2. 补充血容量、回升血压 ①首先严密监护患者血压、心率等生命体征，监测尿量、血乳酸水平等指标，同时关注患者意识反应，瞳孔变化。②如果经上述纠正低血糖的措施，血压仍不回升，应当补液，输注适量升压药，如多巴胺或间羟胺等，维持有效循环血量。③对于顽固性低血糖休克或者合并急性肾上腺皮质功能不全的患者，可以加用糖皮质激素治疗，常用氢化可的松 50mg 加入 5%葡萄糖氯化钠注射液 100ml 稀释后，静脉滴注，每 6 小时 1 次，或者 100mg 稀释后，静脉滴注，每 8 小时 1 次。

3. 治疗脑功能障碍 低血糖休克患者容易合并脑功能障碍，需要在重症监护的条件下行脑保护治疗，包括头部降温，静脉注射适量 20%甘露醇减轻脑水肿，地塞米松静脉注射，输注营养脑神经的药物。

4. 基础疾病的治疗 积极治疗引起低血糖的基础疾病，见病因部分所述。

六、 预防

低血糖休克首要的预防措施是预防低血糖症的发生，临床中应该注意胰岛素和降糖药的剂量要适当，根据病情调整剂量，不可盲目加大剂量。注意为患者补充足够的营养和能量，防治医源性的低血糖症发生。另外，应该积极治疗可能导致低血糖症发生的基础疾病。对于已经发生低血糖症的患者，尽早纠正低血糖。

（高玉春　龙怀聪）

第六节　嗜铬细胞瘤危象与休克

嗜铬细胞瘤（pheochromocytoma）是起源于肾上腺髓质、交感神经节或其他部位嗜铬组织的肿瘤，能持续或间歇地释放大量儿茶酚胺，包括肾上腺素和（或）去甲肾上腺素、多巴胺，引起持续性高血压或发作性高血压，以及其他器官功能障碍和（或）代谢紊乱。

若嗜铬细胞瘤突然大量释放儿茶酚胺，导致机体血流动力学不稳定及器官功能损害或丧失，即为嗜铬细胞瘤危象（phaeochromocytoma crisis，PCC）。PCC 通常引起高血压危象及儿茶酚胺心肌病，或阵发性高血压后的一过性低血压，但也可引起高血压与低血压、休克交替出现，或持续性低血压与休克，是一种病死率极高的内分泌急症。

一、病因

本节所述的休克基础疾病为嗜铬细胞瘤。在嗜铬细胞瘤的基础上，诱发 PCC 的因素包括肿瘤出血或梗死、创伤、外科手术或活检刺激肿瘤、全身麻醉、气管插管、妊娠、缺氧，以及使用某些药物（如肌松剂、β 受体阻滞剂、类固醇、三环类抗抑郁药、高渗放射性离子造影剂等）。

二、发病机制

1. PCC 引起持续性低血压、休克的可能机制

（1）肿瘤分泌扩血管物质，如舒血管肠肽、肾上腺髓质激素等，使血管扩张。

（2）肿瘤分泌的肾上腺素兴奋 α 受体的作用短暂，兴奋 β 受体的作用持续，从而导致血管扩张。

（3）肿瘤出血、坏死或自发性破裂，儿茶酚胺分泌急剧减少乃至骤停，血管床突然扩张，血容量相对减少导致血压骤降及休克。

（4）大量儿茶酚胺对心肌具有直接毒性作用，可造成心肌炎、心肌梗死，导致心排血量减少，诱发心力衰竭或严重心律失常，直至心源性休克。

（5）大量儿茶酚胺引起血管过度收缩，微血管壁因缺血缺氧而通透性增高，血浆渗出，有效循环血容量减少，导致低血压与休克。

2. PCC 引起高血压与低血压、休克交替的机制 PCC 时大量儿茶酚胺突然释放导致血压急剧上升，同时引起小静脉及毛细血管前小动脉强烈收缩；小动脉强烈收缩后对儿茶酚胺敏感性降低，血压下降；血压下

降反射性引起儿茶酚胺分泌，血压又迅速回升。如此反复地间歇性释放儿茶酚胺，造成高血压与低血压、休克交替发作。

三、 临床表现

1. **休克表现** PCC 可以持续性低血压、休克为首发表现，也可以高血压与低血压、休克交替出现。若为后者，血压波动极大，多数血压波动于 40～250/0～160mmHg，极少数收缩压甚至高达 300mmHg，但可迅速下降，血压数分钟周期性升降一次。患者多有全身大汗、持续性胸闷、心悸、极度衰竭，可有肢体抽搐、神志障碍及意识丧失。

2. **原发疾病表现** 嗜铬细胞瘤可引起交感神经兴奋。80%的患者有头痛，表现为严重的前额或枕部持续性、搏动性、炸裂样疼痛；约 50%的患者有心悸伴胸闷、胸痛、心前区压榨感或濒死感；约 1/3 的患者平时有怕热、多汗，PCC 时表现为大汗淋漓、面色苍白、四肢发冷，但也可表现为面色潮红伴潮热感。

3. **并发症表现**

（1）发热：肿瘤释放的大量儿茶酚胺可引起高代谢状态，基础代谢率上升达 30%～100%，并且全部以热能方式散发，故可出现发热。

（2）脑水肿：PCC 时大量儿茶酚胺可导致脑血管强烈痉挛，血管床收缩，血流量减少，渗透性增加，继发脑水肿。

（3）心脏表现

1）心律失常：儿茶酚胺可使窦房结、房室结及传导系统的自主细胞电活动增强，传递速度加快，导致异位节律发生，以快速室性心律失常为最多见。

2）心绞痛：大量儿茶酚胺通过兴奋血管平滑肌上的 α 受体导致冠状动脉痉挛，心脏做功明显增加，超过冠状动脉最大供血量，心肌缺血缺氧，诱发心绞痛，甚至心肌梗死。

3）心力衰竭：儿茶酚胺除通过上述机制诱发心肌梗死导致心力衰竭外，还可对心肌产生直接毒性作用，可引起心肌退行性变，伴炎性细胞浸润、弥漫性心肌水肿，导致心肌坏死，影响心肌收缩力。

（4）胃肠道表现：过量的儿茶酚胺导致胃、肠黏膜血管强烈收缩，可引起闭塞性动脉内膜炎，导致消化道大出血和急腹症表现。

（5）高血糖：大量的儿茶酚胺分泌，可引起肝糖原分解加速及胰岛素分泌受抑制而糖异生增强，因此 PCC 发作时可有血糖升高，可伴有轻度酮症酸中毒。发作终止后尿糖及尿酮体消失，血糖亦可降至正常。

四、诊断依据

1. **休克表现** 可为持续性低血压、休克，或高血压与低血压、休克交替。

2. **病史及原发疾病表现** 患者有嗜铬细胞瘤病史，平素可能有阵发性高血压或持续性高血压阵发性加重，以及头痛、心悸、多汗等三联症表现。当发生危象时可合并上述并发症表现，为判断休克原因提供线索。

3. **实验室检查** 血、尿中儿茶酚胺及其代谢产物显著升高。其中以血浆游离甲氧肾上腺素和 24 小时尿的甲氧肾上腺素的敏感性最高。对高度怀疑者可重复测定。值得注意的是，有些嗜铬细胞瘤只分泌多巴胺，而有些又只分泌嗜铬粒蛋白 A，故有必要在测定甲氧肾上腺素的同时测定多巴胺、嗜铬粒蛋白 A 等指标。

4. **影像学检查** 待休克纠正及危象控制后，可进行肾上腺 CT 或 MRI 扫描，以及功能性显像（^{131}I-MIBG 闪烁扫描）以确定肿瘤的部位。超声波不是检查肾上腺的首选方法，但是对于不适宜转运的病情不稳定的患者，床旁超声波检查可能有助于在床边鉴别肾上腺肿瘤。

五、鉴别诊断

1. **与冠心病引起的心源性休克相鉴别** PCC 引起休克前患者可有持续胸闷、心悸，心电图可有动态改变，心肌损伤标志物也可异常，与冠心病引起的急性冠状动脉综合征表现相似，容易相混淆。应从病史及实验室检查方面进行鉴别。

2. **与感染性休克相鉴别** 大量儿茶酚胺可使体内白细胞重新分布，

周围白细胞水平升高。由于 PCC 休克时患者可有发热、白细胞增多，尤其是合并多器官功能损害时易误认为感染性休克，应注意鉴别，并应想到发热并发休克并不总是由感染引起。

3. 与糖尿病酮症酸中毒性休克相鉴别　PCC 休克时，患者可有高血糖及轻度酮症酸中毒，可与糖尿病所致的酮症酸中毒性休克相混淆。鉴别依据是测定血浆和尿中儿茶酚胺及其代谢产物的浓度，并结合影像学检查。

六、 治疗

关键是积极扩容，补充足够的血容量。

1. 液体复苏及使用血管活性药物　对于以低血压、休克为首发表现的患者，需要在有创血压等重症监测条件下进行治疗。首先进行早期液体复苏，采用两条静脉输液或双通管输液，每小时输注 1000～2000ml 生理盐水或平衡液。若血压仍低，则可使用肾上腺素或去甲肾上腺素，但因嗜铬细胞瘤长期的儿茶酚胺作用可导致儿茶酚胺受体失敏，使得上述两种药物的升压作用可能不明显，此时可采用独立于肾上腺素能受体起作用的血管升压素（垂体后叶素）升压。以上升压药使用后仍不能维持血压正常水平时应考虑为难治性低血压，若不能及时纠正则会出现多器官衰竭甚至死亡，此时需要使用机械循环支持，已证明 IABP 或 ECMO 对 PCC 并发休克患者有效。

高血压与低血压、休克交替发作时，要积极采取综合性治疗措施。在严密监护下，灵活地更换与调整药物，以控制血压的大幅度、频繁波动。当处于高血压状态时，需采用 α 受体阻滞剂；一旦血压下降至低于正常水平时应立即停止使用 α 受体阻滞剂，并快速补充血容量，使血压回升；若血压仍低，可酌情使用去甲肾上腺素，升压的同时有利于终止血压的周期性波动。当血压再次升高时，应放慢输液速度，并及时加用 α 受体阻滞剂，以便竞争性阻滞循环中儿茶酚胺对周围血管组织的作用，并根据血压、心率等情况调整用量，直至血压趋于稳定。如此交替反复使用。

其中 α 受体阻滞剂具有逆转血管收缩、逆转高血压和抑制心律失常等作用。可有以下选择：①酚苄明，为非选择性、非竞争性的 α 受体阻滞剂，相对长效。初始以 0.5mg/kg 静脉滴注，或 1mg/（kg•d）的速度静脉滴注，保证平均动脉血压＜100mmHg。②酚妥拉明，为竞争性的、短效的 α 受体阻滞剂，可先静脉注射 1mg，再以 0.5～1mg/min 维持。

2. 吸氧　休克全程均需持续低流量（3～4L/min）吸氧。

3. 手术治疗　去除病因，手术切除嗜铬细胞瘤是 PCC 致休克的最终治疗措施，但关于手术时机存在争议。PCC 时患者状态不稳定或 α 受体阻滞剂的应用未达稳态时，应延迟手术时机。但有些专家建议，如果患者病情非常不稳定或采取措施后病情仍不稳定，可紧急进行肾上腺切除术，以便切断儿茶酚胺大量释放的来源，使病情迅速稳定。

（常　颖）

第十二章

神经精神源性休克

第一节　脑　型　休　克

脑型休克多数系指脑疝压迫延髓的呼吸中枢、循环中枢后出现的一组呼吸衰竭、循环衰竭的症状。

一、病因及发病机制

1. **病因**　颅内压增高是发生脑疝的先决条件，由于某种原因产生的颅内压增高引起脑疝，脑疝是颅内压增高的最终病理表现与结果。

颅内压增高及脑疝的病因，从解剖结构上分类：可以分为脑内病变和颅内脑外病变，脑内病变又可分为局灶性脑内病变和弥漫性脑内病变两类。颅内脑外病变包括硬膜外出血、硬膜下脓肿、颅内脑外肿瘤、颅腔积气。局灶脑内病变包括脑肿瘤（原发及转移）、脑梗死、原发颅内出血、脑脓肿、外伤后脑损伤、脑积水。弥漫性脑内病变包括外伤性脑损伤、动脉瘤性蛛网膜下腔出血、感染性脑膜炎及脑炎、非感染性神经炎性病变、肝性脑病。

2. **休克发病机制**　呼吸、循环低级中枢位于延髓的网状结构内。只有当这些低级中枢毁损后才会立即危及生命。在脑疝前驱期，由于颅内压增高所致的脑血液循环障碍，造成全脑尤其是延髓缺氧和血内二氧化碳增多。一方面使呼吸中枢的兴奋性增强，于是呼吸加深增快；同时又使心加速中枢、血管收缩中枢及颈动脉球等化学感受器的兴奋增强，结果使全身小动脉收缩，血压上升，脉搏加快。①在脑疝代偿期，由于颅内压再增高，脑缺氧更严重，以致呼吸及心血管中枢再次加强其调节作用来克服缺氧。此时常有严重的血压升高，而且升高到整个病程的最高峰（收缩压有时升到 200mmHg 以上），并出现代偿性缓脉，甚至慢到 40 次/分以下。这种血压升高而脉搏徐缓的现象称为 Cushing 反应。当血压升高之后又通过主动脉弓和颈动脉窦的压力感受器将冲动传入延髓，抑制呼吸中枢，使呼吸减慢。因体温调节中枢（下丘脑）及其调节结构（脑干内的相关神经传导束、呼吸及血液循环低级中枢）先后受脑水肿、脑移位等影响，体温迅速上升，高达 40℃ 以上。②在脑疝衰竭期，由于脑干本身（包括生命中枢在内）已经发生了某些不可逆的病理变化，呼吸中枢和心血管中枢及其相关结构已经受到了严重的损害，它们再也无力发挥其正常调节作用，以致呼吸循环逐渐失去了原来的规律性和稳定性。在呼吸方面，此时则可出现各式各样的周期性或间断性异常呼吸，如 Biots 呼吸、陈-施呼吸、抽搐样呼吸或叹息样呼吸、双吸气呼吸、呼吸暂停等呼吸衰竭征象，最后呼吸停止。在循环方面，血压不但逐渐下降，而且常发生波动，脉搏细速不规则，甚至心搏停止。体温也逐渐下降，甚至不升。

二、 临床表现

1. 脑疝的临床表现

（1）小脑幕切迹疝

1）患者先有剧烈头痛，烦躁不安，频繁恶心、呕吐，继而出现进行性意识障碍，甚至昏迷。

2）同侧瞳孔先短暂缩小，继而散大，对光反射减弱，甚至消失，随后出现上眼睑下垂，眼外肌麻痹，最后眼球固定。

3）多数对侧肢体偏瘫并有锥体束征改变，少数发生在同侧。

4）急性颅内压增高时的生命体征改变：血压升高，脉缓慢有力，呼吸缓慢而深，体温升高。

（2）枕骨大孔疝

1）患者先有剧烈头痛，以枕部及上颈部为严重，继而在急性患者出现意识障碍（在慢性患者则多无意识障碍表现）。

　　2）有时有强迫头位，多数出现颈项强直。

　　3）颅内压增高的生命体征改变：脉缓有力，血压升高。

　　4）延髓呼吸中枢受压，出现呼吸衰竭，乃至呼吸突然停止。

　　2. 呼吸循环衰竭的临床表现　意识障碍，随着脑疝的加重，患者会有不同程度的意识障碍改变，在颅内压增高的患者中，突然发生或突然加重的意识障碍是一个危险信号，其发生越是突然，脑疝的可能性越大，昏迷越深，预后越差。由于脑干本身（包括生命中枢在内）已经发生了不可逆损害，呼吸和心血管中枢及其相关结构已经受到了严重的损害，使其不能发挥正常调节作用，因而发生呼吸衰竭、循环衰竭、休克（临床表现如上述），甚至呼吸停止，心搏停止。循环衰竭表现：血压不但逐渐下降，而且常发生波动，血压特点为收缩压降低，舒张压升高，脉搏细速不整齐。体温也逐渐下降，皮肤干燥，面色呈醉汉样。

三、 诊断

　　当出现剧烈头痛、呕吐、视盘水肿，颅内压增高的诊断即可成立，脑疝是颅内压增高的最终病理表现，而颅内压增高又多半是颅内占位性病变所引起，在各种原因所致的颅内压增高中，又以外伤性颅内占位性病变和其他颅内占位性病变最易引起脑疝。从脑疝的预防和治疗角度出发，更有实际意义的应该是对颅脑损伤与颅内占位性病变的早期诊断。

　　1. 脑疝的诊断　颅内有占位性病变的患者，如果有进行性意识障碍，并出现一侧瞳孔散大，对光反射消失，对侧有锥体束受损征出现，同时伴有生命体征的改变，则应诊断在瞳孔散大侧有小脑幕切迹疝形成（少数在瞳孔散大侧对侧）；临床上有各种颅内压增高征象而腰穿椎管内压力不高时，应怀疑有枕骨大孔疝。颅内压增高的患者，如呼吸突然停止，则多为枕骨大孔疝所致，尤其见于颅后窝占位性病变的患者。

　　总体来看，凡在临床上已形成脑疝者，脑疝的诊断必须具备如下 4 项条件：①一定有颅内压增高的表现；②除部分慢性枕骨大孔疝外，一定有不同程度的意识障碍；③有生命体征改变；④具有脑疝的特有症状，如天幕裂孔疝患者生命体征有改变，枕骨大孔疝患者呼吸停止。脑疝病情危急，具备上述 4 项临床表现者可做出脑疝的临床诊断，立即进行抢救。如有条件，病情又许可的情况下，可进行 CT、MRI 检查。病情太危急者，先抢救，病情好转后再检查。CT、MRI 可为脑疝的诊断提供有价值的帮助。没有进行 CT、MRI 检查条件的医院，可根据上述病史、症状、体征，做出脑疝的临床诊断，紧急抢救。

2. 休克的诊断　当患者脑疝发展至后期时，呼吸中枢及循环中枢不能发挥正常调节作用，出现呼吸衰竭和循环衰竭，血压下降，收缩压低于 90mmHg，有组织血流灌注不足的症状体征。依据上述脑疝的病史、症状体征，以及休克的症状体征，即可做出脑型休克的诊断。

四、治疗

（一）脑疝的治疗

1. 病因治疗　对于病因明确的脑疝，应积极祛除病因。

2. 控制颅内压　颅内压增高时，临床医生应监测并控制颅内压和脑灌注压。维持颅内压≤20mmHg，脑灌注压为 50～70mmHg。抬高床头30°，患者头部位于正中姿势有助于脑静脉引流，降低颅内压。

（1）镇静：镇静剂有助于控制烦躁，如谵妄、过度活动，减轻疼痛，降低颅内压。

（2）吸氧：可降低碳酸血症，收缩血管，从而降低全脑血流量，有助于降低颅内压。

（3）脱水治疗：①20%甘露醇 125ml 快速静脉滴注，应用渗透性利尿剂时，应监测水和电解质平衡，每日 3～4 次，根据脑水肿程度调整用量，直至脑疝解除，颅内压正常为止。②呋塞米 20mg 静脉注射，每日1～2 次，直至脑疝解除，颅内压正常后停用。也可以使用 20%人血白蛋白静脉滴注，有助减轻脑水肿，降低颅内压。③输注3%氯化钠溶液，使目标血钠水平达到 145～155mmol/L。视病情需要可重复给药。直至脑疝解除，颅内压正常后停用。

（4）如颅内压持续升高，可采取以下措施控制①戊巴比妥昏迷：由控制剂量的巴比妥类药物所诱导的暂时性无意识状态，通过降低脑组织氧代谢率，减少局部脑血流，从而降低颅内压，减少继发性脑组织损伤。在顽固性颅内高压患者中，对高碳酸血症、高渗性脱水治疗无效者，戊巴比妥钠可改善脑功能和预后。用法包括负荷阶段和维持阶段，可选用：戊巴比妥钠静脉注射 10mg/kg，持续 30 分钟，然后连续输注 5mg/（kg·h）3 小时，然后将输注速率降至 1mg/（kg·h）；维持治疗中滴定输液速率 1～5mg/（kg·h）。如果颅内压<20mmHg 持续 48 小时，则在接下来的 48～72 小时逐渐减少戊巴比妥的剂量至停用。②手术治疗：手术的目的主要是清除创伤所致颅内占位性病变，减轻脑水肿，有时需要直接处理脑疝。

（5）由肿瘤而引起的脑疝需给予以下治疗：静脉输注 25～100g 甘露醇；糖皮质激素（先静脉输注 10mg 地塞米松，后每 6 小时给予 4mg 地塞米松口服或静脉输注）；气管内插管，过度换气到二氧化碳分压（$PaCO_2$）为 26～30mmHg，有助于在紧急情况下暂时降低颅内压。对于占位性病变，需要尽快行手术治疗。

3. **气道管理** 需要迅速经口插管（使用麻醉药），而不采用经鼻气管插管，因为后者可更多致可自主呼吸患者咳嗽、呕吐，进一步升高颅内压。为最大限度减少操作过程中引起的颅内压增高，一些临床医生建议应用麻醉药前 1～2 分钟给予利多卡因 1.5mg/kg 静脉注射。用麻醉药前确保患者保持镇静。依托咪酯适用于低血压及外伤后患者，因其对血压影响小，成人 0.3mg/kg 静脉注射（或普通身材成人共 20mg 用药），儿童 0.2～0.3mg/kg。丙泊酚应用于非低血压患者，0.2～1.5mg/kg。琥珀酰胆碱 1.5mg/kg 静脉滴注通常用作麻痹剂。只有在认为需要插管并需要避免颅内压进一步增加时才使用麻醉药。否则应避免使用麻醉药，因为有药物如琥珀酰胆碱会导致恶性高热并可能掩盖神经系统的表现。

4. **心搏呼吸骤停的急救** 应立即行心肺复苏治疗（复苏方法详见第三章第十二节），畅通气道后，应维持 100%氧气控制通气，改善动脉氧合和逆转高碳酸血症和呼吸性酸中毒。

5. **控制血压** 血压高至 180/95mmHg 及以上，考虑使用降压药，血压维持水平依临床表现而定。即使颅内压增高时，血压也必须维持在一定水平（收缩压 90～100mmHg）以保证脑血流灌注量。监测电解质、血气分析，脑疝解除后，适当补液，维持水、电解质平衡及酸碱平衡。血压过低者，用适量升压药。

（二）休克的治疗

1. **去除休克的病因**　休克系由脑疝引起，脑疝及其病因的治疗（如上所述）就是休克的根本性治疗措施，脑疝解除后，呼吸、循环系统常可随之恢复正常，休克纠正后，常不需要大量补液。

2. **适量补液**　要补充生理需要量，每日2000ml，应使用等张液体（生理盐水）来维持正常血容量。对其他危重症患者使用平衡盐液来降低急性肾损伤的风险，而在脑疝治疗中应首选生理盐水，因为平衡盐液是相对低张，可能会加重脑水肿。补液不宜过多过快，要限制补液的数量和滴速，以免加重脑水肿。水分不足部分可口服补充或胃管注入。

3. **升血压**　脑疝患者脑组织严重受压，缺血缺氧，在脑疝解除之后，血压仍低者，需要适量补液，用升压药，维持收缩压＞90mmHg，或平均动脉压为 80～100mmHg，以保持足够的脑组织血流灌注压。

4. **全疗程供氧**　自主呼吸较强者，用鼻导管给氧，或面罩给氧。自主呼吸微弱甚至呼吸骤停者，用呼吸机给氧。

5. **纠正电解质紊乱和酸碱失衡**　根据电解质监测结果和血气分析，进行判断和相应处理。

6. **激素**　不推荐用于创伤患者，一项针对中重度创伤性脑损伤患者的研究发现，头部创伤后使用糖皮质激素有害。10 000 多例受伤后 8 小时内的患者被随机分为甲泼尼龙治疗组与安慰剂组。糖皮质激素治疗组患者在 2 周时死亡率增加（21% vs 18%；RR 1.18），6 个月时死亡率亦增加（26% vs 22%；RR 1.15），因而不再推荐使用糖皮质激素。

五、预防

脑型休克的预防主要为预防脑疝的发生和进展，关键在于提高对引起脑疝的原发病变的早期诊断。诊断一旦确定，即应及时阻止颅内压增高的进一步发展。避开一切人为造成的诱发脑疝的因素，如不适当的腰穿、快速经腰椎穿刺抽放脑脊液或脑室引流放出大量脑脊液、快速大量补液等，这些均可诱发脑疝形成，应当避免。

（罗　晶　张　涛）

第二节　脊　髓　休　克

脊髓休克是严重脊髓损伤的结果，它通常源于高强度的直接创伤，或炎性病变，或麻醉意外等。脊髓损伤后，阻断了上下神经元冲动的传导，立即出现损伤平面以下所有脊髓生理功能丧失，受损平面以下出现弛缓性瘫痪、感觉缺失、大小便失禁和反射活动消失。当继发神经源性休克时，还可能出现心动过缓和严重低血压，休克。这种病理生理状态改变可能持续数小时、数周，或更长时间。

一、病因

按导致脊髓损伤的原因大致可分为以下四类。

1. 脊髓外伤：意外事故，包括工伤坠落、交通事故、垮塌挤压、日常跌倒、运动外伤等。

2. 脊柱肿瘤、炎症、畸形或退变性压迫、血管闭塞。

3. 医源性损伤，如颈椎推拿导致骨折，四肢瘫痪，椎管减压术导致脊髓损伤加重或截瘫等。

4. 麻醉性脊髓休克，见于脊髓麻醉意外，导致血管广泛麻痹性扩张，血液大量淤积在毛细血管网中，有效循环血容量急剧减少，出现组织器官血液灌注不足，血压下降等休克表现，属于分布性休克。

二、发病机制

根据致病因素不同，脊髓休克发生的轻重缓急有所不同：严重创伤、医源性损伤、麻醉意外等引起的脊髓休克发生很急，肿瘤、炎症、畸形或退变性压迫、血管闭塞等引起的脊髓休克发生较慢。在脊髓受到创伤后可发生功能和反射的抑制（抑制时间的长短与损伤的严重程度有关），脊髓突然失去了高级中枢的调节，神经元的兴奋性处于极度低下状态，表现出感觉、运动、反射和自主神经系统的功能障碍。脊髓横断面以下节段丧失反射活动的能力，骨骼肌和内脏反射活动受到完全抑制或减弱，此种现象被称为脊髓休克。脊髓休克产生的机制是离断的脊髓节段失去高级中枢的调节性影响，特别是来自大脑皮质、前庭核和脑干网状结构的易化性影响。在正常情况下，这些部分通过其下行的神经纤维和脊髓神经元所构成的突触联系，使这些脊髓神经元保持一种阈下的兴奋状态，称为易化作用。由于脊髓横断损伤，失去此种易化性影响，脊髓神经元兴奋性降低，表现为脊髓休克。脊髓休克期可以持续数周或者更长时间，取决于脊髓受累程度和有无并发症，也有出现长期休克而不能恢复者。神经源性休克可能随之而来，其特点是严重的动脉低血压、心动过缓和体温过低，这是自主神经功能障碍的直接后果。

三、临床表现

1. 脊髓休克期表现　受伤平面以下出现肢体的弛缓性瘫痪，肌张力低下或消失，各种反射均减退或消失，病变水平以下深浅感觉完全丧失，膀胱无张力，尿潴留，大便失禁，呈无张力性（充盈性）尿便失禁。如高位颈髓部位（颈1～2）受损，损伤平面以下血管广泛扩张，血液大量淤积于毛细血管网中，有效循环血容量急剧减少，组织器官血流灌注不足，出现血压下降，心率变慢，呼吸困难。脊髓休克时期的长短除与脊髓损伤本身的严重程度等因素有关外，还与患者的年龄，是否感染（如压疮、尿路感染），是否有严重贫血、营养不良等也有关，特别是压疮引起的蛋白质丧失，以及膀胱与直肠功能不全等，均可延长休克期限。通常为 3～4 天至 6～8 周，甚至更长时间。

2. 脊髓休克期后的表现

（1）完全性脊髓损伤：在病理上对应于脊髓的连接完全中断，损伤平面以下完全瘫痪，深浅感觉完全丧失，肌力 0 级。上颈髓损伤的四肢瘫痪均为痉挛性瘫痪，休克期过后四肢表现为痉挛性截瘫，如出现心律失常、血压不稳等内脏功能紊乱表现，常提示延髓受累。下颈髓损伤以下肢瘫为主，上肢主要表现为手内在肌变化。如骨间肌、蚓状肌萎缩，形成爪形手等，上肢表现为弛缓性瘫痪，下肢仍为痉挛性瘫痪。在四肢瘫痪时出现总体反射，即损伤平面以下肢体受到刺激时表现为上肢及下肢肌肉痉挛，下肢内收，屈髋屈膝，踝跖屈，腹肌痉挛，反射性排尿及阴茎勃起，肢体反射性屈曲后并不立即伸直，呈单相反射。完全性脊髓损伤所致功能障碍长期存在，极难恢复正常。

（2）不完全性脊髓损伤：除外伤所致完全横断性损伤外，其他脊髓病变如脊髓炎症呈完全性横贯损害者比较少见，更常见为脊髓不完全性横贯损害，其发生可以是急性的，也可以是慢性的。如为急性病变，其损害虽然是不完全性损伤，但在病变早期其生理功能却处于完全抑制状态，即脊髓休克，与脊髓完全性横贯损害很难区分，必须经过一段时间待脊髓休克逐渐消除后，真正的病灶与体征方可显现出来，其脊髓休克时间通常较完全性损害要短。如为慢性病变，则无脊髓休克表现，随着病变的发展，脊髓损害的表现逐渐出现并加重如下所述。

1）运动障碍：范围与程度决定于病变的性质和部位，肢体瘫痪的程度通常比完全性横贯性损伤要轻，肌张力增高的程度和病理反射的出现亦不如完全性横贯损伤显著，腱反射的亢进亦较轻，早期即可出现回缩反射。

2）感觉障碍：脊髓不完全性横贯损害时，多数在病灶以下出现感觉障碍，感觉障碍的类别、程度则根据感觉传导束受损的情况而定，肛门周围感觉常为完好，并可出现疼痛症状。

3）膀胱和直肠功能障碍：其出现与脊髓病变程度有关，通常与肢体瘫痪的轻重相平行。轻者可无膀胱直肠功能障碍，但常有排尿困难，重者则常有尿频、尿急甚至尿失禁，膀胱不能排空，大便常秘结，失禁者较少。

4）低血压：脊髓损伤可能导致交感神经正常传出通路受损，导致血压调节机制障碍。此外由于脊髓休克患者长期卧床，导致心脏低做功状态，心肌收缩力下降，患者重新站立时出现低血压。同时患者由于下肢瘫痪，发生体位改变时，下肢血管失去了骨骼肌的挤压作用，血液在下肢淤积，回心血量减少，导致低血压，甚至休克发生。低血压不等于休克，当收缩压低于 90mmHg，脉压低于 20mmHg，并有组织器官血流灌注不良的表现，提示休克发生。

四、诊断

（一）脊髓休克的诊断

根据上述脊髓休克的临床表现可做出脊髓休克的诊断。

（二）脊髓损伤（或病变）的诊断

重点应对脊柱损伤（或病变）的病因、程度、范围，做出明确的诊断，神经系统检查和生命体征的监测需要进行。

1. 神经系统检查 脊髓神经损伤的诊断，应该对运动、感觉、反射和自主神经系统四项内容分别予以检查，详细记录检查结果，以便日后比较。左右两侧的损伤平面常不一致，因此应对左右两侧分别检查和记录。

2. 特殊检查 先抢救，后检查，病情允许的情况下进行相关的检查，包括一般脊柱 X 线正、侧、斜位摄片，CT，MRI，以及腰椎穿刺、脊髓造影等检查。

3. 电生理检查 如体感诱发电位（SEP）检查等可协助了解脊髓损伤的程度。

五、鉴别诊断

1. 脊髓震荡 是损伤平面以下暂时性和可逆性脊髓或马尾神经生

理功能丧失，包括感觉、运动、反射等高级神经活动的丧失，脊髓震荡消失后随意运动功能恢复。可见于只有单纯性压缩性骨折或放射检查阴性患者。

2. 脊髓压迫　是指由各种性质的病变引起脊髓、脊神经根及其供应血管受压的一组病症。

3. 脊髓缺血　所引发一系列损伤性生化改变将导致细胞内钙聚集，氧自由基含量增高，从而损伤脊髓内神经元，造成不可逆的脊髓功能损害。脊髓缺血比脑缺血少见，主要原因：脊髓动脉硬化比脑动脉少；脊髓供血网络丰富；脊髓对缺血有较强耐受力。由脊髓本身病变所引起的脊髓缺血，症状可为短暂性的，也可呈永久性的。

六、 治疗

治疗脊髓休克引起的临床症状，减少其强度和持续时间，需要关注治疗的及时和有效性。由于预后不佳，对严重脊髓休克和损伤患者的整体治疗是一个很大的挑战。对于脊髓损伤的治疗，原发性脊髓损伤的最佳治疗方法是预防。与主要事件（创伤）相关的损伤是不可逆的。然而，低血压和缺氧等继发性损伤是可以预防的。积极的医疗管理可以减少其对患者整体功能的影响。

根据脊髓损伤的病理改变，在脊髓发生完全坏死之前进行有效的治疗才有希望使脊髓功能得到恢复。治疗应是越早越好，伤后 6 小时内最佳。

1. 早期复位与制动。

2. 应用减轻脊髓水肿的药物

（1）糖皮质激素：急性期，可采用甲泼尼龙短期冲击治疗，500～1000mg 静脉滴注，每日 1 次，连用 3～5 天。也可选用地塞米松 10mg 静脉滴注，每天 1 次，10 天左右为 1 个疗程，然后改为泼尼松口服，按每千克体重 1mg 或成人以 60mg 开始计算，随病情好转逐渐减量停用。激素能维持细胞膜和溶酶体膜的稳定性，防止细胞受损及溶酶体酶释放，具有抗炎、减轻水肿的作用，从而防止和减轻脊髓水肿，并减少氧自由基对神经组织的破坏。糖皮质激素对急性脊髓炎有效。但对脊髓创伤性损伤无效，反而延迟伤口愈合。脊髓麻醉意外引起的休克不需要用糖皮质激素。

（2）脱水利尿剂：脊髓损伤或炎症，因局部水肿，可使脊髓受压加重。因此，受伤后除了限制水、钠的摄入量外，还可应用适量的脱水利尿剂：20%甘露醇（125ml）快速静脉滴注，应用渗透性利尿剂时应监测水和电解质平衡，老年患者需注意肾功能，每日2～3次，使用的时间一般为5～7天，需要结合患者脊髓损伤病情或是磁共振所显示的情况进行调整。如果患者脊髓损伤水肿比较厉害，需要进行较长时间的脱水治疗。麻醉药意外引起的脊髓休克，不需要用脱水利尿剂。

3. 休克的治疗

（1）祛除休克的病因：脊髓休克的病因有多种，针对不同的病因治疗，是脊髓休克的根本性治疗措施。由创伤脊柱骨折引起者，尽快手术治疗，解除对脊髓的压迫，非完全性横贯伤，脊髓休克可以纠正。若由肿瘤、脊柱畸形压迫引起者，手术摘除肿瘤，纠正脊柱畸形，脊髓功能也能恢复。急性脊髓炎症引起者，进行抗感染治疗（针对不同病原体用相应的抗感染药物）和激素治疗。

（2）补充血容量：血容量不足，血压过低，收缩压低于90mmHg，脉压低于20mmHg，并有组织器官血流灌注不良的表现者，建立两条静脉通道，一条通道快速输液，补充血容量，另一条通道输注升压药物及其他药物。补液方法及注意事项详见第三章。按需要进行静脉补液，过多的液体会造成脊髓进一步肿胀而加重损害。因此，必须仔细监测输液量、尿量和电解质水平。失血过多者需要输血。补液不足部分口服补充或胃管注入。

（3）血管活性药物的应用

1）麻醉意外等引起的脊髓休克：在手术时突然发生，血压降低，必须立即处理，暂停手术，立即用肾上腺素半支，在上臂三角肌处肌内注射，密切观察脉搏、血压的变化，观察5～10分钟，如果无效，可重复注射，具体用法详见第四章过敏性休克。血压恢复正常后继续手术。

2）创伤、肿瘤、炎症所致脊髓休克：血压降低休克者，需用升压药物，可选用多巴胺 20mg 加入 5%葡萄糖注射液 250ml 中静脉滴注，开始 20 滴/分左右（相当于 75～100µg/min），以后根据血压变化调整。

3）血压未降低的脊髓休克患者，无须使用升压药。

（4）纠正电解质紊乱和酸碱失衡：根据电解质监测结果和血气分析，进行判断和相应处理。

（5）全疗程给氧：根据缺氧程度，采用相应给氧方法，鼻导管给氧，面罩给氧，呼吸机给氧（无创或有创）。纠正缺氧有助于神经功能的恢复。

4. 手术治疗　手术可以使骨折脱位的脊柱复位，去除碎骨块、血肿、水肿等对脊髓的压迫，改善脊髓的血液循环，稳定脊柱使之能支撑头部及上身，以利于尽早进行康复治疗。因此手术的目的是复位、减压和稳定脊柱，对已经损伤的脊髓目前尚无法直接手术干预。

5. 并发症及相关治疗　截瘫和四肢瘫痪，一般不直接危及患者生命，但其并发症则常是导致患者死亡的主要原因。对并发症的预防和治疗是降低脊髓损伤患者死亡率的有效途径。

（1）呼吸障碍和呼吸道感染：急性颈髓损伤后，肋间肌完全麻痹，极易导致胸式呼吸的严重障碍，腹式呼吸则起到非常重要的作用，因此伤者能否生存，很大程度上取决于腹式呼吸是否幸存。治疗呼吸困难，应以保持呼吸道畅通为目的，可采用人工呼吸和机械呼吸。对颈 4～5 水平以上的损伤或肺活量明显减小、有缺氧表现者，应行气管插管连接呼吸机，慎行气管切开，因切口难愈合，容易继发肺部感染。对于呼吸道感染，应选用有效的抗生素、化痰药物，并采用定期翻身拍背、鼓励患者咳痰等方法，以利于控制肺部感染。由于排痰不畅而发生肺不张时，可用气管镜吸出堵塞物，恢复通气。

（2）尿便潴留及尿道感染和结石的治疗：脊髓圆锥以上脊髓损伤的患者，括约肌功能丧失，患者出现尿潴留而需长期留置导尿管。在脊髓圆锥损伤的患者，阴部神经中枢受损，尿道外括约肌放松，出现尿失禁。神经源性膀胱损害容易发生泌尿系的感染与结石，甚至导致肾衰竭。男性患者还会发生附睾炎。防治方法为导尿引流。导尿可分为留置导尿和间歇性导尿。间歇性导尿的方法为间隔一段时间进行一次放尿，一般每 4～6 小时放尿一次，保持膀胱容量在 500ml 以下。配合限制饮水量，若连续一段时间内残余尿小于或等于 100ml 即可停止放尿，可明显减少尿路感染。但操作时需严格遵循无菌操作法。需长期留置导尿管而又无法控制泌尿生殖道感染者，可做永久性耻骨上膀胱造瘘术。平时应定时冲洗膀胱及更换导尿管；注意保持会阴部清洁干燥；多饮水可以防止泌尿系结石和感染。有感染时加用合适的抗生素。大便秘结者可给予灌肠或者泻药对症治疗。

（3）压疮的防治：压疮是截瘫最常见的并发症之一。压疮最常发生的部位为骶部、股骨大粗隆、背部和足跟等处。预防方法：①卧气垫床或水床，减少受压部位的压力；②定时翻身，每 2～3 小时 1 次；③床褥应平整柔软有弹性；④保持皮肤清洁干燥。

（4）体温的处理：颈髓损伤后，由于交感神经系统和副交感神经系统失去平衡，受伤平面以下皮肤排汗及体温调节功能丧失，常易产生高热。处理方法：①注意调节室内气温；②物理降温，如冰敷、乙醇擦浴；③输液，补充足够的水和电解质，以补充高热的消耗；④药物降温：冬眠合剂除了具有降温作用外，还有镇痛和镇静作用。同时四肢瘫痪患者由于体温调节功能丧失，受环境低温影响，也可出现低温。

（5）异位骨化：脊髓休克截瘫患者的异位骨化属于神经源性，好发于髋关节前方，也可发生于膝、肩、肘关节等处，发生率为 16%～30%。通常在伤后 1～4 个月开始出现。引起异位骨化的原因尚不明确，强烈被动活动关节导致软组织撕裂可能是诱因之一。对预防及治疗异位骨化效果较为肯定的药物是吲哚美辛，需注意胃肠道不良反应、消化道出血及骨不连的风险。关于物理治疗的手段选择、应用时机、适应证、治疗频率和强度的选择，尚无确切的标准和依据。异位骨化的切除加关节松解术，是临床上应用最多且疗效最佳的手术方式，其主要目的是改善关节功能。

6. 补充营养　静脉途径或胃肠途径。

7. 营养神经药物　可适当应用促进神经功能恢复药物如胞磷胆碱钠，其是一种细胞膜稳定剂，可促进神经细胞膜卵磷脂合成，并可减少游离脂肪酸形成。其他如单唾液酸神经节苷脂因可引起急性吉兰-巴雷综合征等罕见副作用，临床未再作为常规使用。

（罗　晶　张　涛）

第三节　麻醉药引起的休克

一、病因及发病机制

麻醉药可以引起休克。局部麻醉偶可发生休克，属于过敏性休克。腰麻、硬膜外麻醉、全身麻醉及神经节阻滞剂应用，也可引起休克，原因多数是剂量过大，少数也可能是过敏反应。

局部麻醉药普鲁卡因未做皮试，过敏体质者注射后可引起过敏性休克，属于Ⅰ型变态反应（速发型）。医疗规范中，普鲁卡因使用前应做皮试，皮试（-）者方可使用。如果皮试阳性，对普鲁卡因过敏，临床常改用利多卡因，此药过敏反应罕见，不要求做皮试，但仍然不可掉以轻心。

麻醉药种类较多，凡是规定需做皮试的必须做皮试。未规定做皮试的，在使用时也应注意观察，一旦发生过敏反应或休克，立即处理。

麻醉药除可引起过敏反应外，还可阻断自主神经，直接抑制交感神经兴奋性，致使心肌收缩力减弱，心排血量减少，外周血管扩张，大量血液淤积于毛细血管网中，有效循环血容量急剧减少，血压下降，休克发生。

二、治疗

麻醉药在使用过程中，或使用之后，休克突然发生，危及生命，未注射完的麻醉药必须立即停用，手术暂停。

立即用肾上腺素半支，在上臂三角肌处肌内注射，密切观察脉搏、血压的变化，观察5～10分钟，如果无效，可重复注射，具体用法详见第四章。

如经上述处理，血压仍不回升，应当补液，补充血容量，使用升压药物多巴胺或间羟胺，吸氧。有呼吸抑制、呼吸衰竭者，使用呼吸兴奋剂尼可刹米 2～3 支稀释后静脉注射。必要时使用呼吸机。

（罗永艾）

第四节　疼痛引起的休克

一、病因及发病机制

1. 病因　严重创伤引起的剧烈疼痛，麻醉不充分的内脏穿刺（如胸腔、腹腔、心包穿刺等）引起的剧烈疼痛，晚期癌症的剧烈疼痛，均可引起休克发生，是神经源性休克的一种类型。

2. 发病机制　上述病因引起的剧烈疼痛，刺激自主神经（过去称植物神经）系统，致使其功能紊乱，交感神经与副交感神经（迷走神经）活动平衡失调，交感神经兴奋性抑制，迷走神经兴奋性亢进，影响心血管系统功能，心脏搏动减弱，心排血量减少，外周血管阻力下降，血管广泛扩张，血液大量淤积在毛细血管网中，有效循环血容量急剧减少，组织器官血流灌注不足，血压下降，休克发生。

二、临床表现及诊断

1. 有基础疾病或创伤的病史和临床表现。

2. 休克的表现：因剧烈疼痛，或在内脏穿刺时，出现头晕，心慌，出冷汗，坐立不稳，面色苍白，四肢冰凉，脉搏细速，心搏增快或减慢，心音低钝，血压下降，收缩压 < 90mmHg，甚至更低，脉压 < 20mmHg。

根据上述病史、休克的症状体征，诊断不难。

三、治疗

1. 立即停止有创手术操作，帮扶患者取低枕平卧位，双下肢抬高约 30°。

2. 肾上腺素强心升压：休克发生急骤，应紧急抢救，立即用 0.1% 肾上腺素 0.5ml，在上臂三角肌处肌内注射。严重者可用肾上腺素 0.5ml 加 50%葡萄糖注射液 40ml 稀释后，缓慢静脉注射。首次注射后，密切观察，听诊器放在心前区听诊，手扪脉搏，观察心搏和脉搏的变化，只要心音由弱变强，脉搏从无到有，逐渐增强，就说明肾上腺素已发生作用，不要急于第二次注射。观察 5～10 分钟，如果无效，可再重复使用。注意：肾上腺素剂量过大可引起严重不良反应。每次 0.5ml 为宜，如果 1 次注射 1 支，血压升高过猛，还可诱发心律失常。1 次注射 2 支可引起脑出血，注射更大剂量可引起死亡。

3. 镇痛：各种穿刺手术引起的疼痛，拔针停止操作后，疼痛多能自行缓解，不需要用特殊的镇痛药物。创伤引起的疼痛，需要药物镇痛。吗啡或哌替啶属于管制药品，药源有限，还有抑制呼吸的副作用，不宜作为首选。可用镇静镇痛药，如地西泮和复方氨林巴比妥注射液。

4. 补液和应用血管活性药：因穿刺疼痛引起的休克，只要停止手术操作，注射肾上腺素，血压多能恢复正常，休克好转，不一定需要大量补液。如经上述注射肾上腺素等处理，休克未能纠正，则应视病情补液，适量使用升压药，一般常用间羟胺 20～60mg 加入 500ml 液体中静脉滴注。

四、预防

正确治疗基础疾病。创伤剧痛者，给予镇痛药。内脏穿刺手术，麻醉要充分，做无痛手术。

（罗永艾）

第五节　精神因素引起的休克

民间有"吓死人""笑死人"之说，影视作品也有类似的故事。精神因素可以引起休克、死亡吗？有科学依据吗？

国外一位心理学家做了一个有名的实验，征得法院的同意，对一个即将执行死刑的罪犯，蒙住他的双眼，缚住手脚，告诉他要割破他的桡动脉放血，然后用无刃的刀子在他的桡动脉处用力"割"了几下，旁边用水壶滴水的流水声模拟流血的声音。罪犯极其恐惧，不久后死了。罪犯死前没有严重疾病，实验时没有流一滴血，是被吓死的。

极度恐惧，大脑皮质抑制，循环中枢抑制，迷走神经过度兴奋，可导致心脏搏动减弱，血管广泛扩张，血压下降，休克发生。抢救方法：消除紧张情绪，中枢兴奋剂尼可刹米 1 支肌内注射，或稀释后静脉注射。0.1%肾上腺素 0.5ml 上臂皮下或肌内注射。通过上述处理，血压多能回升，恢复正常，不需要补液。如果休克未能纠正，应当静脉补液，适量使用升压药。

过度大笑可使胸腔负压过高而引起休克。①诱发冠心病发作，心肌梗死，脑出血，导致死亡。称为笑气症。抢救方法：平卧，安慰，稳定情绪。穴位（人中、合谷、内关）针刺，同步应用呼吸机调整呼吸。②根据病情，采取相应的治疗措施。高血压，冠心病及各种心脏病患者，切忌大笑，大怒，大悲。

（罗永艾）

参 考 文 献

邓普珍，2006. 临床休克学. 上海：上海科学技术出版社.

李润科，赵震寰，1989. 106 种休克的抢救. 太原：山西科学教育出版社.

李晓林，李守朝，1991. 临床休克. 西安：陕西科学技术出版社.

刘大为，2017. 实用重症医学. 2 版. 北京：人民卫生出版社.

刘钟明，1981. 休克及心力衰竭的治疗. 郑州：河南科学技术出版社.

孙明，杨侃，2017. 内科治疗学. 4 版. 北京：人民卫生出版社.

王一镗，1984. 休克的综合治疗. 南京：江苏科学技术出版社.

杨志寅，任涛，马骏，2019. 内科危重病学. 北京：人民卫生出版社.

张文武，2021. 急诊内科手册.3 版. 北京：人民卫生出版社.

祝墡珠，黄培志，2005. 休克的基础与临床. 北京：科学出版社.